Leben LERNEN
Klett-Cotta

Zu diesem Buch

Der Begründer der modernen Hypnosetherapie, Milton Erickson, wusste bereits, dass bei Klienten oft das besonders nachhaltig wirkt, was in der Kommunikation nur »mitschwingt«, aber nicht ausgesprochen wird. Viele seiner originellen Interventionen bauen darauf auf. Doch wie funktioniert »Therapie zwischen den Zeilen«? Wie geht Mehrebenen-Kommunikation in der Praxis? Das ebenso anschauliche wie detailreiche Buch von Stefan Hammel gibt darüber gründlich Auskunft. Zugleich vermittelt es die Kunst, die Dinge mitzuhören, die ein Klient sagt, ohne sie ausdrücklich zu formulieren – zum Beispiel durch Sprachbilder, Mehrdeutigkeiten, mit seiner Körpersprache und auf viele andere Weise. Diese Kompetenzen zu beherrschen, kann aber auch ein Schlüssel zum Erfolg der Therapie sein.

Stefan Hammel ist systemischer Psychotherapeut und Hypnosetherapeut; er ist Leiter des »Instituts für Hypnosystemische Beratung« in Kaiserslautern, Referent des Milton-Erickson-Instituts Heidelberg und weiterer hypno- und systemtherapeutischer Ausbildungsinstitute in Deutschland, Österreich und in der Schweiz.

Alle Bücher aus der Reihe ›Leben Lernen‹ finden Sie unter:
www.klett-cotta.de/lebenlernen

Stefan Hammel

Therapie zwischen den Zeilen

Das ungesagt Gesagte in Psychotherapie, Beratung und Heilkunde

Klett-Cotta

Leben Lernen 273

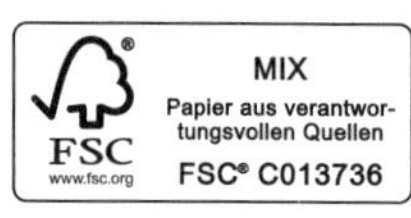

Klett-Cotta
www.klett-cotta.de

Printed in Germany
Umschlag: Hemm & Mader, Stuttgart
Titelbild: Paul Klee: »Pastorale«, 1929
Gesetzt aus der Minion von Kösel Media GmbH, Krugzell
Gedruckt und gebunden von Kösel, Krugzell
ISBN 978-3-608-89153-9

Bibliografische Information der Deutschen Nationalbibliothek
Die Deutsche Nationalbibliothek verzeichnet diese Publikation in der Deutschen Nationalbibliografie; detaillierte bibliografische Daten sind im Internet über <http://dnb.d-nb.de> abrufbar.

Inhalt

Anhang

Vorwort

»Kannst du uns ein Handout machen mit den Regeln, wie man Sätze formuliert, um Probleme von Klienten zu verändern?« – »Darüber müsste man ein ganzes Buch schreiben, und ich weiß nicht, ob das reichen würde.« Seit diesem Dialog mit einer Seminarteilnehmerin fragte ich mich, wie man das Wichtigste zur Mehrebenen-Kommunikation und zu Implikationen in der Therapie in Regeln fassen könnte, um es lern- und lehrbar zu machen. Ich dachte an ein »Handbuch der therapeutischen Implikation«, aber das Gebiet (einschließlich Körpersprache und Metaphorik) ist so komplex, dass eine Darstellung in Fallbeispielen und Themenschwerpunkten realistischer ist.

Mehrebenen-Kommunikation ist die gleichzeitige Kommunikation auf mehreren Ebenen, wenn verschiedene Instanzen des Erlebens mit unterschiedlichen Botschaften gleichzeitig angesprochen werden. Bei dieser Art der Kommunikation spielt der Gebrauch von Andeutungen und Mehrdeutigem, von bildhafter Sprache und Körpersprache eine Rolle. Indirekte, implizit vermittelte Botschaften rücken verstärkt in den Blick.

Mitausgedrücktes wirkt in der Therapie oft stärker als das direkt Gesagte. Das liegt wohl daran, dass das direkt Gesagte vom Bewussten mit seinen Restriktionen (geht nicht, darf nicht, kann nicht, will nicht) bearbeitet wird. Indirekt Gesagtes wird eher vom Unbewussten mit seinen umfassenderen Möglichkeiten bearbeitet. Um eine therapeutische Strategie zu erarbeiten, ist es nützlich, unbewusste Botschaften der Klienten mitzuhören und unbeabsichtigt schädliche Implikationen des Therapeuten zu entschärfen.

Bei »Therapie zwischen den Zeilen« geht es darum, Dinge wahrzunehmen, die ein Klient äußert, ohne sie ausdrücklich zu formulieren, und die oft den Stand der Therapie genauer widerspiegeln als alle ausdrücklichen Worte – und darum, eine solche Sprache auch aktiv zu gebrauchen, um die Ziele des Klienten möglichst schnell, sicher und nachhaltig zu erreichen.

Eine Klientin, die von dem Vorhaben dieses Buches hörte, schrieb: »Lesen zwischen den Zeilen gefällt mir. Die Zeilen sind Kopf und Verstand, Wissen und Bekanntes. Die Leere zwischen den Zeilen ist Stille, Herz und Seele. Stille, aus der alles entstehen kann. Als Sie mir erzählt haben, dass Sie sich für das interessieren, was zwischen den Zeilen steht, ist mir ›Der kleine Prinz‹ von Antoine de Saint-Exupéry eingefallen: ›Man sieht nur mit dem Herzen gut, das Wesentliche ist für die Augen unsichtbar!‹«[1]

1 Saint-Exupéry 2001, S. 72.

Einleitung

1 Vielschichtige Begegnung – Implikation und Mehrebenen-Kommunikation als therapeutische Kunst

»Ich steh' mir selbst im Weg.«

»Dann treten Sie doch ein wenig zur Seite!«

»Wenn es so einfach wäre!«

»Entschuldigen Sie, ich habe mich ungenau ausgedrückt. Ich meine natürlich, dass der, der Ihnen im Weg steht, zur Seite treten soll, damit der andere von Ihnen, dem er im Weg war, weitergehen kann.«

»Das wäre schön …«

»Könnten Sie Ihrer Seele denn einen schönen Gruß ausrichten, dass sie den Verkehr da drinnen neu regelt – also dass der, der im Weg steht, zur Seite rückt, und ansonsten der, dem Sie im Weg stehen, einen kleinen Umweg drumherum macht?«

»Ich weiß nicht … ich richte es ihr aus.«

»Das braucht gar kein großer Umweg sein, wenn einem jemand im Weg steht und der nicht von selbst weggeht. Manchmal hat er sogar einen Grund, warum er da steht. Sehen Sie, da, wo wir heute Ampeln verwenden, gab es früher einen Schutzmann, der hat die Autos, Radfahrer und Fußgänger angehalten und durchgewinkt, immer, wie es gerade benötigt wird. So stell ich mir das vor. Sagen Sie Ihrer Seele, dass sie das so macht?«

»Das mache ich!«

Was geschieht in diesem Therapiegespräch? Warum gibt der Klient den anfänglichen Widerstand gegen die merkwürdigen Ideen seines

Therapeuten so bald auf? Wie kommt es, dass er am Schluss froh und erleichtert wirkt, obwohl über sein Problem als solches gar nicht gesprochen wurde?

Um zu verstehen, wie therapeutische Kommunikation (und womöglich Kommunikation überhaupt) funktioniert, brauchen wir ein Verständnis dessen, was zwischen den Zeilen gesagt und gehört wird. Das ungesagt Gesagte, das Angedeutete und das Erwähnte, was sofort vergessen wird, weil es von anderen Inhalten überholt wird, bestimmt über die Wirkung des Besprochenen.

Allein schon der verbale Teil unserer Kommunikation ist viel zu dicht, als dass wir all die Nuancen des Gesprochenen, die unser Unbewusstes hört, bewusst verstehen und auswerten können. Welchen Unterschied macht es etwa, ob ich sage: »Dann treten Sie doch ein wenig zur Seite!« oder »Und wenn Sie einmal ein wenig zur Seite treten würden …?« oder »Jetzt treten Sie doch **ein**mal zur Seite!«? Es macht einen Unterschied! Der Klient wird unterschiedlich auf jeden der Sätze reagieren, und jeder Klient wird ein wenig anders auf die jeweilige Botschaft reagieren. Obwohl jeder Mensch ein Original ist und unterschiedlich reagiert, gibt es Gemeinsamkeiten in den Interpretationen und Reaktionen auf bestimmte Worte und Sätze – sonst könnten wir ja nicht kommunizieren und dabei auf einen gemeinsamen Nenner kommen!

Zu den gesprochenen Worten mit ihren unterschwellig wirksamen Bedeutungen kommen die nonverbalen Inhalte hinzu. Dazu gehört zum einen der sichtbare Teil der Körpersprache: Mimik und Gestik, der Atem und völlig unwillkürliche Reaktionen wie die Veränderung der Pupillenweite und der Gesichtsfarbe, der Lidschlag oder Magen- und Darmgeräusche.

Zur nonverbalen Kommunikation gehört aber auch der hörbare Teil der Körpersprache, also der Teil des Sprechens, der nicht in Schrift zu fassen ist: Tonhöhe und Satzmelodie, Sprechgeschwindigkeit, Sprechrhythmus und Pausen, Stockungen im Sprachfluss, Stimmklang und -fülle, Lautstärke und Lautstärkeentwicklung (Dynamik). All das wird vom Unbewussten ausgewertet und zum Verständnis mit herangezogen.

Wieder macht es einen Unterschied, wie ich den Satz »Dann treten Sie doch ein wenig zur Seite!« ausspreche:

- mit freundlichem Grinsen und einem Augenaufschlag,
- mit verschränkten Armen und heruntergezogenen Mundwinkeln,
- mit geschürzten Lippen, fragenden Kinderaugen, geneigtem Kopf,
- laut und abrupt, mit abfallender Melodie, wie eine Behauptung,
- langsam und leise, mit sanftem, warmem, nachdenklichem Klang,
- mit langsamem, tiefen »dann« zu Beginn, einer Pause danach und dem Rest des Satzes hoch und schnell ausgesprochen.

Gleiches gilt für die Körpersprache und die Stimme der Klienten. Die nonverbale Kommunikation der Klienten gibt aber nicht nur Aufschluss über die Bedeutung, die sie ihren Worten geben möchten, oder die Art, wie sie die Beziehung zur Therapeutin oder dem Therapeuten gestalten, sie gibt auch beispielsweise ausführliche Auskünfte darüber,

- was die Klienten in dem Alter erlebt haben, von dem sie gerade sprechen,
- welche Symptome sie haben bei Krankheiten, die sie ansprechen,
- was sie unterdrücken, verschweigen oder unterschwellig erleben,
- wie die vorangegangene Intervention ihr Befinden verändert und
- wie gut sie schon mit Belastungen umgehen können.

Die Körpersprache kann daher gut zur Anamnese und zur Einschätzung des Therapiefortschritts verwendet werden. Berichtet ein Klient Ereignisse von früher, wird er die selben psychovegetativen Reaktionen zeigen, die er in der Situation selbst zeigte. Erzählt ein Klient etwa von seinem Heuschnupfen, beginnt er sich zu kratzen, an den Augen zu reiben, er fängt an zu näseln oder sich zu räuspern. Kommt die therapeutische Arbeit zum Ziel, wird er auch dann, wenn von Pollen die Rede ist, keines dieser Symptome zeigen. Erzählt der Klient von seiner Schlafapnoe, wird er atmen, als ob er Luftnot habe. Nach erfolgreichen Interventionen für einen regelmäßigen Atem wird er bei der Vorstellung zu schlafen ruhig und tief atmen. Erzählt ein Klient von Erlebnissen, die ihn traumatisiert haben, werden die Stockungen in seiner Sprache die Therapeutin früh darauf hinweisen, dass besondere Umsicht gefordert ist. Je näher der Klient sich der Erinnerung des traumatischen Erlebens nähert, desto länger und häufiger werden die Stockungen in seiner Sprache und desto mehr kommen sie an Stellen, wo sie syntaktisch keinen Sinn ergeben. Am Ende einer gelungenen Traumatherapie wird ein Klient, auf das belastende Ereignis oder Trigger-Situationen angesprochen, wenig oder keine Anzeichen von Belastung zeigen. Seine Stimme wird vermutlich klar und deutlich klingen, sein Atem und Sprechfluss werden gleichmäßig sein, seine Motorik wahrscheinlich ruhig, aber beweglich sein. Wir können das Erreichte regelmäßig mit einem »Vorher-Nachher-Test« überprüfen, indem wir die ursprünglich belastenden Situationen ansprechen, die nonverbalen Reaktionen der Klienten darauf beobachten und so die Effektivität der Therapie wesentlich steigern.

Jede Etappe auf dem Weg vom belasteten zum befreiten Erleben ist von sichtbaren und oft auch hörbaren Reaktionen begleitet. Nach hilfreichen Interventionen verändern sich Körperhaltung, Gesichtsausdruck, Atem, Stimmklang, Sprechrhythmus, Beweglichkeit und andere Parameter von Stressanzeichen hin zu Zeichen der Entlastung.

Mehrebenen-Kommunikation, also Kommunikation auf vielen Ebenen gleichzeitig, ist etwas Alltägliches. Für Therapeuten, Erzieher, Seelsorger und andere Helfer kann es nützlich sein, auch bewusst Worte mit heilender Wirkung zu gebrauchen. Wenn wir lernen, Bilder und Worte zu identifizieren, die uns und andere potenziell schwächen und schädigen, können wir auch heilende Formen finden. Eine so geschulte Wahrnehmung können wir zur Anamnese, Diagnostik und Prognostik nutzen. Sie hilft uns zu verstehen, was den Klienten belastet, wie das Problem entstanden sein kann und inwieweit im Verlauf der Therapiestunde eine Veränderung der Symptomatik eintritt.

Das Buch soll dazu beitragen, auf vielen Ebenen die Wahrnehmung für die Implikationen dessen, was Klienten und Therapeuten ausdrücken, zu schärfen. Das Nur-Angedeutete und das Unausgesprochene, das über das Gelingen der therapeutischen Kommunikation entscheidet, soll deutlich wahrnehmbar werden. Dahinter steht die Überzeugung: Gespräche spielen sich vor allem zwischen den Zeilen des ausdrücklich Gesagten ab.

In erster Näherung geht es darum, unwillkürlich ablaufende Kommunikationsprozesse ins Bewusstsein zu heben und uns zu befähigen, diese wahrzunehmen und zu nutzen. Zeitweise werden wir dieses Wahrnehmen und diese Nutzung bewusst praktizieren, dann wieder werden wir, ohne es zu merken, auf mehreren Ebenen gleichzeitig therapeutisch kommunizieren. Wie ein Klavierspieler sein Stück erst dann gut spielen kann, wenn nicht mehr sein bewusstes Denken es bearbeitet, sondern seine Finger es für ihn spielen, so ist es auch hier.

Wie lernt man therapeutische Mehrebenen-Kommunikation? Wie lernt man, auf vielen Ebenen gleichzeitig zu hören und zu sprechen und mit dem Unbewussten des Klienten in einer heilenden Interaktion zu sein? Man lernt es wie das Tanzen – oder auch wie das Autofahren, wobei wir gleichzeitig mit Händen und Füßen, Augen, Ohren und dem Hals, der den Kopf dreht, aktiv sein können, um auch auf überraschende Situationen schnell zu reagieren.

Einen therapeutischen Umgang mit Implikationen und Mehrebenen-Kommunikation lernen wir, indem wir uns die Prozesse, die dabei stattfinden, für Augenblicke ins Bewusstsein rufen. Anschließend können wir sie wieder »vergessen« im Wissen, dass unser unwillkürliches Denken das Gehörte jetzt neu versteht und Entscheidungen trifft, schneller und vielschichtiger als alles, was unser bewusstes Denken zustande bringt.

Um zu beschreiben, was da »zwischen den Zeilen« geschieht, wird oft der Begriff »Dissoziation« gebraucht. Der Begriff, wie er hier verwendet wird, stammt aus der Hypnotherapie. »Dissoziation« bezeichnet demnach nicht speziell unerwünschte oder krankhafte Abspaltungen von bewusstem Erleben. Dysfunktionale Dissoziationen durch Traumatisierung gibt es natürlich auch. Sie werden als Lösungsversuche des Organismus zur Reduktion von Leiden verstanden. Bestehen sie nach einer Krise fort, erzeugen sie oft unangepasstes Verhalten, Entfremdung von anderen Menschen und vom eigenen Erleben. Dieselbe Fähigkeit zur Dissoziation, die hier (trotz der Absicht, Leid zu reduzieren) Belastungen schafft, kann auch positiv genutzt werden, indem das Entkoppeln belastender Inhalte aktiv genutzt wird. So ist auch in unserem Zusammenhang mit »Dissoziation« eine Entknüpfung gemeint: Inhalte des Erlebens werden absichtsvoll voneinander getrennt. Assoziationen, Identifikationen und unwillkürliche Reaktionsmuster werden abgeschwächt, sodass die Inhalte nicht mehr gleichzeitig oder nicht mehr bewusst erlebt werden oder nicht mehr automatisch aufeinander folgen. Entsprechend bedeutet »Assoziation«, dass Inhalte miteinander verknüpft werden. Das heißt, Inhalte werden so präsentiert, dass sie als zusammengehörig erlebt werden. Das kann bedeuten, dass der Klient Dinge miteinander in Verbindung setzt, die vorher für ihn nichts miteinander zu tun hatten, dass er sich mit einem neuen Erleben identifiziert oder dass er neue unwillkürliche Reaktionsmuster erzeugt.

Aufgrund ihrer Indirektheit kann Mehrebenen-Kommunikation als manipulativ-strategisches Geschehen aufgefasst werden. Insofern ist sie der Gefahr des Missbrauchs ausgesetzt. Deshalb möchte ich zunächst einige ethische Leitlinien für diese Form der Gesprächsführung formulieren. Dabei geht es um Fragen der therapeutischen Grundhaltung, um die Ausrichtung und Wirkung von Interventionen aus ethischer Sicht und um den Umgang mit den Wünschen und Wirklichkeitskonzepten der Klienten sowie denen des Therapeuten. Das dritte Kapitel bietet auf der Grundlage einer konstruktivistischen Perspektive ein Kategoriensystem zur Beschreibung von Erleben an. Auf diesem Hintergrund wird das interventionsleitende Prinzip »Probleme trennen, Lösungen verknüpfen« erläutert. In den Kapiteln 5 bis 11 werden dieses Prinzip und andere therapeutische Grundsätze anhand von Fallbeispielen anschaulich dargestellt. Möglichst präzise und vielschichtig wird gezeigt, welche Aussagen in den Formulierungen des Klienten und des Therapeuten sowie in deren Körpersprache verborgen sein können und wie diese sich im therapeutischen Gespräch auswirken. Der darauffolgende Teil verfolgt die Wirkung von Implikationen anhand von Schwerpunktthemen. Register zum leichteren Auffinden einzelner Themen schließen das Buch ab. Das Stichwortverzeichnis setzt einen Schwerpunkt auf verschiedene Interventionsarten sowie auf Problem- und Diagnosenbegriffe. Letzteres widerspricht ein wenig der Lösungsorientierung dieses Ansatzes. Da unsere Sprache aber mehr Namen für Krankheiten und Probleme als für Gesundheiten und Formen des Behagens kennt, ist es so, pragmatisch betrachtet, leichter, die gesuchten Themen zu finden. Des Weiteren findet sich im Register eine Aufschlüsselung, wo die einzelnen Interventionsarten in den Fallbeispielen des Buches zur Anwendung kommen.

Grundlegend geht es bei »Therapie zwischen den Zeilen« um eine Schärfung der Aufmerksamkeit für sprachliche und nicht sprachliche Implikationen in der therapeutischen Kommunikation. Was drücken die Klienten aus und was bringen wir selbst zum Ausdruck, ohne es vielleicht bewusst zu bemerken? Wie können wir die unbewussten Anteile der Kommunikation genauer wahrnehmen und besser nutzen? Wie können wir lernen, mehrere oder viele Ebenen der Kommunikation gleichzeitig wahrzunehmen? Wie können wir Kommunikationsebenen, die meist unbewusst bleiben, nutzen, um die Klienten dabei zu unterstützen, ihre Ziele zu erreichen? Wie können wir dies in einer ethisch verantwortlichen Weise tun? Die dargestellten therapeutischen

Interventionen sind so ausgelegt, dass sie entsprechend angepasst wohl in allen Bereichen der Beratung und Therapie angewendet werden können. Je nach Therapieschule oder -stil wird man manche Intervention transparenter oder dialogischer gestalten, sie mit Aspekten von Psychoedukation oder Arbeitsaufträgen verbinden. Obwohl vieles aus der Tradition der Hypnotherapie stammt, wird nur in wenigen Fallbeispielen mit Hypnose gearbeitet. Vielmehr ist die Arbeit von dem Bemühen geleitet, Wirkungen, die aus der Hypnotherapie bekannt sind, in einem nichthypnotischen Arbeitsrahmen verfügbar zu machen. Die Arbeit lässt sich als narrative Hypnosystemik beschreiben, das heißt als wache Form der Hypnotherapie in der Tradition Milton Ericksons mit Elementen systemischer Beratung der »Heidelberger Schule« (Gunther Schmidt, Andrea Ebbecke-Nohlen, Gunthard Weber und andere). Einige Bezüge zu NLP ergeben sich daraus, dass deren Gründer für ihre Arbeit die Strategien Milton Ericksons ausgewertet haben. Haltungen aus der Seelsorge könnten ebenso wie Einflüsse der Gewaltfreien Kommunikation nach Marshall Rosenberg und Carl Rogers' Arbeit erkennbar sein. Therapeutisches Erzählen stellt einen zentralen Teil des methodischen Repertoires dar. Milton Erickson und Paul Watzlawick haben diese Kunst kultiviert, daneben haben christlich-jüdische und orientalische Erzähltraditionen in dieser Arbeit Spuren hinterlassen. In der systemischen Beratung und der Erickson'schen Hypnotherapie gehöre ich der Generation der »Enkel« an und gebe, ergänzt um meinen Beitrag, ein Vermächtnis weiter, an dem andere vorher gearbeitet haben. Was ist erworben, was der eigene Anteil? Wo endet »Erickson«, wo die Arbeit der Lehrerinnen und Lehrer, wo beginnt »Hammel«? Nicht immer ist das leicht zu sagen. Ich habe mich bemüht, die Quellen so gut als möglich kenntlich zu machen. Wenn jemand eine Angabe vermisst, bitte ich um Nachsicht und gegebenenfalls um Mitteilung!

Die stetige Beobachtung der Reaktionen von Klienten auf bestimmte Schlüsselwörter, auf Metaphern, auf spezielle Themen, auf die Stimme und Körpersprache des Therapeuten ist oftmals aber die einzige Quelle, auf die ich zurückgreifen kann. Dazu gehört der Vergleich der Körperreaktionen eines Klienten beim Ansprechen eines Problems am Anfang und am Ende einer Therapiestunde sowie vor und nach einer Einzelintervention und in den Folgetherapiestunden. Dazu gehört die Feststellung, welche Problemthemen, die vorher von zentraler Bedeutung waren, nach einer therapeutischen Intervention nicht mehr auftauchen.

Hinzu kommen Beobachtungen, bei welchen Schlüsselwörtern und Themen symptomatisches Verhalten beginnt oder sich verstärkt. Beobachtungen dazu, mit welchen minimalen Anzeichen Klienten unterschwellig empfundene Traurigkeit, Wut oder Erleichterung ausdrücken, lassen sich machen, indem man vergleicht, auf welche Äußerungen hin die Klienten welche Reaktionen zeigen, und daraufhin nachfragt, welche Emotion die Klienten spüren. Viel kann man lernen, wenn man Klienten zu Beginn der Arbeit die einfache Frage stellt: »Was ist denn Ihre Meinung, woher das Problem kommt?« Eine gewaltige Menge aufschlussreicher Informationen zur Entstehungsgeschichte psychischer und auch körperlicher Probleme erhält man, indem man möglichst viele Klienten fragt: »Seit wann haben Sie dieses Problem? Was ist im halben Jahr davor passiert?« Ebenso kann man viel über die Entstehung psychischer und oftmals auch körperlicher Probleme erfahren, wenn man fragt: »Angenommen, das Symptom wollte Sie vor etwas schützen (vielleicht übertrieben stark oder lang oder aus einem Missverständnis heraus), was wäre dann seine Funktion? Wovor brauchten Sie Schutz in der Zeit, als das Symptom erstmals aufgetreten ist?« Viele Informationen gewinnt man, wenn man nicht nur die erste, bewusste Reaktion (»Keine Ahnung!«) der Klienten als Antwort auf solche Fragen auffasst, sondern in dem, was sie in den nächsten Minuten sagen, relevante unbewusste Antworten erkennt. Wenn man weiterhin die Möglichkeit in Betracht zieht, dass alles, was ein Klient in einem zeitlichen Zusammenhang sagt, einen inhaltlichen Zusammenhang hat, auch wenn es unzusammenhängend klingt, ergibt das ergänzende Informationen. Eine Klientin, die zu verschiedenen Zeiten in einer Stunde berichtet, sie habe eine Laktoseintoleranz, sie sei unehelich gezeugt worden und der Liebhaber ihrer Mutter habe diese zu einer Abtreibung drängen wollen und sie sei als Säugling fast gestorben, weil sie alle Milch sofort erbrochen habe, scheint über drei Probleme zu reden. Aber vielleicht ist es doch nur eines?

Teil I: Die Seiten, die wir beschriften – Ethische Grundlagen

2 Worum geht's? – Werte

Kann man Therapiearbeit erlernen, indem man nur Techniken und eine Theorie des Menschen und seiner Pathologien kennenlernt? Man wird wahrscheinlich nicht den als guten Tänzer bezeichnen, der viele Schritte kennt und in der Tanztheorie bewandert ist. Rein technisch verstanden braucht Tanzen kein Gefühl, keine Leidenschaft, keine Ergebung und kein Mitgerissensein. Ebenso kann ein Gemälde in einer technisch so perfekten Art erstellt werden, dass es einer Fotografie nahekommt und dennoch leblos wirkt. Ein Konzertgitarrist sagte: »Ich mag es nicht, wenn Leute versuchen, schnelle Stücke möglichst schnell zu spielen. Ich glaube, ihnen geht es nicht um die Musik, ihnen geht es nur darum, zu zeigen, wie gut sie sind.« Solche Musik kann technisch brillant sein und dennoch seelenlos.

Damit Therapie heilend wirken kann, darf ihr Mittelpunkt nicht aus Techniken bestehen. Ein Mensch ist kein Werkstück, an dem man »Werkzeuge« zur Anwendung bringt. Er ist keine Sache, für die man »Sachverstand« bräuchte. Die Seele ist nicht normiert, sodass man sie allein mit psychologischen Fachkenntnissen heilen könnte. Jeder Mensch ist einzigartig. Vor allem aber: Menschen können nur in Beziehung leben, sie werden in Beziehung zu anderen und anderem verwundet und können nur in Beziehung heilen.

Zielgerichtetes Arbeiten mit Implikationen ist, kritisch formuliert, ein Arbeiten mit Manipulationen. Wie können wir so weit als irgend möglich sicherstellen, dass implizite Interventionen wirklich dem Klienten dienen? Wie können wir eine wertvolle, an den Zielen des Klienten ausgerichtete Therapie erreichen?

2.1 Liebe und Respekt – Was steht im Mittelpunkt?

Wenn im Mittelpunkt der Therapie Werthaltungen stehen sollen, wären aus meiner Sicht an erster Stelle Liebe und Respekt zu nennen. Liebe und Respekt für einen Menschen haben heißt, ihn in seiner kulturellen und individuellen Andersartigkeit zu würdigen. Einem Klienten in dieser Haltung zu begegnen bedeutet für mich, auf jede Abwertung zu verzichten und alles, was er zum Ausdruck bringt, unter dem Blickwinkel von Ressourcen, Chancen und Möglichkeiten zu sehen. Es bedeutet, möglichst alles wertzuschätzen, was er mir entgegenbringt, und alles für die Umsetzung seiner Ziele zu nutzen. Es bedeutet, mich für jeden Klienten einzusetzen und mir seine Ziele auf meine Fahnen zu schreiben – wenn ich sie nur irgend ethisch vertreten kann und daran glaube, dass wir sie erreichen können. Liebe bedeutet für mich, hinter jedem Symptom oder Problem eine gute Absicht irgendeines Teils des Klienten zu vermuten – auch dann, wenn diese gute Absicht nicht erreicht wird und sogar das Gegenteil des Erwünschten geschieht. Und Liebe bedeutet, soweit es erreichbar ist, vom Klienten her zu denken: Was wünscht er sich, was sind seine Ziele, was entspricht seinen Werten, worüber ist er glücklich?

»Ich habe Dschinne, die sich auf mich setzen«, sagte ein Mann in der Psychiatrie zu mir. »Aber keiner glaubt mir hier. Die meinen, ich bin verrückt und wollen mir Medikamente geben. Aber das hilft mir nichts. Ich bin nicht verrückt. Sie sind doch Pfarrer. Können Sie etwas tun wegen dieser Dschinne?« – »Was sind denn das für Dschinne? Sprechen die mit Ihnen?« – »Es gibt gute und böse Dschinne. Die guten helfen mir, aber die bösen sind ständig um mich herum, oder sie setzen sich auf mich und machen mich kaputt.« – »Sind sie auch jetzt da?« – »Ja. Sie sind immer da.« – »Wäre es möglich, dass Sie die bösen Dschinne in Gedanken auf die Stühle um diesen Tisch herum setzen?« – »Herr Pfarrer! Das hier ist kein Spiel! Ich meine das ernst! Wenn Sie mir nicht helfen können, dann sagen Sie es! Die anderen hier können mir auch nicht helfen.« – »Ich verstehe, dass das nicht das ist, was Sie brauchen können … Verstehen Sie es als einen gut gemeinten Versuch, der nicht zu dem gepasst hat, was Sie suchen … Ich denke, dass ich nicht die Macht habe, Ihnen zu helfen. Aber der, der über allem steht, den Sie wahrscheinlich Allah nennen, und ich würde Gott zu ihm sagen, aber zuletzt ist es der Gleiche, der Eine, zu dem Sie und ich beten … er hat die Macht über alle Dschinne, er hat sie geschaffen und kann sie senden, wohin er will … ist es Ihnen recht, dass ich zu ihm bete, dass er in seiner Macht die Dschinne von Ihnen nimmt?« – »Ja, das ist gut …«

Jeder Klient hat das Recht, dass ich ihm in seiner Welt begegne. Wenn ich das Weltbild, in dem mir jemand begegnet, nicht ernst nehme, impliziert das zu einem erheblichen Grad, dass ich das, was dieser Mensch mir entgegenbringt – also letztlich ihn selbst –, nicht ernst nehme. Im geschilderten Fall hatte mich der Mann als Pfarrer und nicht als Psychiatriemitarbeiter oder Therapeut angesprochen – eben weil es für ihn nicht um ein therapeutisches, sondern spirituelles Problem ging. Das Konzept von »Schizophrenie« ist schon innerhalb unserer Kultur nicht unbedingt wertschätzend gegenüber dem Erleben der Betroffenen. In der interkulturellen Begegnung vergrößert sich die Entwertung des Gegenübers nochmals, wenn wir, statt eine angemessene Lösung für das Problem der Besessenheit zu suchen, ein Angebot zur Psychotherapie unterbreiten, ohne überhaupt einen Auftrag dazu zu haben.

Aber auch innerhalb unserer Kultur gibt es verschiedene Wirklichkeitswahrnehmungen, und die Wirklichkeit des Therapeuten hat sich zumindest so weit in die Wirklichkeit des Klienten einzupassen, dass ein Gespräch innerhalb von *dessen* Welt gelingen kann. Wenn mir also jemand mitteilt, sein Essen werde mit unsichtbaren Strahlen vergiftet, interessiere ich mich dafür: »Woran erkennen Sie, wenn das Essen bestrahlt ist? Können Sie das sehen oder schmecken, oder merken Sie es erst hinterher? Was wollen diese Leute, die Ihr Essen bestrahlen? Wissen Sie, warum sie Sie nur teilweise und nicht gleich ganz vergiftet haben?«

Sagt jemand: »Mir kann keiner helfen. Sie können mir auch nicht helfen!«, könnte der Therapeut antworten: »Ich kann Ihnen nicht helfen, und die anderen können es auch nicht. Ich glaube, Sie brauchen gar nicht, dass jemand Ihnen hilft, Sie brauchen etwas anderes.« Auf die Nachfrage: »Was, meinen Sie, brauche ich denn?«, könnte der Therapeut sagen: »Ich bin mir nicht sicher. Vielleicht zunächst einmal, dass jemand Sie ernst nimmt.« Der erste Satz des Therapeuten nimmt die Bereitschaft des Klienten, ihm zu widersprechen, vorweg und signalisiert, dass der Therapeut nicht beansprucht, mehr zu wissen oder zu können als der Klient. Der zweite Satz scheint zu implizieren, dass der

Therapeut bereit ist, etwas anderes zu tun als das, was der Klient »helfen« nennt, auch wenn der Therapeut noch nicht weiß, was genau »helfen« für den Klienten bedeutet. Was immer der Therapeut fortan tut, wird damit unter den positiven Vorbehalt gestellt, etwas anderes als das zu sein, was der Klient unter »helfen« versteht. Die Welt, in der der Klient lebt mit den Regeln, die er formuliert, wird nicht angegriffen, sondern angenommen. Schließlich wird die Welt seiner Hilflosigkeit mit dem impliziten Paradox »Ich helfe dir, indem ich dir nicht ›helfe‹« überwunden.

Die Haltung, dem Klienten in seiner Welt zu begegnen, wurde unter anderem von dem amerikanischen Psychiater Milton Erickson propagiert. Aus Ericksons Sicht ist es für das Gelingen einer Therapie entscheidend, »die vom Patienten gezeigten Verhaltensweisen zu akzeptieren und ihnen zu folgen, wie ungünstig diese in der klinischen Situation auch erscheinen mögen[2]«. Nach dieser Sicht muss »das, was man mitteilt, auf die persönlichen und subjektiven Bedürfnisse, Erkenntnisse und Erfahrungen des Patienten abgestimmt sein – gleichgültig, ob vernünftig oder unvernünftig, anerkannt oder nicht anerkannt –, damit es zu einer Akzeptanz und einer Reaktion bzw. einem Gefühl der persönlichen Befriedigung kommen kann«.

Bei Erickson verbindet sich diese Haltung mit dem Begriff der »Utilisation«, also mit der »Nutzung der eigenen Reaktionsmuster und Fähigkeiten des Probanden anstelle des Versuchs, ihm durch Suggestion das begrenzte Verständnis des Hypnotiseurs *[respektive des Therapeuten, Anmerkung des Autors]* aufzunötigen, wie er sich verhalten und was er tun sollte[3].«

In der systemischen Arbeit ist diese Arbeitsweise verknüpft mit dem Gedanken, dass Therapeut und Klient auf einer Augenhöhe miteinander kommunizieren. Dahinter steht zum einen die Idee, dass eine größtmögliche Wertschätzung der Welt des anderen die Grundlage gelingender Kommunikation ist, zum anderen das Konzept des Konstruktivismus, wonach es keine allgemein zugängliche Wirklichkeit gibt, sondern jedes Individuum seine eigene Wirklichkeit konstruiert. In der Praxis kann die Sicht, dass die Wirklichkeit des Klienten genauso gültig ist wie die des Therapeuten, zu Gelassenheit, Wertschätzung und

2 Rossi 1995 ff., Bd. 6, S. 344.

3 Ibid., Bd. 4, S. 32. Vgl. auch Hammond 1990, S. 22 ff.

Neugier im Umgang mit Sichtweisen von Klienten führen, die uns als »falsch« erscheinen.

Liebe ist etwas anderes als Mitleid. Mitleid kann den Beratenden wie auch die Beratenen schwächen. Die Klienten könnten dadurch in einer passiven, erleidenden Rolle bestärkt werden, anstatt in eine aktive, gestaltende Rolle überzugehen. Sie könnten Opfer ihres Schicksals bleiben, anstatt Täter ihres Lebens zu werden. Viel Mitgefühl ist auch für den Therapeuten riskant: Wer viel mit dem Leiden der Klienten mitschwingt, kann sich dadurch belasten.

Gleich, wie sehr uns ein Mensch als Täter oder auch als Opfer entgegentritt, hat er einen Anspruch auf Achtung und Wertschätzung. Wenn es uns nicht gelingt, ihm diese entgegenzubringen, betrachten wir das als unsere Grenze und nicht als Begrenzung seiner Person.

Einem Menschen Respekt entgegenzubringen, kann bedeuten, zu sehen, welches gute Potenzial in ihm auf Entfaltung wartet, vielleicht noch verschüttet und versteckt, und welche Vision es für seine Entwicklung gibt. Zu aller Liebe muss Respekt vor der Einzigartigkeit des anderen hinzukommen.

Wie aber kann man Menschen respektieren, die sich selbst und einander nicht respektieren? Respekt vor Menschen lässt sich zuweilen gut vereinbaren mit Respektlosigkeit gegenüber Überzeugungen, die sie in ihrer Entwicklung hemmen und sie in der Entfaltung ihrer Möglichkeiten einschränken. Wir können einem Menschen ein hohes Maß an Achtung entgegenbringen und gleichzeitig seine Glaubenssätze hinterfragen. Aussagen eines Menschen, er mache sich »immer alle Erfolge selbst wieder kaputt«, er sei nun mal krank, »habe« eine Depression oder sei eben psychisch labil, können mit Humor und Ironie, mit frechen Fragen und verunsichernden Behauptungen erschüttert werden, um den Platz vorzubereiten für neue Überzeugungen. Opferhaltungen und Vorwürfe können untergraben werden, um eine Haltung der Selbstverantwortung und der Zukunftsorientierung zu erzeugen.

Wenn eine Therapie nicht wie gewünscht vorankommt, könnte Respekt bedeuten, auf defizitorientierte Beschreibungen des Klienten zu verzichten. Erklärungen der Stagnation durch »Verdrängung«, »Übertragung«, »Projektion«, »mangelnde Krankheitseinsicht« oder »Widerstand« können eine Abwertung des Klienten beinhalten. Möglich wäre es, dem Klienten stattdessen mitzuteilen, dass man einen anderen Verlauf vermutet hatte, und mit ihm ins Gespräch darüber zu kommen, was zu einer Verbesserung des Arbeitsprozesses beitragen könnte. Ist ein Klient über irgendein Wort oder Verhalten des Therapeuten gekränkt, wäre es möglich, sich beim Klienten zu entschuldigen und herauszufinden, wie solche Kränkungen künftig vermieden werden können.

Respekt könnte bedeuten, den Klienten als gleichrangigen Gesprächspartner anzusehen, seine Ziele als maßgeblich für die therapeutische Arbeit zu betrachten und seine Werte als ein Heiligtum, das nicht verletzt werden darf. Dann bedeutet »Widerstand«, dass der Therapeut noch nicht gut genug verstanden und berücksichtigt hat, was die Ziele des Klienten sind und welche Wege dorthin für ihn akzeptabel sind. Respekt könnte bedeuten, dass der Therapeut die Klienten als Fachleute für ihr eigenes Leben respektiert, dass er von ihnen lernt, dass er ihre Ziele über die seinen stellt und nicht »für sie« weiß, was gut für sie ist. Es könnte bedeuten, Klienten keine einschränkenden Prognosen zu geben, insbesondere keine von der Art: »Dieses Problem wird Sie immer begleiten, damit werden Sie leben müssen.«

2.2 Integrität – Wo beginnt Manipulation?

Integrität bedeutet im Kern Ehrlichkeit oder Vertrauenswürdigkeit. In der Therapie könnte das heißen, dass der Therapeut stets nach den Interessen des Klienten handelt und für Transparenz sorgt.

Wenn Integrität Ehrlichkeit heißt, kann das als Wahrhaftigkeit im Gebrauch der Worte verstanden werden. Schon hier stellen sich viele Fragen. Ruth Cohn spricht etwa von »selektiver Authentizität«[4], also davon, dass alles, was der Beratende äußert, authentisch sein soll, er aber nicht alles äußert, was er authentischerweise mitteilen könnte. Ist das eine »ehrliche« Haltung?

Heißt Integrität, dem Klienten nichts zu suggerieren und ihn insofern nicht zu »manipulieren«? In Anlehnung an Watzlawicks Postulat »Man kann nicht nicht kommunizieren« würde ich entgegnen: »Man kann nicht nichts suggerieren.«[5]

---

4 Zu »Selektiver Authentizität« vgl. Cohn 1975, S. 124.

5 Hierzu Peter Geißler aus psychoanalytischer Sicht: »Dem Begriff Suggestion haftet ebenso wie dem der Manipulation aus geschichtlichen Gründen eine bestimmte Wertung an. Entkleidet man diese beiden Begriffe ihrer negativen Bewertung und legt statt-

Integrität könnte dann bedeuten, dass der Therapeut den Klienten nicht zu etwas hin »manipuliert«, was dieser nicht möchte oder was ihm – ohne dass er es rechtzeitig bemerkt – möglicherweise Schaden zufügen könnte. Dabei könnte »Manipulation« ausdrücken, dass Klienten mit intransparenten Interventionen in eine Richtung gedrängt werden, die ihren Interessen oder Werten auf verdeckte Weise widersprechen.

Eine Hypnotherapeutin berichtete mir, dass sie den Klienten in Trance suggeriert, durch die Therapie »Glück und Zufriedenheit« zu erleben und das, was sie glücklich mache, auch anderen zu empfehlen. Eine solche Suggestion halte ich auch dann nicht für integer, wenn sie dem Klienten keinen Schaden zufügt und mit einem Nutzen verbunden wird. Die Suggestion, den Therapeuten zu empfehlen, nutzt dem Klienten nichts, und »Glück und Zufriedenheit« lassen sich auch ohne diese indirekte Aufforderung suggerieren.

Zu fragen ist dann: Besteht »Manipulation« im negativen Sinn schon darin, wenn Klienten in einen Zustand geführt werden, den sie ursprünglich nicht gewollt hätten, nach dem Entdecken aber schätzen? Oder ist die Beeinflussung erst dann abzulehnen, wenn Klienten

---

dessen eine evolutionsbiologische Perspektive an, d. h., betrachtet man Suggestion und Manipulation als Möglichkeiten, Signale miteinander auszutauschen und aufeinander einzuwirken, mündend in Vocomimesis, dann fällt es leichter, auch die förderliche Funktion von Suggestion zu verstehen und ihr therapeutisches Potenzial zu begrüßen. Vocomimesis markiert den Übergang zur gesprochenen Sprache. Macht man sich klar, dass auch das Sprechen eine besondere Form des Handelns darstellt, dann hat man kaum mehr Schwierigkeiten damit, Suggestion als notwendigen und unvermeidbaren Teil menschlicher Interaktion anzuerkennen und ihre therapeutischen Möglichkeiten zu schätzen. Freilich bleibt es weiterhin gewinnbringend, zwischen therapeutisch fruchtbarer Suggestion … und einer Form von Suggestion, die intrusiv und vereinnahmend ist, indem sie den eigenen psychischen Innenraum unterminiert …, zu unterscheiden.« Geißler 2012, S. 158.

Milton Erickson sagt dazu: »Man hat mir vorgeworfen, Patienten zu manipulieren, darauf habe ich geantwortet: ›Jede Mutter manipuliert ihr Baby – wenn sie möchte, dass es überlebt. Und jedesmal, wenn du einkaufen gehst, manipulierst du den Angestellten so, dass er deinen Anweisungen folgt. Wenn du in ein Restaurant gehst, manipulierst du den Kellner. Und der Lehrer in der Schule manipuliert dich, damit du lesen und schreiben lernst. Tatsächlich ist das ganze Leben eine einzige große Manipulation … Eine meiner Töchter … erwartet … ein Kind … Ihr Mann sagt, in Texas müsse man einen Doppelnamen haben. Er will ihn ›Billy-Rubin‹ nennen. Und wissen Sie, was Bilirubin ist? Ein Sekret der Galle. Natürlich könnte er ihn auch ›Hämo-Globin‹ nennen.« Rosen 1982, S. 266.

in einen Zustand geführt werden, dessen Unvereinbarkeit mit ihren Werten sie nicht bemerken? Oder erst dann, wenn ein Schaden für sie entstanden ist?

Zum Beispiel: Eine Klientin sagte, sie sei magersüchtig, wir sollten aber nicht an ihrem Gewicht arbeiten, sondern nur an ihren Essgewohnheiten. Sie wolle regelmäßiger und gesünder essen. Ich sagte, dass ich vermutlich eine andere Sicht ihr Gewicht betreffend habe als sie, dass ich sie aber als diejenige, für deren Anliegen ich zu arbeiten habe, respektieren möchte. Ich bot ihr an, dass wir etwas dafür tun, dass »der Teil Ihres Unbewussten, der am besten weiß, was gesundes Essen und ein gesundes Gewicht bei Ihnen *wirklich* bedeuten«, ab jetzt ihr Essverhalten steuert. Sie fing an, regelmäßiger und gesünder zu essen, ihre Nahrungsmittel weniger extrem zu kombinieren und zuzunehmen. Die Gewichtszunahme bedauerte sie zwar, andererseits interessierte sie ihr Gewicht zu ihrer eigenen Überraschung nicht mehr sonderlich.

Das Vorgehen kann man als »Manipulation« beschreiben, da das Bewusste der Klientin nicht damit rechnete, dass »der Teil ihres Unbewussten, der am besten über Ihr gesundes Gewicht Bescheid weiß«, mit ihrer bewussten Einschätzung ihres Gewichtes nicht übereinstimmte. Dabei impliziert der Begriff »wirklich«, dass ein Teil die Führung übernimmt, der eine andere Interpretation des gesunden Gewichts hat als das Bewusste der Klientin.

Wenn ein suizidaler Mensch, der keine Therapie in Anspruch nehmen möchte, die sein Vorhaben infrage stellen könnte, durch eine indirekte therapeutische Intervention dennoch von seinem Plan abgebracht wird, soll das als ethisch wertvoll oder verwerflich gelten? Wenn der Klient im Laufe der Arbeit entdeckt, dass er unter den neu gefundenen Umständen leben will, ist dann das Arbeiten mit versteckten Implikationen, die seinem Wunsch entgegenwirken, sich unbehelligt zu suizidieren, gerechtfertigt?

Wie stellt sich dieselbe Frage bei einem Paar mit Trennungsabsicht (eines oder beider Partner), die sich darauf einlassen, ihr Unbewusstes in der Therapie ausprobieren zu lassen, »wie es ist, glücklich zusammen zu leben, obwohl Ihr Bewusstes bisher nicht an diese Möglichkeit glaubt«, sodass die Partner nun an ihrer Beziehung arbeiten und zusammen bleiben wollen und darüber froh sind? Rechtfertigt das spätere »Frohsein« beider Partner das Vorgehen des Therapeuten? Wäre es in Ordnung, wenn der Therapeut das Paar motiviert festzustellen, ob sie eine glückliche Gemeinschaft »probeweise« erleben können, mit dem Angebot, zum ursprünglichen Erleben zurückzukehren, oder aber die eigentlich nicht beabsichtigte neue Erfahrung zu behalten, je nachdem, was beiden besser gefällt?

Wie stellt sich die Frage bei einem Paar, das zunächst (etwa aus finanziellen Bedenken) zu einer Abtreibung entschlossen ist, sich auf eine indirekte Intervention des Therapeuten hin umentscheidet – und sich dann später liebevoll um das Kind kümmert? Und wie indirekt dürfen Interventionen dann sein? Wäre eine Aufstellung der verschiedenen Optionen mit und ohne Kind »rein probeweise« und »sicherheitshalber« noch integer? Wäre es noch in Ordnung, die Eltern auf einer Zeitlinie den Zustand kurz nach der Abtreibung bzw. Nicht-Abtreibung der Geburt bzw. Nicht-Geburt sowie zwei, fünf und zehn Jahre danach erleben zu lassen? Wäre es auch in Ordnung, dem Paar den Rat zu geben, »denken Sie nicht darüber nach, ob es ein Junge oder ein Mädchen ist, weil Sie sich sonst überlegen, welchen Namen Sie dem Kind geben, wenn es ein Junge ist, und welchen, wenn es ein Mädchen ist, und Sie, je länger Sie darüber nachdenken, desto mehr eine Bindung zu dem Kind bemerken, die dazu führen kann, dass Sie es nicht mehr abtreiben wollen«[6]?

Auf einer Tagung war ich mit einem hypnotherapeutisch arbeitenden Kollegen im Gespräch. »Dein Vorgehen ist recht direktiv. Ich ziehe es vor, die Lösung stärker im Dialog mit den Klienten zu entwickeln«, sagte er. »Ich finde das auch besser«, antwortete ich nach einigem Nachdenken. »Ich habe dabei drei Probleme. Das eine: Ich glaube, man kann nicht nicht suggestiv sein, also kann man auch nicht nicht direktiv sein. Ich kann höchstens meine Suggestionen und deren Wirkungen nicht bemerken. Wenn ich Leute zum Beispiel bitte, sich einen Stuhl auszusuchen, auf den sie eine Teilpersönlichkeit setzen, weiß ich immer schon im Voraus, welchen sie wählen werden, obwohl sie selbst meinen, ihn frei und selbstbestimmt gewählt zu haben. Sie wählen den Stuhl, bei dem mein Blick oder meine Handbewegung einen Augenblick länger verharrt ist als bei den anderen. Und wenn ich es schaffe, alle Stühle genau gleich lang und intensiv mit nonverbaler Aufmerk-

6 Dies war Milton Ericksons Vorgehen bei einem Studentenpaar, das sich für eine Abtreibung entschlossen hatte, da ihre Eltern andernfalls ihr Studium nicht weiter finanzieren wollten. Vgl. Rossi 1995 ff., Bd. 6, S. 114 ff.

samkeit zu bedenken, dann wählen sie den, den ich zuletzt angeschaut habe. Schaue ich ins Leere und frage: ›Möchten Sie den Stuhl links oder rechts?‹, wählen sie den, bei dem die Stimme mehr nach oben geht. Verwende ich aber den gleichen Tonfall, wählen sie den als zweites genannten Stuhl. Was soll ich tun, damit die Leute eine unbeeinflusste Wahl treffen? Ich habe es aufgegeben! Mein zweites Problem ist folgendes: Oft wünschen sich die Menschen nur das, was sie für möglich halten. Wenn ich nun in die Richtung ihrer Wünsche *mehr* für möglich halte als sie selbst, darf ich dann nur an den Wünschen arbeiten, die sie formulieren? Ich finde das unethisch. Ich kann sie fragen, ob ich versuchen dürfe, mehr mit ihnen zu erreichen, als sie bisher hoffen, wir können uns auch probeweise vortasten, aber ich darf es nicht stillschweigend unterlassen, etwas zu erproben, was sie für wünschenswert, aber nicht möglich halten. Mein drittes Problem: Ich finde Methoden, die versuchen, den Klienten möglichst wenig zu lenken, eleganter und respektvoller. Aber direktive Vorgehensweisen sind oft schneller als nondirektive. Bei begrenzten zeitlichen und finanziellen Ressourcen des Klienten versuche ich, in möglichst kurzer Zeit möglichst viel für die Klienten zu erreichen. Direktive Methoden funktionieren manchmal auch sicherer als nondirektive: Bei komplexen Problemen möchte man manchmal ein ganzes Geflecht von Reaktionen umwandeln und das Lösungsgeflecht stabilisieren, bevor autosuggestive Effekte es destabilisieren. Manchmal befürchte ich, die Ziele des Klienten nicht zu erreichen, wenn ich versuche, ihn nicht in Richtung auf das tatsächliche Erreichen seiner Ziele zu beeinflussen, also suggestiv und direktiv vorzugehen. Dabei fällt mir nochmals ein, dass es mir ohnehin nicht gelingt, nicht suggestiv zu sein, sondern allenfalls, meine Suggestionen nicht zu bemerken, und ich bin mir dann nicht mehr sicher, ob es einen Sinn hat, den Klienten *nicht* lenken zu wollen. Verstehe mich bitte: Ich möchte die Autonomie des Klienten respektieren, wirklich, zutiefst! Ich weiß nur im Moment nicht, wie ich es besser tun kann! Verstehst du mein Dilemma?« Der Kollege nickte und ließ es auf sich beruhen[7].

7 Gespräch mit Woltemade Hartman in Luxemburg am 26.2.2014

2.3 Hoffnung – Sind Placebos ehrlich?

Wenn der Therapeut mehr für seinen Klienten erhofft, als dieser für sich zu hoffen wagt, kann diese Hoffnung ansteckend sein und zur Inspiration für ein neues Leben werden. Hat Hoffnung Grenzen? Sollen wir Menschen in ihrer Hoffnung grundsätzlich unterstützen, oder sollten wir ihre Hoffnungen auch manchmal dämpfen? Wenn ja, wann? Wie gehen wir mit Menschen um, die von ihren Ärzten erfahren haben, sie seien unheilbar krank, und die dennoch probieren möchten, mit unserer Hilfe Gesundheit zu erlangen?

Eine 33-jährige an Krebs erkrankte Frau rief mich an und teilte mir mit, die Ärzte machten ihr praktisch keine Hoffnungen mehr auf ein Überleben. Sie wollte wissen, ob ich ihr noch irgendwie helfen könnte. Ich sagte: »Ich könnte Sie dabei unterstützen, emotional mit der Situation umzugehen, mit Ängsten, Traurigkeit, Ohnmachtsgefühlen oder was Sie sonst erleben mögen. Wir können sehen, was wir gegen Schmerzen, Medikamentennebenwirkungen und andere körperliche Belastungen tun können. Wir können auch schauen, was ich für Ihre Gesundheit tun kann. Wenn ich jetzt zu Ihnen sagen würde: ›Keine Sorge, wir kriegen Sie gesund!‹ – das wäre nicht seriös; bei solchen Versprechungen wären Sie doch skeptisch, oder? Wenn Sie aber sagen: ›Bitte seien Sie für mein Leben da, egal, ob andere glauben, dass ich diese Krankheit bewältige‹, dann ist Ihr Auftrag mein Auftrag. Wenn Sie möchten, dass ich mich mit Ihnen für etwas einsetze, woran die Mediziner nicht mehr glauben, kann ich das machen. Ich möchte nur nicht dastehen wie einer, der Ihnen Versprechungen macht …« Die Frau sagte: »Sie brauchen mir überhaupt nichts zu versprechen, ich weiß, dass Sie das nicht können. Aber ich bin froh, wenn Sie für mein Leben da sind.« Sie klang erleichtert. Wir haben uns noch einmal getroffen. Die weiteren Termine wurden wegen Klinikaufenthalten abgesagt. Einige Wochen danach verstarb die Frau.

Es ließen sich Beispiele mit einem schöneren Verlauf anführen, aber genau darum geht es hier nicht. Wenn eine Klientin mich bittet, sie in ihrer Hoffnung zu unterstützen, sehe ich darin meinen Auftrag. Mein Auftrag ist nicht, ihre Behandler in deren Wahrnehmung der Realität zu unterstützen. Mein Auftrag ist auch nicht, eine objektive Wirklichkeit zu konstruieren, an der die Frau sich dann zu orientieren hätte. Die

Zukunft hat keine Realität – und wenn, ist uns diese nicht zugänglich. Allerdings erzeugen wir mit unseren Erwartungen Realität. Was wir hoffen, wird oft Wirklichkeit. Es ist nicht meine Sache, für Klienten zu entscheiden, wann »Grund zur Hoffnung« besteht, denn das Erhoffte wird oft erreicht und das nicht Erhoffte selten. So ist Hoffnung selbst ein Grund zur Hoffnung.

Ein Mann, der Jahre zuvor fremdgegangen war, schrieb mir, nachdem es dem Paar lange nicht geglückt war, das Vertrauen wiederherzustellen: »Meine Frau sagt, dass sie mich liebt. Meine Frau sagt, dass sie auch weiterhin mit mir leben möchte. Meine Frau sagt allerdings auch, dass sie es nicht schafft, die Bilder, die sie von mir hat, zu verdrängen. Wenn diese Bilder sich in ihren Gedanken festsetzen und alles blockieren, geht nichts mehr. In diesen Momenten kann ich sagen oder tun, was ich will – es hat keinen Zweck – ich bin raus. Sehen Sie eine Möglichkeit, uns in diesem sehr konkreten Punkt zu helfen? Ergibt meine Frage überhaupt Sinn für Sie? Ich habe sehr große Angst, dass wir, wenn wir in diesem ›Tempo‹ weitermachen, uns, unsere Ehe, unsere gemeinsame Vergangenheit, unsere gemeinsame Zukunft und unsere gegenseitige Liebe verlieren, und zwar für immer.«

Hoffnung für die Klienten zu haben, ist etwas anderes, als uneinlösbare Versprechungen zu geben. Ob das Gewünschte wahr wird, liegt nicht in der Entscheidung der Therapeutin. Sie braucht nur zu schauen, wie weit sie mit den Klienten am Erreichen dessen arbeiten kann, was sie hoffen (oder was sie hoffen würden, wenn sie zu hoffen wagten).

Ich schrieb zurück: »Da Sie beide beieinanderbleiben möchten, sollten wir meiner Meinung nach daran arbeiten, das erreichbar zu machen. Ich kann Ihnen nicht sagen, was ›möglich ist‹ – meine Haltung ist, immer das Weitestreichende für meine Klienten zu erhoffen und mit ihnen anzustreben und selbst bei manchem Guten, was zunächst unmöglich scheint, zu fragen: ›Warum eigentlich nicht?‹«

Teil II: Die Zeilen, die wir ziehen – Methodische Grundlagen

3 Landkarten der Seele – Versuche der Kartierung einer unsichtbaren Welt

Um etwas über die Psyche eines Menschen zu sagen, brauchen wir Modelle – anders aber als beim Körper können wir keinen anatomischen Atlas der unsichtbaren Innenwelt erstellen. Alle Versuche, die Psyche zu strukturieren, um sie verstehbar zu machen, sind spekulativ. Einige Einteilungen scheinen sich immerhin zu bewähren. Dazu gehört die Unterteilung der psychischen Welt in einen bewussten und einen unbewussten Teil. Dabei ist unter dem Unbewussten sinnvollerweise nicht das zu verstehen, was momentan nicht bewusst ist, weil die Aufmerksamkeit gerade nicht darauf fokussiert ist, sondern das, was auf Dauer unbemerkt wirkt.

Auch die Gliederung des psychischen Bereiches in Persönlichkeitsanteile scheint sich durchzusetzen. Früher wurden Einteilungen in größere Bereiche vorgeschlagen. Bekannt sind die Aufgliederungen in »Ich«, »Es« und »Über-Ich« oder auch »Eltern-Ich«, »Erwachsenen-Ich« und »Kind-Ich«. Die Ego-State-Therapie ermittelt verschiedene Ich-Zustände des Klienten, die sie dann als feststehende Teilpersönlichkeiten auffasst. Nach Beobachtungen aus der Hypnotherapie sind aber beliebige Unterteilungen des Erlebens möglich. Gute therapeutische Wirkungen können erreicht werden, ob man nun Mitglieder einer inneren Familie oder eines inneren Parlamentes miteinander ins Gespräch bringt, das rechte mit dem linken Bein sprechen lässt, ob man das Immunsystem mit dem Darm in einen Dialog eintreten lässt, »diejenige in dir, die eine gute Mutter ist«, mit »dem Mädchen, das du damals warst«, in Kontakt bringt, oder etwa »den Teil von dir, der weiß, wie du gemeint bist und wie du bist, wenn es dir gut geht«, bittet, den therapeutischen Prozess zu strukturieren.

Man kann zwischen Landkarten der Seele unterscheiden, die eher den Ausgangszustand der Therapie darstellen, und solchen, die eher den Zielzustand beschreiben und herbeiführen. Allerdings enthält schon die Auswahl, Bezeichnung und Darstellung der Elemente, die den Ist-Zustand beschreiben sollen, Implikationen, die oft frühzeitig darüber mitentscheiden, welche therapeutischen Veränderungen später möglich sind. So macht es einen Unterschied, ob ein Erleben als Person externalisiert wird, die einen eigenen Willen hat und sich für oder gegen die Vorschläge des Therapeuten entscheiden kann, oder als Material, das geformt und gestaltet werden kann, ob als Landkarte, die aktualisiert werden kann, oder als Trickfilm.

3.1 Persönlichkeitsanteile oder Seinsmöglichkeiten? – Räumliche und zeitliche Differenzierung von Identität

Handelt es sich bei den »Persönlichkeitsanteilen« schon nicht um objektiv feststehende Anteile, so ist weiter zu fragen, ob die Beschreibung dieser Phänomene als »Persönlichkeitsanteile« überhaupt zweckmäßig ist – denn auch dieses Wort enthält Implikationen, die die therapeutischen Möglichkeiten dieser Arbeitsweise von vornherein begrenzen.

Eine Implikation des Begriffs »Persönlichkeitsanteile« ist, es handle sich um eine psychische und allenfalls soziale Angelegenheit. Man kann aber in der gleichen Weise wie mit der »Persönlichkeit« und ihren »Anteilen« auch mit Körperteilen und Körperfunktionen arbeiten, um auf Gesundheit oder die Verbesserung sportlicher Fähigkeiten hinzuwirken.

Je nachdem, ob ich sage, »das Gehirn erzeugt den Geist« oder »der Geist erzeugt das Gehirn«, werde ich diese Arbeitsweise entweder als eine Gehirn-interne oder als eine spirituelle Angelegenheit sehen. Der Begriff »Persönlichkeitsanteile« scheint eher auf das Individuum als geschlossener Größe zu verweisen. Spirituelle Personen, die den Klienten wichtig sind, Verstorbene, Engel oder Gott, lassen sich leichter in die

Arbeit integrieren, wenn wir uns nicht darauf festlegen, sie seien »Persönlichkeitsanteile«.

Statt von Persönlichkeitsanteilen könnte man in vielen Fällen von Seinsweisen oder Seinsmöglichkeiten sprechen, die nicht nur gleichzeitig nebeneinander, sondern ebensogut nacheinander (also alternativ zueinander) bestehen können. Eine mögliche Implikation von »Anteilen« ist nämlich: Was einmal ein Anteil ist, wird immer einer sein. Von »Seinsweisen« zu sprechen beinhaltet wiederum, dass diese Zustände kommen und gehen und auch ohne einander bestehen können. Solche Seinsweisen sind auch die bisherigen Seins-Unmöglichkeiten. So kann man Seins-Möglichkeiten herbeirufen, die bisher nicht vorhanden waren.

Nie dagewesene Seinsweisen könnten etwa sein: »Die Person, die du wärest – und sobald du sie kennenlernst, auch bist –, wenn du bei deiner Geburt willkommen gewesen wärest« oder »Der Mensch, der du bist, dem es besser geht, als du es je für möglich gehalten hättest, und dem es nichts ausmacht, wenn du nicht an ihn glaubst, weil es ihm einfach trotzdem gut geht«.

Natürlich gibt es viele Weisen, Modelle der Ausgangs- oder Problemsituation von Klienten (oder einem Klientensystem) zu erstellen, die Lösungen implizieren. Um implizite Begrenzungen der Therapiemöglichkeiten durch das jeweils gewählte Modell zu vermeiden, ist es mir wichtig, nach Bedarf zwischen verschiedenen Problemmodellen hin und her zu wechseln.

Einmal werden Persönlichkeitsanteile externalisiert, ein anderes Mal werden bisher nie gehabte Seinsmöglichkeiten herbeigerufen.

Manchmal werden die Anteile oder Seinsweisen als Personen externalisiert, dann wieder werden aus den Personen innere Zustände als Gegenstände beschrieben, mit denen weitergearbeitet wird.

Einmal reisen wir in die Vergangenheit, ein anderes Mal erkläre ich, dass alle Vergangenheit nur Erinnerung ist, die in der Gegenwart stattfindet, so wie alle Zukunft nur Erwartung in der Gegenwart ist, und dass es daher nur eine ewige Gegenwart gebe, in der Erinnerung, Erwartung und aktuelle Wahrnehmung im Dialog sind und einander verändern. Wieder ein anderes Mal könnte ich erklären, dass es keine Gegenwart gibt, da diese ja ein unendlich kleiner Punkt in der Zeit sei und das, was wir für Gegenwart halten, nur die Verschmelzung der eben erinnerten Vergangenheit mit der gleich erwarteten Zukunft sei.

Einmal werden in der Therapie innere Trickfilme gedreht, die dann als neue Realität entdeckt werden, ein anderes Mal wird die sogenannte Realität zu einem inneren Film erklärt.

Einmal wird zwischen Subjekt und Objekt, Innen- und Außenwelt, den realen Eltern und den »Eltern im Kopf« unterschieden, ein anderes Mal wird erklärt: Da alles Äußere uns nur zugänglich sei, indem es in uns abgebildet wird, gebe es gar kein fassbares Außen; alles geschehe innen, und daher gebe es auch kein Innen, sondern nur den Geist, der das Sein wahrnehme.

Einmal erkläre ich eine Störung psychosomatisch, weil es »nur *ein* Gehirn gebe«, ein anderes Mal erkläre ich, die psychosomatische Denkweise sei ein Irrtum, weil sie psychische und körperliche Symptome so verknüpfe, dass sie es erschwere, beides separat zu heilen.

Einmal verstehe ich das Gehirn als Produzenten innerer Filme, die wir für Wirkungen unseres Geistes halten. Ein anderes Mal erkläre ich den Geist als Produzenten der inneren Filme, zu denen auch unser Bild von einem Gehirn gehöre, das jedoch nur ein Ergebnis unserer Geistestätigkeit sei.

Durch den Wechsel zwischen verschiedenen Modellen können wir die impliziten Selbstbegrenzungen der jeweiligen Modelle reduzieren. Zur Entwicklung von Problem- und Lösungsmodellen äußert sich Sidney Rosen, indem er Milton Erickson zitiert und kommentiert: »›Wenn du mit einem schwierigen Problem zu tun hast, mach daraus ein interessantes Muster. Dann kannst du dich auf das interessante Muster konzentrieren und die mörderische Arbeit dabei außer Acht lassen.‹ Zuerst entdeckt man ein interessantes Muster in den Reaktionen und Symptomen des Patienten. Als Nächstes wählt man eine Geschichte oder mehrere aus, die zunächst eine Analogie zu den Mustern des Patienten darstellen, und dann ein verbessertes Muster. Oder – wie Erickson seiner Schwiegertochter ›Cookie‹ sagte: ›Als Erstes machst du ein Modell von der Welt des Patienten. Dann machst du ein Rollenmodell von der Welt des Patienten.‹«[8]

Modelle des Problemerlebens, die jeweils spezifische Lösungsmöglichkeiten implizieren, können nicht nur personifiziert, sondern auch gegenständlich sein. Sie können nicht nur räumlich, sondern auch zeitlich strukturiert sein. Sie können als statisches Bild (eine Metapher im

8 Rosen 1982, S. 38 f.

eigentlichen Sinn) oder dynamisch als Geschichte mit einer Handlung gestaltet sein.

Problemmodelle implizieren Lösungsmöglichkeiten, sie enthalten aber auch unausgesprochene Begrenzungen:

Einem EDV-Techniker, der einen Schlaganfall oder einen epileptischen Anfall erlitten hat, könnte man erklären: »Der Computer ist abgestürzt.« Die positive Implikation wäre: Verlorene Inhalte können wiederhergestellt und ein Sicherungsprogramm installiert werden. Die negative Implikation wäre: Nur das, was mit einem Computer auch möglich ist, ist mit Ihrem Gehirn möglich. Eine Selbstregeneration des Gehirns ohne gezielte Einwirkung von außen würde etwa durch diese Metapher nicht gefördert.

Einem Agrarbiologen, der wegen Burnout in Therapie kommt, könnte der Therapeut mitteilen: »Ihr Boden ist durch langjährige Monokultur ohne Fruchtwechsel ausgelaugt.« Eine positive Implikation der Metapher ist: Wie eine spezielle Bepflanzung dem Boden wieder Nährstoffe zuführt, können wir durch eine andere Beanspruchung Ihres Organismus Ihre Handlungsfähigkeit wiederherstellen. Eine negative Implikation wäre: Das kann lange dauern.

3.2 Dimensionen des Erlebens – Das Koordinatensystem des Denkens neu nutzen

Wir können Modelle des menschlichen Erlebens auch ganz anders gestalten. In unserer Kultur werden solche Modelle oft in polaren Begriffen beschrieben: Wir unterscheiden Körper und Seele, Denken und Fühlen, Ich und Du (Wir und die anderen), Glaube und Wissenschaft, Vergangenheit und Zukunft, Gesundheit und Krankheit. Natürlich enthalten diese Polaritäten einschneidende Begrenzungen für unsere Entwicklungsmöglichkeiten.

Grundformen des therapeutischen Handelns in einem solchen Rahmen sind die Verknüpfung (Kopplung, Bindung, Assoziation, Zusammenschau, Gleichsetzung) und Trennung (Entkopplung, Dissoziation, Unterscheidung) von Erlebnisinhalten und -bereichen.

Dabei folge ich dem Grundsatz: »Probleme trennen, Lösungen verknüpfen«. Das heißt, Probleme und Problemaspekte werden voneinander und vom Ich-Erleben des Klienten getrennt, Ressourcenerleben, Lösungen und Lösungsaspekte werden aktiviert, miteinander und mit dem Ich-Erleben des Klienten verknüpft. Auch können Ressourcen, sobald sie gegenüber den Probleminhalten als vorrangig erlebt werden, mit diesen Inhalten verknüpft werden, um sie zu neutralisieren oder als lösungshaltig erlebbar zu machen.

Vom Problem fernliegende Lebensbereiche zu fokussieren, kann helfen, spielerisch Lösungen zu finden.

Therapie und Beratung verstehe ich als einen Prozess, in dem Klienten bestehende Muster ihres Erlebens und Verhaltens beenden möchten – anders ausgedrückt, möchten sie neue Verhaltens- und Erlebensmuster einführen, die die bisherigen verändern, ablösen oder ergänzen – und darin professionell unterstützt werden. Im weiteren Sinn des Wortes geht es also um das Lernen, Verlernen und Umlernen von Erlebensmustern. Das könnte heißen, Erlebnisinhalte zu verknüpfen, sie zu entknüpfen oder sie umzuformen.

Erlebnisinhalte – das sind Sinneswahrnehmungen und Körperreaktionen ebenso wie verbale Gedanken und innere Filme (Stimmen, Klänge, Bilder, Gerüche, als Erinnerung, Erwartung oder frei konstruierte Imagination), Emotionen, absichtsvolle und unwillkürliche Verhaltensweisen. Sie sind in vielfältigen Weisen nach Themen und Blickwinkeln gruppiert für das aktuelle Erleben abrufbar. So gestaltet sich »traurig sein« oder »Angst haben« als komplexes Erlebensmuster. Es ist kein Einzelerleben, sondern besteht aus einem Netz von Körpergefühlen, Körperreaktionen, inneren Stimmen oder Texten, Erinnerungs- und Erwartungsfilmen, gewohnheitsmäßigen Handlungen und anderen Aspekten des Erlebens.

Das folgende Schaubild kann vergegenwärtigen, welche Kategorien unseres Erlebens wir beispielsweise miteinander verknüpfen oder voneinander trennen können. Wir könnten Körper (Feld 21) und Psyche (oder Geist, Feld 9) unterscheiden oder sie verknüpfen, indem wir sie als ein und dasselbe definieren. Wenn wir sie unterscheiden, könnte das helfen, als »psychosomatisch« definierte Symptome als psychisch *oder* somatisch zu definieren und dadurch auf dem einen oder anderen Behandlungsweg behandelbar zu machen. Wenn wir sie identifizieren, könnte das dazu beitragen, die Psyche über den Körper oder den Körper über die Psyche zu behandeln. Der eine Weg ist nicht unbedingt besser als der andere.

Dimensionen
- des menschlichen Erlebens
- des therapeutischen Trennens, Formens und Verknüpfens erlebter Inhalte
- des therapeutischen Dialogs zwischen Teilen des Erlebens

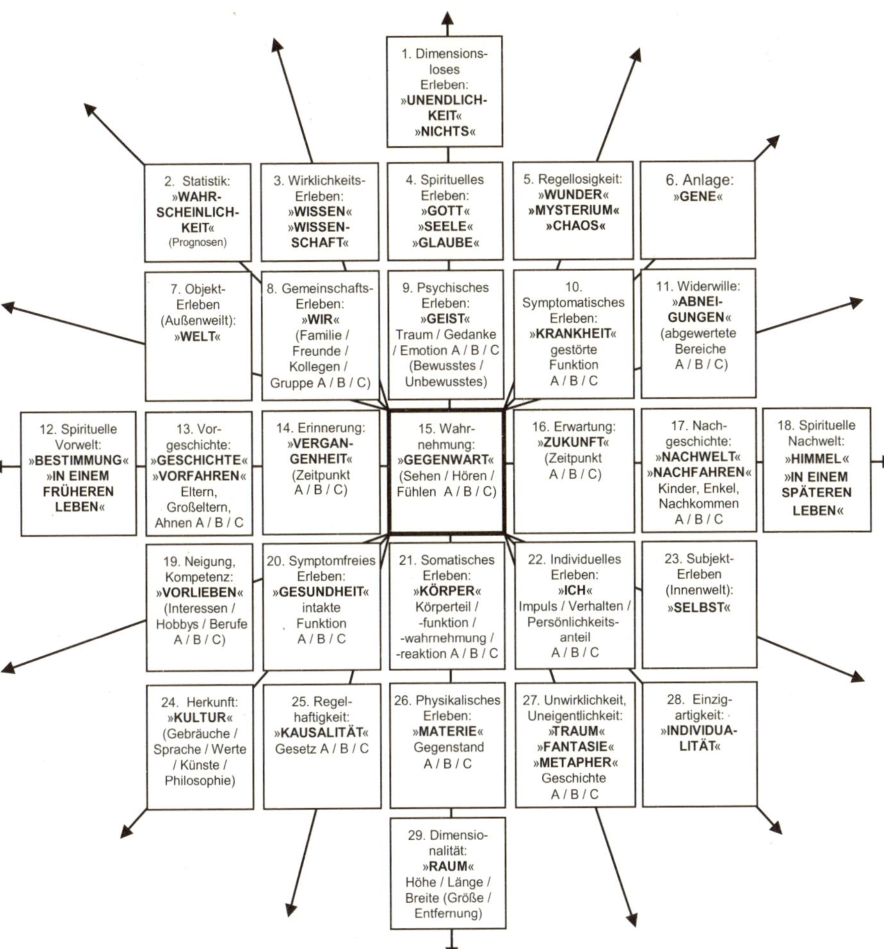

Die Wahl des Konzepts hat aber eine Implikation: Getrennt Wahrgenommenes will getrennt behandelt werden, verknüpft Wahrgenommenes will verknüpft behandelt werden.

In jedem Feld des Schaubilds sind weitere Unterscheidungen oder Verknüpfungen möglich. Innerhalb des Erlebens von Vergangenheit (oder »Erinnerung«, Feld 14) kann die spätere Vergangenheit (Zeitpunkt C) dazu herangezogen werden, frühere Vergangenheiten (Zeitpunkte A und B) zu deuten. Der Umgang von Katze und Hund miteinander (Wir, Gruppe A) kann dazu dienen, neue Ideen für den Umgang von Geschwistern (Wir, Gruppe B) zu generieren (Feld 8). Das gesunde rechte Bein (Körperteil A) kann mit dem kranken linken (Körperteil B) ins Gespräch kommen (Feld 21), und so weiter.

3.3 Probleme trennen, Lösungen verknüpfen! – Das Ich, das Schlimme und das Schöne neu in Beziehung setzen

Der Grundsatz, wonach Probleme zu trennen und Lösungen beziehungsweise Ressourcen zu verknüpfen sind, besagt mehreres:

1. Verschiedene Inhalte, die der Klient als Probleme erlebt, sollen *voneinander getrennt werden*. Das heißt, die Einzelprobleme werden unterschieden. Sie werden separat betrachtet und nicht vermischt. In je mehr Einzelprobleme das Problemkonglomerat des Klienten ausdifferenziert werden kann und je deutlicher sie auseinandergehalten werden, desto eher hat der Klient den Eindruck, dass seine Probleme gelöst werden können.
2. Auch was der Klient als *ein* Problem erlebt, soll *in verschiedene Problemaspekte oder Teilprobleme fragmentiert* werden. Das Problem soll *in sich* zerteilt werden. Was kleiner portioniert ist, ist leichter zu bearbeiten. Weniger wichtig ist, wie das Problem zerlegt wird, ob es sozusagen längs oder quer filetiert wird.
3. Das Problem kann noch auf eine zweite Weise in sich zerlegt werden, indem *»das Problem am Problem« vom »Guten am Problem« unterschieden* wird. Differenzierungen zwischen »guter Absicht« und der »nicht gelungenen Strategie« oder ein »Missverständnis des Gehirns, das etwas Gutes wollte und nicht erreichte«, können dafür herangezogen werden.
4. Das Problem soll *vom Ich-Erleben getrennt* werden. Das kann durch eine räumliche oder zeitliche Unterscheidung von Klient und Problem geschehen oder indem der Klient und das Problem immer separat angesprochen werden.
5. Entsprechend sollen Lösungen (Ressourcen, Möglichkeiten, Kom-

petenzen etc.) *miteinander verknüpft werden.* Das heißt, verschiedene stärkend und möglichkeitserweiternd erlebte Inhalte werden miteinander assoziiert oder identifiziert.

6. Lösungen sollen *in sich gestärkt werden*, indem sie als bedeutsam, dauerhaft und unbestreitbar dargestellt werden.
7. Lösungen sollen *mit Problemen verknüpft werden*, nachdem diese Lösungen gegenüber dem Problem vorrangig gemacht wurden. Dazu werden die Lösungen zuvor verknüpft und gestärkt, während die Probleme zuvor in sich, voneinander und vom Ich-Erleben getrennt werden.
8. Lösungen sollen *mit dem Ich-Erleben des Klienten assoziiert oder identifiziert* werden.

3.4 Wartezimmergespräche – Erlebtes trennen

Ich saß im Wartezimmer einer Arztpraxis. Ein Mann kam herein und erkannte in einem der Wartenden einen alten Bekannten: »He Hannes, was machst du denn hier? Wie geht's dir denn?« – »Mir geht's gut, aber meinem Bein nicht!«

Man kann diese Äußerung des Wartenden als einen Witz verstehen und vielleicht auch als besonders sorgfältige Differenzierung zwischen verschiedenen Teilen seines Erlebens. Auf jeden Fall kann die sinnlos anmutende Unterscheidung dazu dienen, dass der Mann in seinem Ich-Erleben unbehelligt bleibt vom belasteten Teil seines Erlebens. Vermutlich kann er sich weitgehend heil fühlen, weil er beschlossen hat, dass nicht er, sondern sein Bein verletzt ist.

Unterscheidungen zu treffen ist eine der grundlegenden Möglichkeiten, ein Problemerleben von meinem Ich-Erleben zu trennen oder es in sich aufzutrennen, sodass es weniger oder gar nicht mehr als Problem erlebt wird. Die Übergänge zwischen der Problemkonstruktion als solcher und unserer Weltkonstruktion im Allgemeinen sind unscharf. Um therapeutische Wirkungen zu erreichen, kann man also auch im weltanschaulichen Rahmen rund um das Problem Unterscheidungen einführen, die trennend wirken. Das Problem wird dann zusammen mit dem Rahmen der Weltbeschreibung, in dem das Problem bisher erlebt wurde, aufgelöst. Möglich sind etwa folgende Unterscheidungen:

Trennung der Vergangenheit (der Ereignisse) von der Erinnerung:
»Wir können die Vergangenheit nicht ändern, aber das brauchen wir auch nicht. Biologisch betrachtet ist die Vergangenheit Erinnerung. Alle Erinnerung findet jetzt statt, und wir können sie neu einfärben. Wir können sie in neuen Zusammenhängen sehen, sie neu deuten und dadurch erreichen, dass etwas in uns heil wird.«

Trennung der Zukunft von der Erwartung:
»Was wir für Zukunft halten, ist in Wirklichkeit nur Erwartung. Keiner war in der Zukunft. Keine Erwartung ist je genauso eingetroffen, wie wir sie uns ausgemalt haben. Es gibt keine Zukunft: Sobald sie da ist, ist sie weg.«

Trennung von Vergangenheit (Erinnerung) und Zukunft (Erwartung):
»Es ist wichtig, unschöne Ereignisse unserer Vergangenheit nicht als Erwartung in die Zukunft projizieren. Es könnte ja passieren, dass man bekommt, was man erwartet. Daher ist es wichtig, Vergangenheit und Zukunft klar zu unterscheiden. Wo Sie bisher sagten: ›bei mir ist das so‹, schlage ich Ihnen vor, ab jetzt zu sagen: ›bisher war es bei mir so‹.[9]«

Trennung der Wirklichkeit vom inneren Film (Tagtraum, Fantasie):
»Das ist alles ein Trickfilm – und Ihr Gehirn ist der Regisseur!« »Sie sind, wörtlich genommen, *nicht* in einer Sackgasse. Ich sehe hier zumindest keine. Die Sackgasse ist in Ihnen, Ihr Gehirn hat sie Ihnen ausgemalt. Wir könnten Ihr Gehirn bitten, sie zu verändern.« »Sie brauchen glücklicherweise nicht die Wirklichkeit zu ändern, sondern nur Ihren inneren Film davon.«

Trennung eines realen Menschen von unserem inneren Bild von ihm:
»Ihr Vater, von dem Sie sprechen, ist ja eigentlich ›Ihr Vater in Ihnen‹, also Ihr Bild vom Vater. Es macht nichts, dass wir den realen Vater nicht ändern können. Ihr Gehirn kann sein inneres Bild vom Vater ändern und diesem Bild Vorrang geben. Das genügt. So entsteht Frieden in Ihnen.«

---

9 Zur Trennung von Erinnerung und Erwartung vgl. Prior 2004, S. 17 ff.

Trennung der destruktiven und konstruktiven Teile einer Erfahrung:
»Sie können den Tod des einen Zwillingskinds betrauern und die Geburt und die Gesundheit des anderen feiern. Wenn es für Sie passt, dann sagen Sie Ihrer Seele, dass das zwei Ereignisse sind, die ganz klar unterschieden werden können. Das sind völlig verschiedene Geschichten, die nichts miteinander zu tun haben.« »Ihre Seele kann alles Stärkende, was Ihre Eltern zu Ihnen gesagt und für Sie getan haben, sammeln wie ein erfahrener Pilzsammler, der nur die guten Speisepilze mit nach Hause bringt und die ungenießbaren und giftigen draußen im Wald stehen lässt.«

Trennung des Trauerschmerzes von der Liebe:
»Ihre Liebe kann sehr groß gewesen sein, und der Schmerz braucht nicht proportional zu sein. Die Größe Ihrer Liebe und Treue hat nichts mit der Größe des Schmerzes zu tun. Ihre Seele kann das unabhängig voneinander regulieren.«

Trennung von Intention und Strategie einer belastenden Reaktion:
»Ihre Trauma-Reaktion ist eine Leibwächterin, die aufpasst, dass Ihnen das von damals nie mehr passiert. Wir wollen das ja auch. Meinen Sie, es ist ihr recht, wenn wir ihr zeigen, wie sie Sie ohne die bisherigen Belastungen beschützt?« »Die Allergie will Sie von Angreifern schützen, nur übertreibt sie es. Wir brauchen sie nicht wegzujagen. Viel besser ist es, wenn wir ihr beibringen, wie sie die guten Abwehrreaktionen so ausdifferenziert, dass sie ihren Job ab jetzt noch besser macht.«

Trennung der Eltern (Großeltern) von den Vorfahren:
»Wenn Ihre Eltern wichtig sind, sind die Eltern der Eltern noch wichtiger, usw. Ihre Vorfahren haben Vorrang. Das ist alte Stammeslogik und ein ewiges Gesetz. Rufen wir sie herbei, damit die Sie, wo immer es nötig ist, vor den Eltern beschützen.«

Trennung der körperlichen und geistigen (spirituellen) Begegnung:
»Sie brauchen nicht zu sagen: ›Du bist tot. Aus, vorbei.‹ Das geht nicht, und es stimmt auch nicht. Das ist nur die äußerliche Realität. Sondern: ›Jetzt beginnt der unsichtbare Teil unseres gemeinsamen Lebens.‹«

Trennung des Wir in ein Ich und ein Du:
»Die Büffel am Wasserloch grunzen miteinander und (wenn Sie dort auf Safari sind) auch mit Ihnen. Das hat nichts mit Ihnen zu tun, das sind deren Sozialgeräusche. Die haben das nicht anders gelernt. Genauso Ihre Kollegen: Die machen das nicht wegen Ihnen. Die kommunizieren so, weil sie so sind. Das sind Sozialgeräusche.«

Trennung angenommener Kausalzusammenhänge:
»Am Sternenhimmel sind keine Linien für Sternzeichen; es gibt da keine objektiven Zusammenhänge.« »Das Leben ist wie ein Kinder-Malbild ›Von Punkt zu Punkt‹, bei dem die Zahlen fehlen: Dann malt ein Kind ein Zebra, das andere einen Affen. Die Punkte sind die gleichen. Vielleicht gibt es nur keine Gewissheit im Leben, oder vielleicht gibt es auch keinen Zusammenhang.«

Eine Trennung des Problemerlebens kann auf ganz unterschiedlichem Weg erfolgen, zum Beispiel durch eine Erhöhung der Komplexität der besprochenen Inhalte oder durch eine veränderte Interpunktion (Zuordnung) bei der Beschreibung der Zusammenhänge in einem System.

Ein vom Klienten als zutreffend angenommener Sachverhalt könnte rundweg bestritten oder es könnten Zweifel am Zutreffen seiner Annahmen eingestreut werden.

Durch Paradoxien kann Verwirrung darüber gestiftet werden, ob die Problemzusammenhänge überhaupt wie beschrieben bestehen.

Durch eine Übung, bei der ein inneres Erleben als Vorgang außerhalb des Körpers visualisiert wird, könnte dieses Erleben getrennt vom Körper des Klienten erfahren werden.

Schließlich könnten Reiz-Reaktions-Muster auch im Sinne der systematischen Desensibilisierung, wie sie bei der Verhaltenstherapie in Bezug auf Ängste praktiziert wird, getrennt werden.

Um assoziierte Inhalte zu trennen, sodass sie nicht mehr als zusammengehörig erlebt werden, genügen aber auch schon einzelne Worte oder kurze Satzfragmente. Beim Gebrauch solcher Worte und Satzstrukturen kann man verschiedene Formen von Dissoziationen unterscheiden, die auch beliebig kombiniert werden können.

Man kann das Erlebte *zeitlich* vom Ich-Erleben des Klienten dissoziieren. Statt zu sagen: »Ihr Freund, der Sie zusammengeschlagen hat«, wobei das Beschriebene mangels Zeitangabe wie gegenwärtig erlebt wird, kann ich formulieren: »Ihr **damaliger** Freund, der Sie zusammengeschlagen hat«, oder in mehrfacher zeitlicher Dissoziation: »Ihr **Ex**-Freund von **damals**, der Sie **vor Jahren** zusammengeschlagen **hatte.**« Bei einer aktuellen Situation könnte man sagen: »Ihre **bisherige** Angst vor dunkelhaarigen Männern.«

Eine *räumliche* Dissoziation kann so aussehen, dass der Therapeut etwa sagt: »Nun sind Sie **weg von Berlin und hier in Kaiserslautern**. Ihr Freund, der Sie **in Berlin** zusammengeschlagen hat …«

Hinsichtlich der Zugehörigkeit der Dinge und Menschen zueinander wird eine Dissoziation ermöglicht, indem man sagt »**der** Freund …«, deutlicher noch »**dieser** Freund«, oder vielleicht noch stärker, »**ein solcher** Freund«, »**ein so gearteter** Freund«. Die etwas umständlichere Formulierung enthält eine moralische Distanzierung vom »Freund« und damit eine Parteinahme für die leidende Patientin.

Man kann Belastungen auch *in die Realitätsebene der Zitate und Meinungen* hineindissoziieren. Nun wird nicht die Sache selbst, sondern das Reden über die Sache thematisiert. Das bisher als real Erlebte wird also auf die Realitätsebene eines Zitates oder einer Meinung gehoben: »Das, **was Sie meinten**, als Sie von Schmerzen geredet haben …«, »Als **Sie davon sprachen**, dass Sie Schmerzen haben …« Wenn man die indirekte Rede in dieser Weise gebraucht, verändert sich subtil auch etwas in der Bedeutung. Der Therapeut legt bei der Aussage »Sie sagen also, Sie haben Schmerzen« anders als beim Spiegeln: »Sie haben also Schmerzen« nicht mehr fest, was der Klient erlebt, er gibt nur noch wieder, was der Klient zu erleben behauptet, und behauptet nicht mehr implizit, dass die Worte des Klienten richtig und angemessen sind[10].

---

10 Mathias Kanes, Linguist aus Bochum, sagt zu diesem Aufgreifen des symptomatischen Erlebens in indirekter Rede, »dass hier eine Aussage lediglich wiedergegeben wird, deren Wahrheit oder Falschheit jedoch unentschieden bleibt. Dies könnte erklären, weshalb Zitate oder indirekte Rede wirksame Instrumente therapeutischer Kommunikation darstellen. Sie machen den Wahrheitsgehalt der Aussage eines Klienten erneut verhandelbar: ›Sie sagen, dass Sie Schmerzen haben / hätten.‹ Im Fall des Aussagesatzes ›Ich habe Schmerzen‹ im Indikativ ist dies völlig anders. Hier ist aus Sicht des Sprechers klar, was der Fall ist bzw. wovon er überzeugt ist, und der Hörer unterstellt ihm in Entsprechung, dass er von der Wahrheit seiner Aussage überzeugt ist (›Ich habe Schmerzen, aber ich glaube es nicht.‹ wirkt absurd). Letzteres Phänomen kann u. a. mit der Theorie der sogenannten Gesprächsmaximen des Philosophen Paul

Noch wirkungsvoller, als den Klienten selbst zu zitieren, kann es sein, dessen unerwünschtes Erleben in den Bereich der Zitate und Meinungen zu verschieben. Das könnte der Therapeut (oder eine »Wir-Person« von Therapeut und Klient) sein: »Wenn Sie, **sagen wir**, Schmerzen hätten …«. Verstärkt wird diese Dissoziation, wenn das Geschehen in die Innenwelt anderer Menschen verlegt wird: »Wenn Sie sich vorstellen, **jemand würde behaupten**, Sie würden irgendwann noch einmal Schmerzen haben …« Im Grundsatz gilt: Je umständlicher die gewählte Formulierung, desto stärker die Abtrennung des Ich-Erlebens vom beschriebenen Inhalt: »Wenn Sie sich vorstellen, **irgendjemand käme daher** und **wollte die Behauptung aufstellen**, Sie würden irgendwann noch einmal Schmerzen haben …« (Hier impliziert »wollte« zusätzlich, dass die Sache nicht behauptet wird, weil sie zutrifft, sondern nur, weil jemand sie aus anderen Gründen so darstellen möchte.)

Eine Variante davon ist die *begriffliche* Dissoziation. Wenn wir vom Reden über die Angst als solche zum Reden über das Wort »Angst« übergehen, bearbeitet der Klient nicht mehr das Leiden selbst, sondern die Begriffe, mit denen er sein Leiden beschreibt. Ebenso kann man Verunsicherung über Sinn und Bedeutung der problemassoziierten Worte schaffen: »Ihr **sogenannter** Freund, der Sie zusammengeschlagen hat …« Je nach Zusammenhang sind Formulierungen möglich wie »**scheinbar**«, »**angeblich**«, »**so etwas wie**«, »**ein irgendwie gearteter**«: »**wenn man so will**«, »**um es einmal so auszudrücken**« oder »**dieser, äh, wie nannten Sie ihn noch …?**« Hier wird implizit die Frage gestellt, ob das, was mit dem Leiden verknüpft ist, richtig beschrieben ist. Mit der Skepsis, ob der Freund ein Freund ist, werden implizit die Erinnerungen in ein neues Licht gestellt. Wer die leidvolle Situation neu deutet, hat die Möglichkeit, Leiden zu reduzieren.

Möglich ist auch eine Dissoziation *in einen unbestimmten Kon-*

Grice verständlicher werden, entsprechend derer wir Gespräche vernünftigerweise vor dem Hintergrund gewisser Grundannahmen bzw. gegenseitiger Unterstellungen führen. Die Aussage eines Sprechers ist demnach z. B. in der Regel mit der Annahme aufseiten des Hörers verknüpft, dass der Sprecher von der Wahrheit seiner Aussage überzeugt ist. Die therapeutische Wirkung indirekter Rede könnte also auf einen Perspektivwechsel zwischen Sprecher und Hörer zurückgeführt werden: Die ursprüngliche Aussage des Klienten, dass sich die Dinge so und so verhalten, wird vom Therapeuten aufgenommen und damit implizit um die Perspektive erweitert, dass der Klient zunächst einmal lediglich behauptet, dass es so sei.« (Kanes, Schreiben an den Autor, Dezember 2013) *text* des Problems. Dies geht normalerweise mit der Verlagerung des Problemthemas vom Hauptsatz in einen Nebensatz einher. Statt »Ihre Schmerzen« anzusprechen, sagt man dann: »**das, was Ihnen wehtut**«.

Eine Variante davon ist die Dissoziation *auf die Ebene der Ursachen:* Statt von »Ihren Schmerzen« spricht man von »**dem, was** Ihre Schmerzen **verursacht**« oder, mehrfach dissoziiert, von »**Körperreaktionen, die das verursachen, was zu** Ihren Schmerzen **führt**«.

Eine Dissoziation *in die Irrealität* bzw. *in den Bereich des Unwahrscheinlichen* kann so aussehen: »Wenn Sie sich **vorstellen**, Sie **hätten irgendwann** noch **einmal** Schmerzen …« oder »Wenn Sie sich **etwaige**, sagen wir, **potenzielle**, Schmerzen vorstellen« oder »Wenn Sie **rein fiktiv**, also **in Ihrer Vorstellung**, an die Schmerzen denken«.

Eine Dissoziation *durch Beschreibung vom Gegenteil her* kann mit einem humoristischen Element in das Gespräch eingeführt werden: »Ich bin krank.« – »Na, tanzen gehen würde ich heute nicht mit Ihnen.« Man kann auch eine Erklärung voranstellen, dass die Umkehrung des Aufmerksamkeitsfokus ungewohnt sein mag, aber für die therapeutische Arbeit wichtig sei. Beim Tinnitus wird dann nicht mehr der »aktuelle Geräuschpegel«, sondern der »**erreichte** Stillegrad« erfragt. Statt zu fragen: »Sind Sie krank?«, wird die Frage gestellt: »Haben Sie **reduzierte Gesundheit**?« Eine alltäglichere Form dieser Dissoziation ist die Negierung des Gegenteils. Statt von »Schmerzen« wird dann vom »**un-angenehmen** Gefühl« gesprochen, statt von »Ekel« von »**Unbehagen**«, statt mitzuteilen: »Ich sehe, es geht Ihnen schlecht«, kann man sagen: »Ich sehe, es geht Ihnen heute **nicht gut**.« So können Äußerungen von Klienten leicht abgeändert gespiegelt und dabei implizit neu gedeutet werden.

Möglich ist schließlich auch eine Dissoziation *durch Abstraktion*: Statt von »Tinnitus« spricht man von »**akustischem Erleben**«, statt »Schmerz« von »**sensorischen Störquellen**« oder »**Nervenreizen** in Ihrem Körper«, statt »Streit« von »**fehlgeleiteter Kommunikation**« und so weiter.

Und natürlich kann man diese Formen der Dissoziation auch kombinieren: »Wenn wir **von dem** *(Kontext)* **reden** *(Zitat)*, was Sie **vorhin** *(Zeit)* als Schmerzen **bezeichnet** *(Zitat)* **hätten** *(Irrealität)*, wenn ich Sie also **auf das** *(Kontext)* **verweise** *(Zitat)*, **was da** *(Raum)* **ist**, **wo** *(Raum)* **vorher** *(Zeit)* **das war** *(Zeit)*, **was** *(Kontext)* Sie **vorhin** *(Zeit)* Schmerzen **nannten** *(Zitat)*, …«

Abschließend einige der wichtigsten Dissoziationsformen im Überblick. Möglich sind Dissoziationen …

- in die **Zeit (Vergangenheit):** *Bisherig, früher, damalig, gehabt, hatte, hatte gehabt …*
- in die **Zeit (Zukunft):** *Stellen Sie sich vor, Ihr Krebs kommt wieder, und zwar in 125 Jahren …*
- in den **Raum:** *Dortig, stellenweise, punktuell, so ein, dieses, solches, ein so geartet, derartig …*
- in den **Raum, mit Personifizierung:** *Der, der Sie sind, wenn Sie …, wenn dort drüben der sitzt, als der Sie Angst haben …*
- in den **Raum, mit Verdinglichung:** *Wenn Sie die Angst einmal in den Schirmständer stellen …*
- in den Bereich der **Zitate und Meinungen:** *Sogenannt, man könnte … nennen, was Sie X nannten, angeblich …*
- in die **Irrealität / Unwahrscheinlichkeit:** *Eventuell, etwaig, potenziell, möglich, vorstellbar, würde, wäre, könnte, wenn Sie einmal träumen …*
- in **Abstraktionen und Umschreibungen:** *diese Symptomatik, akustische Wahrnehmungsphänomene …*
- in **Ursachen und Kontexte:** *das, was Ihr … erzeugt, das, was mit Ihrem … zu tun hat …*
- ins **Gegenteil:** *Unannehmlichkeiten, Missempfindungen, nicht schön, das ist nicht zum Lachen …*
- in die **dritte Person:** *ein Teil von Ihnen, Ihre Seele, Ihr Körper, Ihr Gehirn, Ihr Immunsystem, Ihr Ich …*

3.5 Im Zahnarztstuhl und anderswo – Erlebtes verknüpfen

Ebenso können Ressourcen, die bisher als voneinander getrennt erlebt wurden, miteinander verknüpft, das heißt assoziiert oder identifiziert werden. Meist geschieht die Trennung und Neuverknüpfung von Erlebnisinhalten im gleichen Atemzug. Der Akzent kann einmal mehr auf der Unterscheidung und einmal mehr auf der Assoziation oder Identifikation von Inhalten liegen.

Identifikation von Vergangenheit (Erinnerung) und Gegenwart (Wahrnehmung):
»Ich hatte Sie gebeten, mir zu erzählen, wie Sie ein Paar geworden sind. Mir fällt auf, wie wunderschön Ihre Augen leuchten, jetzt, wo Sie davon erzählen. Ich finde das bemerkenswert! Schauen Sie einander einmal an …«

Identifikation von inneren Filmen (Tagträumen) mit der Wirklichkeit:
»Wenn Sie Ihren inneren Film von der Wirklichkeit ändern, stellen Sie bald fest, dass die Wirklichkeit sich mitverändert. Für das Unbewusste gibt es womöglich gar keinen Unterschied zwischen Ihrem Film von der Wirklichkeit und der Wirklichkeit als solcher. Manche sagen übrigens, das ist nicht nur im Kopf so, das ist wirklich so.«

Identifikation des inneren Bilds von einem Menschen mit ihm selbst:
»Wenn Sie eben in Gedanken zu Ihrer Mutter in den Himmel gereist sind, sie gefragt haben, und Ihre Mutter sagt, Sie haben keine Schuld an ihrem Tod und brauchen sich deswegen kein Gewissen machen, dann ist das so. Wer könnte Ihnen das besser sagen als Ihre Mutter?«

Identifikation von Gehirn und Person (Ich-Erleben):
»Jemand, dem sie ein Auge amputiert hatten, sagte zu mir: ›Also, damit komme ich gut zurecht. Ich sage allen: Ich habe noch beide Augen, weil – in meinem Gehirn sind sie noch beide da, und das ist, was zählt.«

Identifikation der konstruktiven Teile einer Erfahrung mit dem Ich:
»Sie können das eine Zwillingskind in der unsichtbaren Welt lieben und das andere in der sichtbaren. Sie lieben beide Kinder, und beide bleiben bei Ihnen, das eine so, das andere so.« »Ihre Seele kann alles Stärkende, was Ihre Eltern zu Ihnen gesagt und für Sie getan haben, sammeln wie Pilze. Zu Hause, in Ihrem Herzen wird alles noch einmal sorgfältig geprüft und gereinigt, und auch wenn es nur ein kleiner Teil des Waldes ist, ist es auf den Tellern ein großes, duftendes Essen.«

Identifikation der geistigen Begegnung mit der echten Beziehung:
»Ihr Sohn bleibt immer Ihr Sohn, das kann Ihnen niemand nehmen. Alles, was er Ihnen gegeben hat, bleibt bei Ihnen, in Ihrem Herzen, in Ihrem Leben. Die Beziehung zu ihm bleibt Ihnen erhalten. Sie geht nur jetzt unsichtbar weiter.«

Identifikation des Ich und Du zu einem Wir:
»Wenn Sie sich vorstellen, auf dem Sofa da drüben als die Partner aus der Welt der unbegrenzten Möglichkeiten zu sitzen, die einander so vertrauen, als ob bestimmte Dinge sozusagen nie passiert wären, dann stelle ich mir um die beiden herum wie eine Art gemeinsame Aura oder einen Nebel so ein ›Wir‹ vor, das sie vereint. Ich weiß nicht, wie es Ihnen geht, ich kann es vor meinem inneren Auge förmlich sehen!«

Anstatt verschiedene Teile des Koordinatensystems unserer Weltbeschreibung miteinander gleichzusetzen, können wir Aspekte des Erlebens auch nebeneinanderstellen und eine Beziehung zwischen ihnen annehmen. Dann findet die Verknüpfung nicht unbedingt durch eine Identifikation als durch eine Assoziation im etwas weiteren Sinn statt. In der Therapie könnte man etwa die folgenden Erlebensbereiche miteinander assoziieren und füreinander nützlich machen.

Für einen Patienten auf einem Zahnarztstuhl könnte eine Verknüpfung von *Realität und Fantasie* (also aktuell wahrgenommener und imaginierter Bilder und Töne) so aussehen: »Stellen Sie sich vor, Sie kommen bei einer Wanderung an einer Bildhauerwerkstatt vorbei und schauen dem Meister bei der Bearbeitung eines Steins zu. Sie hören das Geräusch seiner Maschine und nehmen auch das Gluckern eines Baches wahr, dessen Wasser für die Kühlung der Maschine verwendet wird.«

Eine Assoziation des Erlebens von *Körper und Seele* (Emotionen, Werte) wäre etwa so zu gestalten: »In der Therapie beobachten wir, dass Freiheit von Schmerzen und Freiheit von Angst oft zusammenhängen. Ich möchte Sie daher bitten, sich ein Bild wunderbarer Freiheit und Gelöstheit vorzustellen. Was wäre das für Sie?«

Eine Assoziation der *Vergangenheit und Zukunft mit der Gegenwart* könnte so gestaltet sein: »Stellen Sie sich vor, Sie sitzen wieder in Ihrem Lieblingscafé, in dem Sie schon so oft gesessen haben, und genießen, dass die Behandlung gut verlaufen und vorüber ist, und Sie denken daran, wie Sie schon so viele Herausforderungen Ihres Lebens, viel besser als gedacht, bewältigt haben …«

Eine Assoziation der Vorstellung des »*Himmels*« (eines Lebens nach dem Tod) mit der traumatischen *Vergangenheit und* den posttraumatischen Reaktionen in der *Gegenwart* könnte so aussehen: »Wenn Sie sich vorstellen, Ihre Mutter, die damals im Streit aus dem Haus gegangen und dann bei einem Autounfall verstorben ist, ist jetzt in einer jenseitigen Welt, an einem Ort göttlicher Liebe, sagen wir, im Himmel, … und Sie können sie dort besuchen und ihr sagen, dass Sie immer noch das Gefühl haben, ein Kind zu sein, auf das die Mutter böse ist, und Sie schauen in ihre Augen – was sehen Sie?«

Wenn die Klientin selbst Kinder hat, könne man ihre eigene *Erfahrung als Mutter* mit ihrer *Vorstellung von der Haltung ihrer Mutter* gleichsetzen: »… und stellen Sie sich einmal vor, Ihr Kind kommt Sie in vielen Jahren im Himmel besuchen und sagt Ihnen, es habe Ihre Liebe nicht verdient oder es leide darunter, dass Sie ihm ewig böse seien für Dinge, die es getan hat. Was werden Sie ihm antworten?«

Ein anderes Beispiel: Für eine Klientin, die von einem Arzt eine negative Prognose erhalten hat und die sich nun entmutigt fühlt, sich noch für ein möglichst langes Leben in hoher Lebensqualität einzusetzen, könnte das *aktuelle Ereignis* in folgender Weise mit der Denkweise der *Statistik* verbunden werden: »Sehen Sie, kein Mensch ist bisher in die Zukunft gereist, um Ihnen zu sagen, was passieren wird, Sie nicht, ich nicht, und der Arzt auch nicht. Was der Arzt Ihnen mitgeteilt hat, ist der statistische Mittelwert von Tausenden Patienten, die in einer ähnlichen Situation waren wie Sie. Sie sind aber nicht Tausende von Patienten und schon gar nicht deren Durchschnitt, Sie sind Sie. Was ist, wenn Sie am Rande der statistischen Verteilungskurve sind, weil Sie Dinge anders tun und erleben als der Durchschnitt? Irgendetwas machen die Leute am guten Ende der Verteilungskurve richtig, vielleicht ganz unbewusst. Ich schlage Ihnen vor, dass Sie alles tun, was Ihnen guttut und sich unterscheidet von dem, was der Durchschnitt der Menschen an Ihrer Stelle tun würde – so schlagen Sie der Statistik am besten ein Schnippchen.«

Möglich wäre es auch, die *Begegnung* der Frau mit ihrem behandelnden Arzt mit Ergebnissen der *Forschung* zu verbinden: »Sie wissen sicher, was ein Placebo ist, ein Scheinmedikament ohne Wirkstoff, das dennoch wirkt, weil der Patient denkt, es wirke. Vielleicht kennen Sie auch Nocebos. Das sind etwa Placebos im Rahmen einer pharmazeutischen Studie, die Schaden anrichten, weil der Patient die Packungsbeilage liest und sich die darin beschriebenen Nebenwirkungen suggerieren lässt. Dasselbe kann passieren, wenn Ihnen ein Arzt ein negatives Szenario für Ihre gesundheitliche Entwicklung gibt. Wenn mir jemand im Namen der Wissenschaft etwas Schlechtes voraussagt, antworte ich in Gedanken: ›Bei mir ist das anders!‹ Wenn Sie möchten, merken Sie sich diesen Satz: Bei mir ist das anders!«

Die letztgenannte Intervention veranschaulicht noch einmal, wie die Trennung und Neuverknüpfung von Bereichen des Erlebens oft in einem Zug geschehen. Im gleichen Gedankengang werden Bereiche des Erlebens verknüpft, während andere, vorher als zusammengehörig erlebte Bereiche unterschieden und damit voneinander getrennt werden.

3.6 Das Leben als Trickfilm – Erlebtes formen

Um den Stellenwert der Erlebnisinhalte zu verändern, können diese auch umgeformt werden.

Einer Frau, die wegen Übergewicht und ungünstiger Essgewohnheiten in Therapie kam, erklärte ich, ihr Unbewusstes könne, während sie isst, die *Zeit* so *dehnen*, dass sie das Gefühl hat, lang zu essen und früher satt zu sein.

Daneben vereinbarten wir, dass sie den *Raum* auf dem Teller im subjektiven Erleben so *vergrößert*, dass sie das Gefühl hat, viel zu essen zu haben, während sie tatsächlich weniger isst als vorher. Zu anderen Zwecken wäre es natürlich auch möglich, den *Raum* zu *verkleinern*.

Mit Menschen, die unter einem unangenehmen *Körpergefühl* leiden, trainiere ich zuweilen, dieses Gefühl in ein anderes zu *transformieren*, also anstelle eines Juckens ein Prickeln oder ein Hitzegefühl zu erleben.

Im Beispiel »Spinnenphobie« (10.3) wird mit einer Klientin trainiert, Krebse (die sie süß findet) imaginativ in Spinnen zu verwandeln, sodass die Emotion, die sie mit Krebsen verbindet, fortan für Spinnen gilt. Ebenso wird umgekehrt trainiert, Spinnen in Krebse zu verwandeln, sodass sie die Angst, die sie bisher mit Spinnen verband, jederzeit in andere Gefühle verwandeln kann.

Man kann Menschen ausprobieren lassen, ihre verstorbenen Eltern »im Himmel unter der Weisheit Gottes und aller Engel tausend Jahre reifen zu lassen« und die Veränderung zu beobachten, die sich daraus ergibt. Man kann im Rahmen der Arbeit mit einem »inneren Team« oder bei einer Familienaufstellung eine Person bitten, sich auf die Position einer anderen zu stellen mit der Aufforderung, dass sie von der anderen oder beide voneinander alles übernehmen, was sie ebenfalls erleben möchten.

Ähnlich kann man mit Metaphern arbeiten. Man kann traumatisierte Menschen bitten, sich selbst als ein renovierungsbedürftiges Schloss zu visualisieren, eine Konferenz mit den Handwerkern darüber abzuhalten, was in welcher Reihenfolge instand gesetzt werden soll, und dann den Handwerkern beim Arbeiten zusehen oder diese in geeigneter Weise begleiten. Parallel könnte man einen imaginativen Dokumentarfilm über die Renovierung bis zur vollständigen Fertigstellung aller Arbeiten erstellen.

Menschen, die unter Albträumen leiden, können ihr »Traum-Ich« auffordern: Wann immer die Angst im Schlaf einen bestimmten Skalenwert übersteigt, ersetze bitte die Formen, Farben, Gegenstände und handelnden Personen des Traumes, bis die Angst wieder nahe null ist.

3.7 Was macht mein Problem nur ohne mich? Stufen der Dissoziation – »Ich« und das Problem

Menschen können zu verschiedenen Graden mit ihrem Problemerleben identifiziert sein oder sich von ihm unterscheiden. Vom Grundsatz her gilt: Je stärker ein Mensch sich mit seinem Problemerleben identifiziert, desto weniger wird er glauben, dass sich das Problem ändern lässt. Ein Grundanliegen der Therapie ist deshalb, den Klienten dabei zu unterstützen, zwischen sich und seinem »Problem« deutlich zu unterscheiden. Schematisch könnte man den Weg von der Identifikation mit dem Problem zur Dissoziation (Diversifikation) von ihm etwa so darstellen:

Identifizierte Selbst- und Problembeschreibung:
»Ich bin halt so.«
»Ich muss mich annehmen, wie ich bin.«
»Ich bin Alkoholiker.«
»Ich bin depressiv.«

⇩

Reflexive Selbst- und Problembeschreibung:
»Ich hasse mich.«
»Ich bin mir zuwider.«
»Ich stehe mir im Weg.«
»Ich mache mich selbst so fertig.«

⇩

Teilexternalisierte Selbst- und Problembeschreibung:
»Ich habe Allergien.«
»Irgendetwas stoppt mich jedes Mal.«
»Meine Leber macht mir Sorgen.«
»Meine Erinnerungen machen mich fertig.«

⇩

Doppelt-teilexternalisierte Selbst- und Problembeschreibung:
»Es ist, als ob ein Teil von mir den anderen blockiert.«
»Ein Teil von mir will bleiben, ein anderer Teil von mir will gehen.«
»Mein Herz arbeitet noch nicht so, wie mein Körper es braucht.«
»In mir kämpfen zwei Hunde.«

⇩

Externalisierte Selbst- und Problembeschreibung:
»Der Wütende, der ich sein kann, schlägt zu.«
»Der, der ich früher war, hat das so gemacht.«
»Der, für den mich manche Leute halten, verhält sich so.«
»Die Person, die ich wäre, wenn ich noch trinken würde, täte das.«

4 Wie man mehrere Gespräche gleichzeitig führt – Therapeutische Mehrebenen-Kommunikation

Zu einem Menschen mit Burnout-Symptomatik könnte der Therapeut am Ende einer Sitzung sagen: »Das war ja eine intensive Stunde. Kann ich Sie so mit einem guten Gewissen nach Hause schicken?« Der Klient würde auf bewusster Ebene wahrscheinlich annehmen, dass der Berater um Entlastung seines Therapeutengewissens bemüht ist, und antworten: »Ja, das geht schon.« Der Satz des Therapeuten kann aber auch bedeuten: »Werden Sie mit einem guten Gewissen nach Hause gehen?« Da der Klient dem Satz zugestimmt hat, ohne beide Botschaften zu differenzieren, hat er mit seinem »Ja« auch die Aussage bestätigt, er selbst könne ein gutes Gewissen haben. Der Therapeut könnte die mit akzeptierte Bedeutung des Satzes stabilisieren, indem er nachträglich festlegt, *was* der Klient soeben bestätigt hat: »Dann möchte ich Sie bitten, das gute Gewissen zu allen Leuten mitzubringen, die Sie so treffen, zu Hause und bei der Arbeit und unterwegs …«

Alles Mehrdeutige ist suggestiv: Bewusst reagiert der Hörer meist nur auf einer Ebene, die andere wird unbewusst mit angenommen – oder auch mit abgelehnt. Mehrere Bedeutungsebenen gibt es immer beim Gebrauch von Symbolen, Metaphern und Geschichten. Bewusst wird verstanden und akzeptiert, was in den erzählten Kontext passt. Unbewusst werden auch Bedeutungen mit angenommen, die in den Beratungskontext passen.

Mehrere Bedeutungen, die gemeinsam vom Klienten bestätigt werden, können auch nacheinander präsentiert werden. Der Therapeut könnte zu seinem Klienten sagen: »Ich kann Ihnen für Ihr Anliegen zwei Therapieansätze anbieten. Der eine ist logisch nachvollziehbar, braucht lange und bewirkt dann wenig. Der andere klingt unsinnig, ist aber meistens schnell und effektiv. Welcher ist Ihnen lieber?« Indem der Klient seine Wahl scheinbar für eine kurze, wirksame Therapie trifft, ist seine einzig wirkliche Entscheidung die, Unbegreifliches dem sonst für vernünftig Gehaltenen vorzuziehen. Nachdem der Klient seine Entscheidung kundgetan hat, steht im Raum: Je irrationaler die Interventionen scheinen, desto schneller und nachhaltiger wirken sie.

Wenn schon ein großer Teil der verbalen Kommunikation unbewusst geschieht, gilt das mindestens ebenso für den nonverbalen Teil unserer Kommunikation, also für Mimik, Gestik und den Gebrauch unserer Stimme.

In der körperlichen Begegnung von Menschen spielt natürlich der Tastsinn eine große Rolle. In unserer Kultur ist dieser Teil der Kommunikation überwiegend auf den familiären und allenfalls freundschaftlichen Bereich beschränkt. Indem der Therapeut in seinen eigenen Körper spürt, bemerkt, wie dieser auf verbale und nonverbale Äußerungen reagiert, und den Klienten bittet, dasselbe zu tun, werden weitere Informationen erschlossen.

Weitere unbewusste Kommunikationswege wie der Geruchssinn und die elektromagnetische Abstrahlung des Herzens, Gehirns und Nervensystems mögen vorhanden sein und ihren Niederschlag in dem finden, was wir als »Intuition« beschreiben.

4.1 Einer für alle, alle für einen – Mehrebenen-Kommunikation als Ausdruck von Rapport

Wir sind Herdenwesen. In Herden entscheidet ein hoher Grad an Synchronizität im Kollektiv über das Überleben: Wenn einer rastet, rasten alle; wenn einer flieht, fliehen alle. Wenn einer angreift, greifen alle an, die für einen Kampf infrage kommen. Versteckt sich die Mutter vor einem Feind und hält den Atem an, tut das Neugeborene es ihr gleich. Das Lernen der Kinder vollzieht sich durch Nachahmen, der Gruppenzusammenhalt wird durch Rituale und Symbole gefördert, die auch der Abgrenzung von anderen Gruppen dienen. Natürlich können auch Asynchronizität und Individualität eine Rolle für das Überleben spielen: Wenn niemals gänzlich alle dasselbe tun, gibt es Raum für das Erproben neuer Strategien, und es werden nie alle in derselben Gefahr umkommen.

Rapport nennt man in der Hypnotherapie die unwillkürliche Angleichung des Körperverhaltens – und damit unseres Erlebens – an eine andere Person oder eine Gruppe. Ein hoher Rapport ist erkennbar, wenn eine Gruppe sich symmetrisch organisiert, wenn etwa alle Mitglieder einer Tischgesellschaft eine Körperhaltung einnehmen, die diejenige ihres Gegenübers spiegelt. Partner atmen im Schlaf synchron, Freunde führen am Tisch die Tassen gleichzeitig zum Mund. Ein Jazzensemble spielt sein Stück synchron, auch wenn die Mitglieder große Teile der Darbietung improvisieren.

Rapport ist ein Ausdruck menschlicher Bindung. Bindung kann allerdings nicht nur durch Zuneigung, sondern auch durch Angst oder Wut beziehungsweise Hass erzeugt werden. Maximaler Rapport herrscht in manchen autoritären religiösen und politischen Gruppierungen und ist nicht unbedingt ein Zeichen gesunder Beziehungen[11]. In Rapport sind wir immer, wenn wir bewusst oder unbewusst mit anderen in Beziehung stehen. Die Frage ist nur, ob der Rapport eher kooperativ oder konfrontativ und ob er eher hoch oder niedrig synchronisiert ist.

Wie alle Körperäußerungen übernehmen wir im Laufe einer Begegnung auch zunehmend das Sprechverhalten des anderen. Im Zuge dieser Angleichung entsteht rasch eine gemeinsame Wirklichkeitskonstruktion. Vordergründig mag das nicht immer so aussehen. Zwei, die sich streiten: »Ist Palästina ein ›Land‹ oder ein ›Territorium‹?«, scheinen keinen Rapport zu haben. Auf der höheren Ebene der Botschaft: »Nur einer von uns kann recht haben, und das bin ich!«, können sie sich perfekt spiegelbildlich verhalten, und das wird sich wahrscheinlich

---

11 Dazu Reinhard Plassmann: »Beebe et al. (2002) untersuchten die vokale Koordination zwischen Mutter und Kind, das Wechselspiel von stimmlichen Äußerungen und Sprechpausen bei viermonatigen Säuglingen und ihren Müttern. Im Alter von zwölf Monaten wurde dann überprüft, ob die Kinder normale oder pathologische Bindungsmuster entwickelt hatten. Man erwartete natürlich, dass Muster von perfekter vokaler Koordination gut sein würden für die Entwicklung, fand aber etwas anderes. Kinder mit maximaler vokaler Koordination entwickelten sich schlecht, ebenso Kinder mit minimaler Koordination. Gute Entwicklung fand sich bei Koordinationsmustern von mittlerer Güte … Beebe et al. [schreiben über] diese Beobachtung, dass weder die Hypersynchronisation des Dialogs noch das chaotisch Asynchrone, sondern der Mittelbereich zu sicherer Bindung und seelischem Wachstum führte …: ›Im Rahmen einer mittleren Ausprägung der Koordination ist beides enthalten, sowohl eine zwischenmenschliche Koordination und Korrespondenz innerhalb der Dyade als auch ausreichender Raum für Ungewissheit, Variabilität und einzigartige Initiativen, die vorübergehend von der Dyade abgekoppelt sein können.‹« (Plassmann 2012, S. 122, vgl. Beebe 2002, S. 66)

auch in ihrer Körpersprache und in ihrer Stimme widerspiegeln. Auch Gegner haben Rapport, nur eben den Rapport des Wettbewerbs oder Kriegs anstelle des Rapports der Kooperation.

Gestaltet sich der Rapport eher kooperativ, werden neben der Struktur der Kommunikation meist ebenso die verbalen Inhalte übernommen, sodass es auch auf dieser Ebene zu einem gemeinsamen Erleben von Wirklichkeit kommt. (Die Diskussionspartner in unserem Beispiel werden sich dann vielleicht einigen: »Palästina ist ein Land oder ein Territorium, je nachdem, welche Rechtsinterpretation man zugrunde legt.«)

Die Frage, ob die Körpersprache eine separate, relativ eigenständige Kommunikation neben der verbalen Sprache darstellt, ist nicht mit einem einfachen »Ja« oder »Nein« zu beantworten[12]. Natürlich ergibt verbale Sprache auch als geschriebener Text einen Sinn, und wie die Tiere können wir auch ohne Worte kommunizieren. Gleichzeitig wird es im Verlauf einer Diskussion einschließlich der Wortwahl einen Unterschied machen, wenn ich schreie oder eine Faust balle, und auch die nonverbale Kommunikation wird sich verändern, wenn ich den anderen mit Schimpfworten belege.

Der Klang der Stimme, die Sprachmelodie und Betonung haben nach meiner Beobachtung einen großen Einfluss darauf, ob eine Frage vom Gegenüber mit »Ja« oder »Nein« beantwortet wird. Die Blickrichtung des Familientherapeuten entscheidet zu einem großen Teil darüber, welches Familienmitglied als nächstes spricht.

Wie der Weg vom Ausgangserleben (»Problem«) zum Zielerleben (»Lösung«) verlaufen kann, beschreibt die Hypnotherapie mit den Worten »Pacing« und »Leading«. Das Ausgangsverhalten des Klienten wird vom Therapeuten übernommen und in kleinen Schritten in Richtung auf das Zielverhalten des Klienten verändert, mit dem voraussichtlich auch ein Zielerleben korrespondieren wird. Dabei heißt »Pacing« »der

---

12 Anders Sebastian Leikert mit Verweis auf Freud und Lacan: »Ich glaube nicht, dass sich die einzelnen Bestandteile der menschlichen Kommunikation ganzheitlich durchdringen und wechselseitig beeinflussen. Ich betone eher, dass jede Semantik, vor allem die lexikalische Semantik … und die kinästhetische Semantik im Vergleich zu anderen Semantiken vollkommen unterschiedliche Formen der Beziehung und Erfahrung mit sich bringt und … Semantiken einander ausschließen oder doch nur selten … verschränken. Meine Annahme ist, dass man entweder im Modus der kinästhetischen Semantik oder im Modus der lexikalischen Semantik erlebt.« (Leikert 2012, S. 103)

Spur des Klienten folgen« und »Leading« »die Führung übernehmen«. Statt die unruhigen Schüler anzuschreien, empfiehlt es sich also, noch genauer dieselbe Art von Geräuschen und Bewegungen zu erzeugen wie diese und die Bewegungen graduell, in der Geschwindigkeit, in der die Gruppe dies mitvollzieht, langsamer werden zu lassen und ebenso die Geräusche anzupassen. Anstatt einem panisch reagierenden Verletzten zu sagen, er solle »ruhig« sein, ist es günstiger, mit ihm zu stöhnen oder starke Worte für seinen Schmerz zu finden und dann ganz allmählich ruhiger zu atmen und zu sprechen. Anstatt einem Klienten zu widersprechen, der mit seinem Verhalten seinen Zielen schadet, ist es eher hilfreich, ihm zuzustimmen und so lange neue Elemente hinzuzufügen, bis seine Sichtweise sich im Sinne seiner Ziele verändert.

4.2 Sprechen zwei, so sprechen viele – Mehrebenen-Kommunikation als Netz von Implikationen

Von Mehrebenen-Kommunikation zu sprechen heißt zunächst, mehrere Ebenen der Kommunikation gleichzeitig im Blick zu halten, etwa …

- mehrdeutige Formulierungen in allen ihren Bedeutungen,
- die wörtliche und übertragene Bedeutung einer Formulierung,
- die Bedeutung einer Aussage für sich allein, im näheren und im weiteren Kontext,
- Spannungen, Widersprüche, unklare Beziehungen zwischen Äußerungen,
- Paradoxien und Scheinkausalitäten,
- metaphorische und nicht metaphorische Äußerungen,
- verbale und sichtbar nonverbale Äußerungen in ihrer Relation zueinander,
- verbale und hörbar nonverbale Äußerungen in ihrer Relation zueinander,
- Interaktionsmuster zwischen Therapeut und Klient, verbal und nonverbal und
- Muster in der Interaktion zwischen mehreren Klienten und
- Reaktionen von Klienten auf von ihnen vorgestellte Personen.

Wir beobachten diese Reaktionen am Klienten und lernen sie als Hinweise zu nutzen, wann der Klient eher belastet und wann eher entspannt reagiert, oder auch, nach welchen therapeutischen Interventionen er unwillkürlich eher symptomatisch beziehungsweise wann er symptomfrei reagiert.

Eine so geschärfte Wahrnehmung können wir auch nutzen, um selbst mit den Klienten auf vielen Ebenen gleichzeitig zu kommunizieren und dadurch gezielt das Unbewusste des Klienten anzusprechen. Wir können lernen, den Klang der Stimme, die Satzmelodie, die Pausensetzung, die Betonung und Lautstärke von Worten für therapeutische Zwecke zu nutzen. Wir können unsere Blickrichtung während bestimmter Worte, den Gesichtsausdruck, die Körperhaltung und den Atem gebrauchen, um therapeutische Botschaften zu vermitteln. Wir können lernen, Metaphern und andere Sprachbilder zu identifizieren und sie aktiv zu nutzen. Wir können uns angewöhnen, Mehrdeutigkeiten und Andeutungen zu nutzen, Fragen und Konjunktiv-Formulierungen einzusetzen, um Glaubenshaltungen des Klienten infrage zu stellen oder neue Gedanken einzuführen. Wir können lernen, Dinge miteinander zu verknüpfen und voneinander zu entknüpfen. Dabei reden wir vielleicht über Inhalte, die wichtig klingen, tatsächlich aber beinahe beliebig gegen andere Inhalte ausgewechselt werden können.

Mehrebenen-Kommunikation kann verstanden werden als Netz angedeuteter und unausgesprochener, verbaler und nonverbaler Äußerungen, die wir am anderen und an uns selbst zunehmend bewusst wahrnehmen und dadurch bewusst und unbewusst einsetzen lernen.

4.3 Mit vielen Ohren hören, mit vielen Stimmen sprechen – Therapeutische Mehrebenen-Kommunikation lernen

Um zu lernen, verschiedene Ebenen der Kommunikation gleichzeitig wahrzunehmen und zu gebrauchen, empfehle ich Seminarteilnehmern Übungen wie die folgenden:

Ziehen Sie immer wieder während eines Beratungsgesprächs einen größeren Teil Ihrer Aufmerksamkeit von den besprochenen Inhalten ab. Was für die Therapie wichtig ist, sind meist nicht die erzählten tautologischen Einzelheiten, sondern Informationen über die Struktur dessen, was der Klient tut und erlebt. Wenn Sie auf diese Weise eine Menge Aufnahmekapazität für etwas anderes als die Gesprächsinhalte freigesetzt haben, achten Sie darauf, wie sich der Atem des Klienten in Relation zu den Dingen, von denen Sie sprechen und von denen er spricht, verändert. Rechnen Sie damit, dass der Atem und alle psychovegetativen Reaktionen sich immerzu angleichen an die Zeit, an die der Klient gerade denkt, und an deren Erleben. Was erfahren Sie daraus über das Erleben des Klienten in einer früheren Zeit, über die er gerade spricht oder auf die Sie ihn gerade ansprechen?

Tun Sie dasselbe mit den Handbewegungen des Klienten. Könnte eine bestimmte Handbewegung im Gesichtsbereich im Kontext des eben Besprochenen eine Erinnerung an »Weinen« oder »Schläfrigsein«, an »Sich-ärgern«, »Allergiesymptome-haben« oder »Von-einer-Biene-gestochen-werden« zum Ausdruck bringen?

Dann tun Sie dasselbe dann mit der Mimik des Klienten sowie mit seinen Arm-, Bein-, Finger- und Fußbewegungen!

Lernen Sie die Unterschiede im Klang, der Sprachmelodie und der Lautstärke der Stimme, der Setzung von Pausen im Sprachfluss und anderen nonverbalen Elementen von Sprache in Bezug auf das jeweils gerade Gesagte kennen! Wie verändert sich das Sprechen, wenn jemand über glückliche oder unglückliche, gesunde oder kranke Zeiten redet, über sein Embryonalstadium, das Ruhestandsalter oder über das eigene Sterben?

Achten Sie darauf, wie das nonverbale Verhalten des Klienten mit Ihrer Körpersprache interagiert!

Nun lernen Sie, die unbewusst verwendeten Metaphern des Klienten möglichst vollständig zu identifizieren und vor Ihrem inneren Auge als Tagtraumbilder wahrzunehmen. Lernen Sie die Implikationen dieser Metaphern wahrzunehmen, indem Sie darauf achten, welche Logik dem Sprachbild innewohnt, und spüren, wie Ihr Körper auf das Bild reagiert!

Dann beginnen Sie, Ihre eigene Körpersprache, Ihre Stimme, die gebrauchten Metaphern und Anspielungen genauer wahrzunehmen! Was drücken Sie damit bisher bereits aus? Was möchten Sie auf diesem Weg – in Einklang mit Ihren Überzeugungen und den Anliegen der Klienten – zum Ausdruck bringen?

Während Sie also weiterhin einen Teil Ihrer Aufmerksamkeit von den Inhalten des Besprochenen fernhalten, lernen Sie etwa, räumliche oder zeitliche Dissoziationen mit Kopf- und Handbewegungen zu verstärken, Verknüpfungen durch eine besondere Betonung einzelner Worte zu unterstützen, durch eine laute oder leise, abwertende oder wertschätzende Stimme Inhalte zu ent- oder verknüpfen, sie unwichtig oder wichtig erscheinen zu lassen, durch Ihre Sprachmelodie eine Frage als Aussage umzudeuten (oder umgekehrt) oder auch eine der Fragealternativen attraktiver als die andere zu machen.

Dann können Sie – wenn Sie möchten – wieder verstärkt auf die Inhalte des Gesagten achten und werden die besprochenen Elemente der Kommunikation gleichzeitig wahrnehmen und nutzen können.

Es kann sein, dass manche Ausgestaltungen der Mehrebenen-Kommunikation, wie sie in diesem Buch vorgestellt werden, dem übenden Therapeuten komplex und zu sehr »um die Ecke gedacht« erscheinen. Ich empfehle Lesern und Seminarteilnehmern, einfach diejenigen Interventionen, die sie inspirieren und die sie gut umsetzen können, zu erproben und dann ihre Wirkung wiederholt zu beobachten und auszuwerten.

Mit vielen Ohren zu hören, mit vielen Augen zu sehen und mit vielen Stimmen zu sprechen ist ein Handwerk, das man erlernen kann. Wer dies konsequent tun möchte, besucht vielleicht am besten Seminare oder eine Ausbildung, wo Mehrebenen-Kommunikation vermittelt wird[13].

---

13 Seminare und Ausbildungen zum Thema finden sich unter www.stefanhammel.de und www.hsb-westpfalz.de sowie auf den jeweiligen Seiten der Milton-Erickson-Gesellschaften von Deutschland, Österreich, Luxemburg und der Schweiz.

Teil III: Begegnung zwischen den Zeilen – Fallbeispiele

5 Zwischen den Zeilen von Unterscheidung und Verknüpfung – Wie man Verbundenes trennt und Getrenntes verbindet

Die Probleme, die den Klienten in Therapie führen, können wir als ein Geflecht von Information verstehen. Seine Reaktionen auf ein belastendes Erleben erzeugen ein komplex vernetztes Problemerleben und -verhalten. Miteinander verwoben sind etwa Erinnerungen des Klienten an ein problemauslösendes Erlebnis sowie an den späteren Umgang mit solchen Erinnerungen, eine Vielzahl körperlich und psychisch erlebter Stressreaktionen auf konditionierte Reize (Trigger), ein Erklärungsmodell für die Belastungen, Schuldzuweisungen an sich und andere, Befürchtungen für die Zukunft, Strategien zur Vermeidung belastender Reize, soziale Nachteile, die aus dem Vermeidungsverhalten entstehen, die emotionalen Reaktionen hierauf und vieles andere.

Therapeutische Veränderung könnte man also prinzipiell erreichen, indem man das Netz an verschiedenen Stellen entknüpft, sodass die unwillkürlichen Reaktionen, die das Problem bisher erzeugt hatten, nicht mehr wie bisher funktionieren und etwas anderes an ihre Stelle tritt.

Veränderung kann man in einem so verstandenen System auch erreichen, indem man relevante Neuinformation in dieses Netz einknüpft, wodurch das System von Reizen und Reaktionen nicht mehr in der bisherigen Weise funktionieren kann. Dabei ist eine »Information« nicht unbedingt eine kognitiv fassbare Instruktion, sondern jede denkbare Stimulierung des Problemerlebens und der Reaktionen des Klienten darauf.

Modellhaft kann man die Wirkung therapeutischer Interventionen darin sehen, belastende nachteilige Konditionierungen (also Assoziationen und andere unwillkürliche Reaktionen) zu schwächen, aufzuheben oder umzugestalten sowie entlastende Konditionierungen zu erzeugen und sie mit dem bisherigen dysfunktionalen System zu verknüpfen. Wie das geschehen kann, wird im Folgenden beispielhaft erörtert.

5.1 Folien – Unterscheidung zum Zweck der Orientierung

Eine Therapeutin fragte, wie sie einer 35-jährigen Klientin weiterhelfen könne. Im Erstgespräch hatte sie von der Klientin Folgendes erfahren: Die Frau hatte einige Wochen vorher Sex mit einem verheirateten Mann gehabt, der dabei auf ihr verstarb. Mit diesem Erlebnis komme sie nur sehr schlecht zurecht. Sie habe massive Einschlafprobleme. Da spüre sie immer, wie sein Kopf und dann der ganze Mann auf ihr zusammensackte. Außerdem habe sie Ängste vor der Familie des Mannes. Sie befürchte deren Rache. Dann habe sie Schuldgefühle, weil sie den Mann nackt der Polizei, die sie sofort gerufen habe, überlassen habe. Es seien durch die Situation auch Gerüchte entstanden, die sie belasteten. Für die Frau sei es jetzt schwierig geworden, im Bett zu liegen, insbesondere auf dem Rücken, außerdem könne sie sich kaum vorstellen, irgendwann wieder Sex zu haben. Überdies schwitze sie nachts so stark, dass sie oft die Nachtwäsche wechseln müsse. Sie erinnere sich nicht an Träume. Ich antwortete:

»Das Hauptproblem für die Behandlung ist, dass mehrere übereinander liegende Themen wie eines präsentiert werden und dadurch ein unüberschaubares Geflecht von Themen und Problemen geschaffen wird.

Ein Grundsatz, der mir hier wichtig wäre, ist: Probleme sind voneinander zu trennen, Lösungen miteinander zu verknüpfen.

Ich schlage vor: Unterscheiden und trennen Sie frühzeitig mehrere Probleme und verlangen Sie, diese separat zu betrachten. Also etwa:

- die Belastungen, die sie durch die Dreiecksgeschichte ohnehin hatte,
- die irrtümliche Konditionierung der Botschaft »Sex verursacht Tod« durch die zufällige Koinzidenz beider Ereignisse in einem gleichzeitigen intensiven Erleben,

- die Beschämung, vielleicht auch Verdächtigung oder unangemessene Behandlung, die sie bei der Begegnung mit der Polizei erlebt hat,
- die Belastung durch die Gerüchteküche im Bekanntenkreis,
- die Belastung durch reale oder vermutete Vorwürfe und Rachewünsche der Familie. Hier könnte man nochmals unterscheiden zwischen Vorwürfen aufgrund des außerehelichen Verhältnisses und Vorwürfen aufgrund des Todes des Mannes.

Wenn es Ihnen passend erscheint, zeigen Sie der Frau fünf übereinandergelegte verschiedene Overheadfolien, die nichts miteinander zu tun haben, und fragen Sie sie, was darauf steht. Übereinander liegend sind die Folien nicht zu entziffern, einzeln genommen schon.«

Einige Zeit später schrieb die Therapeutin zurück: »Ich hatte inzwischen die zweite Sitzung mit der Klientin. Wir sind nun dabei, die einzelnen Schichten zu betrachten (ich habe tatsächlich Folien verwendet), sie auseinanderzunehmen und dann zu schauen, was wohin gehört.«

Die Folienmetapher impliziert, dass das angesprochene Problem nicht so schwierig ist, wie es sich präsentiert, sondern nur in verschiedene Aspekte unterteilt werden muss, um bearbeitet werden zu können.

Ausgedrückt wird, man könne das Problem der Frau in Teilprobleme sortieren und portionieren, die nichts miteinander zu tun hätten. Ob das nun stimmt oder nicht – es hilft der Frau vermutlich, die Gedanken zu sortieren und Hoffnung auf die Lösbarkeit ihres Problems zu gewinnen.

Auch für die Therapeutin wird die Arbeit dadurch einfacher. Sie kann den jetzt sichtbar gewordenen Teilproblemen Interpretationsmodelle zuordnen, die sich in seiner Arbeit an anderer Stelle bewährt haben[14].

Die Folienmetapher kann man auch dazu verwenden, um begabte, aber selbstunsichere Menschen und Klienten mit dem Etikett »Aufmerksamkeits-Defizit-Syndrom« (ADS) zu ermutigen. Das Bild kann mit der Botschaft verbunden werden, dass das, was sie an sich abwerten, weil sie es als ungeordnet und schlecht organisiert empfinden, auf ein hohes Differenzierungsvermögen schließen lässt. Daraus kann man folgern, dass die Klienten nur die verschiedenen Schichten ihres Denkens und Erlebens ein wenig zu ordnen bräuchten, und das könnte mit

14 Zum Prozess der Modellbildung siehe Hammel 2011, S. 43 ff.

unerwartet einfachen Mitteln gelingen. Danach könnte sich die multiperspektivische Form ihrer Wahrnehmung als besondere Chance erweisen. Die Probleme von ADS, Hochsensibilität und Hochbegabung bestehen in der Differenzierung und Priorisierung von Denk- und Handlungsaufgaben sowie im Schutz vor äußerer Überlastung, wenn (aufgrund einer starken Innenfokussierung) gleichzeitig viele Aufgaben in ihnen auf Bearbeitung warten.

5.2 Der Aktenschrank – Unterscheidung zum Zweck der Diversifikation

In der Therapie mit einer 35-jährigen Frau ergab sich der folgende Dialog: »Ich habe am Wochenende die Garage aufgeräumt. Da habe ich einen Abschiedsbrief von meinem Mann gefunden. Er ist vor sieben Jahren gestorben. Ich hatte immer den Verdacht, dass er sich umgebracht hat … Er hat es wieder geschafft, dass ich mich schuldig fühle. Mein Mann war Alkoholiker. Er hat geschrieben, ich würde es nicht merken, dass er Depressionen hat. Ich habe ihm oft gesagt, er solle aufhören zu trinken. Was mich beschäftigt: Ich habe ein ADHS-krankes Kind. Lea ist zehn Jahre alt und jetzt im Heim. Ich habe Schuldgefühle.«

»Wie kam es denn dazu, dass Lea ins Heim kam?«

»Nach fünf Jahren Kämpfen konnte ich nicht mehr; da habe ich mich ans Jugendamt gewandt wegen Familienhilfe. Die Familienhelferin hat sich das dann eine Zeit lang angeschaut und kam dann auf die Idee, dass eine räumliche Trennung besser wäre. Ich wohne bei meinen Eltern, und Lea ist mit dem Messer auf meine Mutter losgegangen. Das Problem ist: Nächstes Jahr will ich zu meinem Freund ziehen, und den attackiert sie ganz, ganz schlimm.«

»Was würden Sie sich von unserer Beratung denn wünschen?«

»Ich würde mir wünschen, dass der Gedanke da wäre: Ich habe es gut gemacht, ich habe erreicht, dass Lea auf den richtigen Weg kommt. Aber davon bin ich noch weit entfernt … Ich gebe mir die Schuld, weil ich in der Schwangerschaft starke Depressionen hatte … dass sie das alles mitbekommen hat … Da muss ich jetzt etwas weiter ausholen. Dadurch, dass mein Mann Alkoholiker war und mich oft verprügelt hat, habe ich eine andere Beziehung angefangen. Und daraus ist Lea entstanden.«

»Wusste Ihr Mann das eigentlich?«

»Natürlich. Er hat mich immer zu dem anderen Mann hingefahren … Mein Mann hat sich extra sterilisieren lassen, weil ich schon einmal einen Hirninfarkt hatte und es hieß, dass ich nicht schwanger werden dürfte. Ja, und dann war ich von dem anderen schwanger … an Leas Geburt habe ich keine so gute Erinnerung, weil ich beinahe gestorben wäre … Mein Mann hat das Kind als seines akzeptiert, hat sich auch als Vater eintragen lassen. Zu meiner großen Tochter hat er damals immer gesagt: ›Die Mama ist schuld daran, dass ich saufe.‹«

»Ich habe verstanden: Wenn wir hier gut vorankommen, könnte es sich so auswirken, dass Sie statt Schuldgefühlen Frieden mit sich haben. Kann man das so sagen?«

»Ja, Frieden mit mir selbst. Ich hab ja auch das ›Borderline‹, bedingt durch den ganzen Mist hier. Der Druck ist auch im Moment sehr stark, mich zu ritzen. Ich weiß jetzt auch nicht warum. Ich kämpfe halt mit mir. Neulich habe ich einen Ausrutscher gehabt. Das ist eben meistens so, wenn Lea zu Hause ist, wenn sie Anfälle hat.«

»Ich möchte gern etwas mit Ihnen probieren. Kennen Sie Aktenschränke? Als ich das erste Mal mit so einem Schrank zu tun hatte, dachte ich, er wäre kaputt. Wenn Sie eine Schublade aufmachen, dann geht die nächste nicht auf. Sie ist geblockt. Die Schränke sind so gebaut, dass nur eine Schublade auf einmal aufgeht, damit einem nicht der ganze Schrank entgegenkommt. Stellen Sie sich vor, Ihr Aktenschrank ist brandneu. Sie können alle Sachen, die Sie belasten, da reintun, damit sie einmal weg sind. Sie können die Schubladen natürlich auch aufmachen und den Inhalt anschauen. Was schreiben Sie denn auf die erste Schublade? Wir müssen sie ja etikettieren.«

»Schuldgefühle.«

»Schuldgefühle … Schublade auf! Legen Sie die ganzen Schuldgefühle hinein, die ganzen Akten über Ihre angebliche oder vielleicht wirkliche Schuld, über Schuldgefühle, Schuldgedanken. Alles hinein. Schublade zu. Was kommt in die zweite Schublade?«

»Angst.«

»Schublade auf, die ganze Angst hinein. Stellen Sie sich vor, wie sie aus Ihnen rausgeht. Ich habe gesehen, wie Sie ›Puh‹ gemacht haben, als Sie von der Angst geredet haben. Tun Sie die ganze Angst rein. Schublade zu. Was ist das Dritte?«

»Depression.«

»Depression. Schublade auf. Die ganze Erstarrung hinein, die ganze Gefühllosigkeit hinein. Die ganze Müdigkeit hinein. Die ganze Antriebslosigkeit hinein, die ganze Schlaflosigkeit hinein. Die Konzentrationsprobleme hinein. Das, was Ihnen noch dazu einfällt, hinein. Schublade zu. Was ist das Nächste?«

»Selbsthass.«

»Schublade auf. Den ganzen Selbsthass hinein. Die Aggression gegen sich selber rein. Wahrscheinlich kann man auch das Ritzen und Sich-selbst-Verletzen hineintun. Die hässlichen Gedanken hinein. Die Selbstbeschimpfungen und Verfluchungen, die hässlichen Zitate und Kommentare hinein. Alles, was Sie Ungutes mit sich machen, bewusst, unbewusst oder sonstwie: hinein, und Schublade zu. Was kommt jetzt?«

»Mehr fällt mir nicht ein.«

»O.k., wir können noch eine Schublade machen: Alles, was Ihnen nicht eingefallen ist, kommt unter ›Sonstiges‹. Schublade auf. Alles rein, was Sie noch belasten könnte. Schublade zu.«

Danach etikettierten wir einen weiteren Aktenschrank mit belastenden Themen. Die Frau entschied sich für Schubladen in Bezug auf den früheren Ehemann, Lea, Krankheit und Arbeit, die Angst, von zu Hause wegzugehen, Aussehen und Gewicht, Schmerzen und den möglichen Tod der Eltern.

Ich sagte zu ihr: »Diese Sache mit dem Aktenschrank, das ist etwas, wovon manche Leute sagen würden: ›So etwas Schräges. Wie kann das überhaupt funktionieren?‹ Aber den meisten Leuten geht es hinterher besser.« Sie antwortete: »Ich finde es gut.«

Um die Klientin von ihrem Problemerleben zu diversifizieren (also sie und das Problem zu ent-identifizieren), wird das Bild eines Aktenschranks für ihre Probleme eingeführt. Das Bild wird so aufgebaut, dass zunächst einmal Neugier und eine Suchhaltung gefördert werden:

»Ich möchte gern etwas mit Ihnen probieren. Kennen Sie Aktenschränke? Als ich mit so einem Schrank zu tun hatte, dachte ich zuerst, er wäre kaputt. Wenn Sie eine Schublade aufmachen, dann geht die nächste nicht auf. Sie ist geblockt. Die Schränke sind so gebaut, dass nur eine Schublade auf einmal aufgeht, damit einem nicht der ganze Schrank entgegenkommt.«

Die Funktion des Aktenschrankes wird beschrieben. Das ist gleichzeitig eine indirekte Anweisung für die Psyche, später mit den besprochenen Inhalten analog zu handeln, wie es dem Bild des Schrankes entspricht.

Weiterhin wird impliziert, dass das Beschriebene ausgezeichnet funktioniert und reichlich Gestaltungsspielraum vorhanden ist. Unerwünschte Deutungen (etwa die vollständige Verdrängung von Erinnerungen, soweit diese nachteilig wäre) werden ausgeschlossen.

»Stellen Sie sich vor, Ihr Aktenschrank ist brandneu. Sie können alle belastenden Sachen da reintun, damit sie einmal weg sind. Sie können die Schubladen natürlich auch aufmachen und den Inhalt anschauen.«

Etwaige Einwände gegen die Möglichkeit, so mit mentalen Inhalten zu verfahren, werden beiseite geschoben, indem die Aufmerksamkeit in eine neue Richtung gelenkt wird.

»Was schreiben Sie denn auf die erste Schublade? Wir müssen sie ja etikettieren.«

Natürlich müssen mentale Karteischränke nicht etikettiert werden. Es geht darum, dass die Klientin den Aufbau eines solchen inneren Arrangements bejaht und aktiv mitgestaltet.

»Schuldgefühle … Schublade auf! Legen Sie die ganzen Schuldgefühle hinein, die ganzen Akten über Ihre angebliche oder vielleicht wirkliche Schuld, über Schuldgefühle, Schuldgedanken. Alles hinein. Schublade zu.«

»Schuldgefühle« und *»Schuld«* werden mehrfach voneinander getrennt: Zunächst wird mit dem Begriff *»angebliche … Schuld«* deren Realitätsbezug bestritten, dann wird mit den Worten »oder … *wirkliche Schuld«* Protest gegen die implizierte Irrealität der erlebten Schuld verhindert, doch selbst diese *»wirkliche Schuld«* wird mit dem Wort *»vielleicht«* in den Bereich des Unwahrscheinlichen hineindissoziiert.

Diese Dissoziationen können nonverbal verstärkt werden:

Wenn das *»Sch«* von *»Schuldgefühle«* (und *»Schuld«*) etwas länger als gewöhnlich ausgesprochen wird, signalisiert das implizit ein Zögern, ob das Wort wirklich angemessen gewählt sei. Das kann verstärkt werden durch ein Stocken zwischen *»Schuld-«* und *»-gefühle«* und durch eine etwas tiefere, leisere Stimme.

Indem das *»an-«* von *»angebliche«* betont wird (und insbesondere, wenn man die Vorsilbe mit leicht aufsteigender Melodie ausspricht), wird die Skepsis, dass es sich um eine reale Schuld handele, hervorgehoben und damit die Dissoziation der Schuld in die Unwirklichkeit hinein verstärkt. Wenn diese Betonungen beiläufig und natürlich geschehen, sind die darin enthaltenen Implikationen schwer identifizierbar und daher auch schwer diskutierbar.

Dasselbe kann mit Mimik und Gestik ausgedrückt werden, indem eine wegwerfende Hand- oder Kopfbewegung oder ein ironisches Heben der Augenbrauen diskret mit dem Wort »angeblich« verknüpft wird.

Genau genommen ist ja nicht einmal von Schuld die Rede, sondern von *»Akten über … Schuld«*, das heißt, das Erleben von Schuld wird in den Bereich der Zitate und Meinungen (noch dazu in geschriebener und abstrakt verfasster Form) hinüberverschoben.

Auch diese Dissoziation kann verstärkt werden, indem das Wort *»Akten«* betont wird. Durch die Betonung wird verdeutlicht, dass es sich nicht um Schuld, sondern um *»Akten über Schuld«* handelt (Dissoziation in den Bereich der Zitate oder Meinungen).

Die Skepsis im Wort *»vielleicht«* kann verstärkt werden, indem ein Zögern eingefügt wird. Dies kann durch eine kurze Pause vor dem Wort *»vielleicht«* geschehen, durch eine verlängerte Aussprache des *»v«* oder *»ll«*, durch eine Stockung zwischen *»viel-«* und *»-leicht«* oder, indem dem Wort ein skeptischer oder verwunderter Klang beigegeben wird.

Die räumliche Dissoziation der Klientin von den Probleminhalten, die sie in die Schubladen legt, kann sehr effektiv verstärkt werden, indem die Ausrufe *»Alles hinein!«* und *»Schublade zu!«* mit entsprechenden Handbewegungen illustriert werden.

Entsprechend leidenschaftlich, kurz, schnell und bestimmt können solche Sätze ausgesprochen werden. Eine Betonung auf »alles« impliziert die Vollständigkeit, die Betonung auf *»zu«* die Endgültigkeit der Dissoziation des Ich-Erlebens vom Problemerleben (Unterscheidung zwischen der Klientin und ihrem Schrank) sowie des einen Teil-Problems vom anderen (Unterscheidung der Schubladen voneinander).

Anschließend wird die Aufmerksamkeit vom Begriff *»Schuld«* zu *»Schuldgefühlen«* und von dort zu *»Schuldgedanken«* verlagert. Es wird also nochmals eine Dissoziation des Schulderlebens in die Ebene der Zitate und Meinungen angeboten, bevor die Schublade geschlossen wird.

Ähnlich wird mit den anderen belastenden Gefühlen der Klientin verfahren. Die litaneiartige Wiederholung der Formel »Schublade auf. XY hinein. Schublade zu« dient dazu, das Bild so zu automatisieren, dass es mit großer Intensität vom Unbewussten der Klientin in ihrem Alltag genutzt wird.

Die Probleme der Klientin werden also wiederum voneinander und von ihrem Ich-Erleben getrennt, nur diesmal durch den Gebrauch einer Metapher. Der Aktenschrank kann am Flipchart oder auf einem kleineren Blatt Papier aufgemalt werden. Impliziert wird:

- Die Probleme sind nicht in der Klientin, sondern außerhalb.
- Die Probleme sind voneinander getrennt.
- Die Klientin kann jedes ihrer Probleme bearbeiten.
- Sie braucht nicht mehr als ein Problem auf einmal zu bearbeiten.
- Sie kann sich jederzeit entscheiden, keines zu bearbeiten.
- Das Unbewusste hat eine sinnvolle Ordnung der Probleme.
- Das Unbewusste hat einen professionellen Umgang damit.

Danach etikettierten wir einen weiteren Aktenschrank mit belastenden Themen. Die Frau entschied sich für Schubladen in Bezug auf den früheren Ehemann, Lea, Krankheit und Arbeit, die Angst, von zu Hause wegzugehen, Aussehen und Gewicht, Schmerzen und den möglichen Tod der Eltern.

Der zweite Aktenschrank dient dazu, das Problemerleben der Frau nun nochmals weiter zu fragmentieren, diesmal mit einer mehr themenbezogenen Einteilung, die sozusagen quer zu dem emotionsbezogenen Raster des ersten Schrankes verläuft.

Ich sagte zu ihr: »Diese Sache mit dem Aktenschrank, das ist etwas, wovon manche Leute sagen würden: ›So etwas Schräges. Wie kann das überhaupt funktionieren?‹ Aber den meisten Leuten geht es hinterher besser.« Sie antwortete: »Ich finde es gut.«

Die Abschlussintervention dient dazu, eine etwaige skeptische Haltung der Frau zu nutzen, indem ich die möglichen Zweifel an der Wirksamkeit des Vorgehens selbst benenne. So mache ich der Skepsis der Klientin das Angebot, sich zu betätigen: Statt das Vorgehen zu hinterfragen, kann es diejenigen infrage stellen, die das Vorgehen infrage stellen.

5.3 Betäubung durch Malen und Bogenschießen – Unterscheidung und Verknüpfung zum Zweck der Anästhesie

Wenn man belastende Lebensgeschichten fragmentieren kann, können diese Fragmente auch mit stärkenden Erlebnissen verknüpft werden. Im Eingangsbeispiel geschah das durch eine zeitliche Ausdehnung der erzählten Lebensgeschichte. Im aktuellen Fall habe ich die Klientin gebeten, die Segmente ihrer Problem-Geschichte mit Ressourcen-Segmenten zu verknüpfen. Ich fragte sie:

»Lassen Sie uns das so vorstellen: Da sind bestimmte Dinge, die einen wunderbaren Duft, ein schönes Licht und gute Gefühle mit sich bringen. Und jetzt wollen wir einen Ableger von diesem Duft, diesem Schönen, diesem Licht, diesem Wohltuenden, diesem Befreienden machen. Einen solchen Ableger könnte man in jeder Schublade brauchen. Sodass, wenn Sie die Schublade aufmachen, beispielsweise bei den Schuldgefühlen das Gefühl einer wunderschönen Erinnerung mit darin liegt, was die Bedeutung der Schuldgefühle verändert. Ist das o. k., wenn wir so etwas in jede Schublade mit hineinlegen?«

»Ja.«

»Würden Sie mir eine Ihrer kostbarsten Erinnerungen nennen? Vielleicht eine, die wir zu den Schuldgefühlen mit hineinlegen können?«

»Die acht Wochen in der psychosomatischen Klinik im Schwarzwald. Die haben mir so gutgetan. Ich habe liebe Menschen kennengelernt dort.«

»Sagen Sie Ihrer Seele einen schönen Gruß, dass, wenn sie die Schublade aufmacht, das Schwarzwald-Gefühl alles überduftet und dass sie es stärker und größer als alles andere macht. Schublade zu. Was tun wir bei der Angst mit rein?«

»›Spaß‹, hat mein Unterbewusstsein gesagt. Ich soll leben. Ich soll all das machen, was ich gerne mache. Bogenschießen mache ich gerne. Und malen. Ich habe jetzt angefangen zu malen … Ich male oft sechs, sieben Stunden am Stück. Wahnsinn, wie das beruhigt.«

Um dafür zu sorgen, dass Probleme sich nicht mehr als solche anfühlen (und sich meist auch nicht mehr als solche auswirken), verknüpft man ein gestärktes Lösungserleben mit dem geschwächten Problemerleben. Das bedeutet, dass fortan bei jeder Reaktivierung des Problemerlebens ein Lösungserleben mitkommt, das nun dominiert. Dieses Einknüpfen von Lösungsressourcen kann vielschichtig gestaltet werden. Im aktuellen Beispiel werden Situationen ermittelt, die für die Klientin stärkend, lindernd oder anderweitig mit einem guten Gefühl verbunden sind. Diese werden nun mit in die »Problemschubladen« gelegt.

»Was legen Sie bei den Schmerzen hinein?«

»Malen.«

»Ja. Beim Malen haben Sie gar keine, weil sie ausgeblendet sind. Sonst würden Sie das nicht sechs Stunden am Stück machen. Schmerzfrei zu sein, das können Sie erreichen, glaube ich. Beim Malen sind Sie es nämlich auch. Das ist Ihnen klar, oder? Da haben Sie sich weggebeamt.«

»Ja, klar.«

Hier wird zum Zweck der mentalen Anästhesie ein Lösungserleben aktiviert. Eine durch alltägliche Tranceerfahrungen schmerzfreie Situation wird bewusst gemacht und zu einer relevanten Ressource für das Ziel einer mentalen Anästhesie erklärt.

»Genau, also bei Schmerzen: Malen. Sagen Sie Ihrer Seele einen schönen Gruß, dass sie Ihnen zunehmend Inseln macht, wo Sie sich selbst ohne Malen wie ›Malen‹ fühlen.«

Worte wie *»genau«* sorgen für Rapport, also für ein gemeinsames Wirklichkeitserleben. Da wir als Rudeltiere darauf ausgerichtet sind, das Verhalten unserer Mitmenschen zu spiegeln, sorgt die Zustimmung des Therapeuten zum Denken und Tun des Klienten im Allgemeinen dafür, dass auch der Klient dem Denken und Tun des Therapeuten zustimmt.

Nicht die Klientin, sondern die *»Seele«* soll die Arbeit übernehmen. Teile des menschlichen Erlebens, die in der dritten Person (also nicht »ich oder »Sie«) formuliert werden, sind Teile des Unbewussten. Die Frau wird angewiesen, sich nicht absichtsvoll (bewusst) um Anästhesie zu bemühen, sondern ihr Ziel unwillkürlich (unbewusst) zu erreichen.

Solche unwillkürlich anästhesierte Situationen werden in einer Metapher als *»Inseln«* beschrieben, und das Unbewusste wird angewiesen, die Zahl dieser Inseln zu vergrößern.

Es wird impliziert, dass die Anästhesie, die die Klientin beim Malen erlebt, vom Malen unabhängig gemacht und in Zeiten übertragen werden kann, in denen die Klientin etwas anderes tut.

»Und das kann irgendwann anfangen, und das kann schon sehr bald

anfangen, und kann schon jetzt anfangen, selbst wenn Sie an das bisherige Gefühl da denken, sich wie ›Malen‹ zu fühlen. Das kann schon jetzt anfangen, dass Ihre Seele Ihnen schenkt, selbst während Sie daran denken, sich wie ›Malen‹ zu fühlen und deswegen frei davon zu sein.«

Der Satz »*Das kann schon anfangen*« wird in verschiedenen Varianten wiederholt. Durch die Wiederholung gewinnt die Anweisung an Priorität.

Die Kontrolle der Klientin, ob die Schmerzen denn noch da sind und ob die schmerzreduzierenden Suggestionen wirken, könnte leicht die Schmerzen reaktivieren. Dadurch wird der angesprochene Anfang der Anästhesie der Überprüfung durch die Klientin entzogen. Zunächst wird eine sehr vage und daher unbestreitbare Zeitangabe für den Beginn der Schmerzfreiheit gewählt: »*irgendwann*«. Dann wird es weniger vage: »*schon sehr bald*«. Aber niemand weiß, wann »*schon sehr bald*« ist. Dann wird es konkreter: »*jetzt*«. Auch das ist nicht diskutierbar: Zum einen wird nicht gesagt, dass die Anästhesie wirklich schon anfängt, sondern nur, dass sie schon jetzt anfangen »*kann*«, zum anderen fängt alles, was anfängt, bei null an, und wenn es »*jetzt*« erst anfängt, dann ist es zunächst eben noch kaum wahrnehmbar.

Wieder wird in der dritten Person des Unbewussten gesprochen: Nicht »Sie fangen an«, denn das würde ein bewusstes Bemühen beinhalten, sondern »*das*« fängt an, weil »*Ihre Seele*« etwas tut.

Die Metapher, »*dass Ihre Seele Ihnen das schenkt*«, macht es schwierig, der Anästhesie-Suggestion zu widerstehen, weil die meisten Menschen gerne Geschenke bekommen und es für unhöflich und unangebracht halten, sie zurückzuweisen.

Das Erleben, »*sich wie ›Malen‹ zu fühlen*«, wird eingeknüpft in »*das bisherige Gefühl da*«, womit hier auf mehrfach dissoziierte Weise »*Schmerzen*« umschrieben werden. »*Sich wie ›Malen‹ zu fühlen*« bedeutet »*schmerzfrei zu sein*«, dem hat die Klientin weiter oben zugestimmt.

Vom Ich-Erleben getrennt werden die Schmerzen auf vierfache Weise: Mit dem Ausdruck »*selbst wenn*« (beziehungsweise »*selbst während*«) werden sie in den Bereich des Unwahrscheinlichen oder Unmöglichen dissoziiert. Sie werden nicht benannt, sondern als »*das Gefühl*« (und mit dem Wort »*daran*«) umschrieben und so ins Abstrakte verschoben. Sie existierten als »*bisherige*« Erfahrungen und sind daher per Implikation beendet, werden also in die Vergangenheit gebracht.

Mit dem Wort *»da«* schließlich werden sie nicht nur zeitlich, sondern auch räumlich weggerückt.

Bei dem Ausdruck *»frei davon zu sein«* würde ich tief ausatmen, als ob eine Last von mir abgefallen wäre, und so ausdrücken, dass die Befreiung sofort spürbar ist. Oft kann man erleben, dass Klienten nach einem solchen tiefen Ausatmen des Therapeuten ebenso ausatmen und so ausdrücken, dass auch sie ihre Anspannung loslassen.

»Es ist wie ein Häkelkurs, Ihre Seele kann das im Bauch.«

Hier wird Trance durch Verwirrung geschaffen, um das bewusste Erleben mit seinem Denken in Einwänden zu reduzieren. Was der Häkelkurs mit dem vorher Gesagten und mit der Seele zu tun haben soll, wird nicht erklärt, und dass die Seele einen Bauch hat, ist zumindest merkwürdig.

Tatsächlich beinhaltet die Metapher vom *»Häkelkurs«*[15], dass Dinge verknüpft und aufgelöst werden und dass auf spielerische Weise Neues gelernt und durch das Gelernte etwas Schönes, Neues geschaffen wird.

»Ihre Seele kann das im Bauch« ist eine Doppeldissoziation: Nicht Sie tun es, sondern Ihre Seele, und sie tut es nicht in sich, sondern im Bauch.

»Wir brauchen dazu keine Tiefenhypnose zu nehmen.«

Indem gesagt wird, dass hier *»keine Tiefenhypnose«* benötigt werde, wird das gerade Besprochene implizit zur (nur eben weniger tiefen) Hypnose erklärt und die Erwartung geschaffen, dass es auch die Wirkung einer Hypnose habe.

»Die Seele weiß nämlich, wie das Malen-Gefühl ist, und kann das Malen-Gefühl stärker als das da machen, was Sie vorhin ›Schmerzen‹ nannten.«

Nochmals wird *»die Seele«* als Lösungsgeber mit dem *»Malen-Gefühl«* verknüpft, welches vorher vom Therapeuten und der Klientin mit »schmerzfrei sein« identifiziert wurde.

Der Begriff *»wissen«* signalisiert, dass hier etwas Unbestreitbares ausgesagt wird[16]. Natürlich wird behauptetes »Wissen« oft in Zweifel

15 Die Metapher vom »Häkelkurs« stammt meines Wissens von Gunther Schmidt, der sie auf das Erlernen hypnotischer Sprachmuster (»Strickmuster«) bezieht. Das »Fallenlassen« und »Aufnehmen« von Maschen entspricht dem Erzeugen von Dissoziationen und Assoziationen.

16 Der Bochumer Linguist Mathias Kanes schreibt hierzu: »›wissen‹ wird mit Verben wie ›bereuen‹, ›bemerken‹, ›erkennen‹ [u. a. m.] zur Gruppe der sog. faktiven Verben ge-

gezogen. Hier ist das aber erschwert: Gesagt wird ja nicht, dass die Frau etwas wisse (was sie vermutlich besser beurteilen kann als der Therapeut), sondern dass ihre Seele etwas weiß. Implizit wird zwischen der Frau und ihrer »*Seele*« unterschieden, also offenbar zwischen dem Bewussten und dem Unbewussten der Frau. Wer kann schon beurteilen, was das Unbewusste weiß? Genauer wird ja nicht von »*Ihrer Seele*«, sondern von »der Seele« gesprochen. Die Unschärfe der Formulierung macht es schwer, die Aussage zu bestreiten: Ist wirklich von der Seele der Frau die Rede? Oder von der Seele jedes Menschen? Von einer Weltseele? Von einem allgemein (philosophisch, psychologisch oder religiös) verstandenen Begriff der Seele?

Da die Erfahrung der Anästhesie beim Malen verstärkt werden soll, kann man das Wort »*weiß*« besonders hervorheben: Der Therapeut oder die Therapeutin kann es ein wenig betonen oder kann es lauter, bedächtiger, heller oder wärmer als die anderen Worte aussprechen.

Man könnte beim Wort »*weiß*« auch die Augenbrauen heben, die Frau intensiver anschauen oder ein wenig lächeln.

Die Klientin wird nochmals daran erinnert, dass sie die Fähigkeit zur mentalen Anästhesie bereits hat und sie (bzw. ihre »*Seele*«) sie nur aus einem schon funktionierenden in einen neuen, bisher noch nicht funktionierenden Bereich zu übertragen braucht.

Mit dem Ausdruck »*stärker ... machen*« wird der Anästhesie-Erfahrung Vorrang vor dem Schmerz gegeben, mit dem sie verknüpft wird.

Um den Bereich der Anästhesie, also des Erlebens beim Malen, auch mit nonverbalen Mitteln gegenüber dem Schmerzerleben vorrangig zu machen, kann der Begriff »*stärker*« lauter und kräftiger als die anderen Worte ausgesprochen werden.

Möglich wäre es, beim Begriff »*stärker*« kurz die Fäuste zu ballen und beide Arme kurz ein wenig nach unten zu bewegen, als ob man sie auf einen Tisch schlüge, oder die Augenbrauen kurz zu einem starken, leidenschaftlichen Gesichtsausdruck zusammenzuziehen.

Der Schmerz wird mehrfach dissoziiert als »*das*« (also ein Ding statt

---

zählt (Meibauer ^{2}2008, S. 46). All diese Verben haben die Eigenschaft, dass sie sogenannte Präsuppositionen [implizite Vorannahmen] auslösen, das heißt, dass mit ihrer Verwendung bestimmte Informationen vorausgesetzt werden: [Der Satz] »Woran erkennen Sie, dass Sie sich heute besser fühlen?« setzt z. B. voraus, dass es der angesprochenen Person besser geht« (Kanes, persönliche Nachricht, Dezember 2013).

einem Gefühl) *»da«* (also räumlich weggerückt), *»was Sie … ›Schmerzen‹ nannten«* (bloß ein Begriff) und *»vorhin«* (zeitlich weggerückt).

Um auf einer nonverbalen Ebene zu signalisieren, dass die Schmerzen ab jetzt als nachrangig verstanden werden gegenüber der Fähigkeit der Frau, sich zu anästhesieren, kann vor dem Wort *»Schmerzen«* eine Pause eingefügt werden (als ob man zögerte, ob das Wort überhaupt recht gewählt sei), das Wort kann leiser und mit einem leicht abwertenden Stimmklang ausgesprochen werden, als ob es um eine lästige Bagatelle ginge.

Dabei kann der Therapeut beispielsweise den Kopf ein wenig schütteln oder mit einem Hauch von Leidenschaft zur Seite bewegen, als fegte er eine Fliege zur Seite. Dasselbe kann natürlich auch mit einer leichten Handbewegung angedeutet werden.

Möglich ist es auch, immer dann, wenn von Schmerzen oder anderen unangenehmen Formen des Erlebens die Rede ist, an eine bestimmte Stelle im Raum zu schauen. Das ergibt den Eindruck, als spräche man die Person, die dies erlebt, an einem anderen Ort im Raum an als dort, wo die Klientin sitzt. Auch dies führt zu einer räumlichen Dissoziation vom Schmerzerleben.

Das Wort *»Schmerzen«* könnte man auch durch eine verwundert klingende Stimme, eine vorhergehende Sprechpause, hochgezogene Augenbrauen oder mit gestisch dargestellten Anführungszeichen nonverbal infrage stellen.

»Und dieses Malen-Gefühl kann alles ausfüllen, wo vorher die unerwünschten Empfindungen gewesen sind, und das Malen kann sein, wie die Sonne den Morgennebel verdunsten lässt.«

Mit *»alles ausfüllen«* wird das Lösungserleben ausgeweitet und verknüpft mit dem dissoziierten Problemerleben.

Der Schmerz wird mit *»vorher«* und *»gewesen sind«* zeitlich und mit *»unerwünschten Empfindungen«* in die Abstraktion hineindissoziiert.

Abschließend wird eine Metapher angeboten, die die Durchsetzung des Lösungserlebens und Auflösung des Problemerlebens impliziert. Solche Metaphern sind der kritischen Beurteilung durch das bewusste Denken weitgehend entzogen. Hingegen korrespondieren sie unmittelbar mit der Welt der Träume, in der das Unbewusste jede Nacht und auch bei Tag seine Inhalte zu ordnen pflegt.

Im Weiteren wird das Vorgehen nochmals in kürzerer Form anhand der anderen Leidenschaft der Frau, dem Bogenschießen, wiederholt:

»Genau. Super, schön, schön, schön. Wenn Sie Bogen schießen, haben Sie auch keine, glaube ich.«

»Komischerweise.«

»Das ist auch eine Trancesache. Sie sind so ausschließlich auf eine Sache konzentriert, dass alles andere ausgeblendet ist. Einschließlich dem, was Sie vorher Schmerzen nannten. Wenn man ausschließlich auf das Ziel da vorne konzentriert ist, kann man gar keine haben … Sagen Sie Ihrer Seele einen schönen Gruß, sie weiß genau, wie man sich auf einen Bogen und auf ein Ziel konzentriert, und die kann Ihnen das genau dorthin beamen, wo vorher die Schmerzen gewesen sind … Wo hat's denn sonst wehgetan?«

»Der ganze Rücken, die ganze Wirbelsäule.«

Damit hat die Klientin nicht nur den Ort ihrer Schmerzen benannt, sondern auch der Implikation zugestimmt, dass es aktuell nicht mehr schmerzt, sondern lediglich *»sonst«* wehgetan *»hat«*. Indem sie das Vergangensein der Schmerzen akzeptiert, stabilisiert sie ihre Fähigkeit, die Schmerzen tatsächlich vergangen sein zu lassen.

Im Verlauf der Stunde zeigte sich die Klientin sehr begeistert darüber, dass ihre Rückenschmerzen tatsächlich verschwunden waren. Auch in der nächsten Stunde sprach sie das Thema *»Schmerzen«* nicht mehr an.

5.4 Allergien zerlegen, Gesundheit zusammensetzen – Unterscheidung und Verknüpfung zum Zweck der Heilung

Ich möchte zurückkommen auf die Regel »Probleme trennen, Lösungen verknüpfen!«, an der ich mich orientiere. Wo der Klient oder die Klientin über Belastendes redet, empfiehlt es sich meist, die Probleme und Problemaspekte voneinander zu trennen. So etwas kann geschehen, indem eine Unterscheidung eingeführt wird:

»Ich habe verstanden, Sie haben Allergien. Dann habe ich noch verstanden, Sie leiden unter Ihrer Arbeitsplatzsituation und unter der belastenden Situation in Ihrer Familie. Und drittens habe ich verstanden, es gibt eine Deutung, wonach die körperlichen und die seelischen Belastun-

gen zusammenhängen. Das Körperliche, das Seelische und die Deutung, wonach beides zusammenhängen könnte, das sind drei verschiedene Themen. Mit welchem der drei sollen wir anfangen?«

Der Grundsatz »Probleme trennen« bedeutet nicht nur, dass die erlebten Probleme und Problemaspekte voneinander getrennt werden, sondern auch, dass sie vom Ich-Erleben des Klienten getrennt werden:

»Lassen Sie mich das auf dem Flipchart zusammenfassen: ***Hier*** *ist Ihr körperliches Thema,* ***hier*** *ist Ihr psychisches Thema,* ***hier*** *ist die Idee, dass das irgendwie zusammenhängen könnte, und* ***hier*** *sind Sie.«*

An dieser Stelle wird (ähnlich wie beim Vorgehen mit den Folien oder dem Karteischrank) eine räumliche Dissoziation der Problemaspekte voneinander und vom Klienten vorgenommen.

Statt auf dem Flipchart zu arbeiten, können den einzelnen Teilen natürlich auch durch Hand- und Kopfbewegungen verschiedene Orte im Raum zugewiesen werden, sodass sie voneinander und vom Sitzplatz des Klienten dissoziiert sind[17].

Der Grundsatz »Lösungen verknüpfen« besagt, dass Lösungen und Lösungsaspekte möglichst stark miteinander und mit dem Ich-Erleben des Klienten oder der Klientin verknüpft werden. Er besagt auch, dass Lösungsaspekte (Ressourcen) so hervorgehoben werden, dass sie von den Klienten als vorrangig erlebt werden und dann mit Problemaspekten, die voneinander und vom Ich-Erleben des Klienten getrennt worden sind, verknüpft werden.

In den folgenden Abschnitten werden Problembegriffe voneinander und vom Ich-Erleben des Klienten getrennt. Vorstellungen, die mit dem Problemerleben des Klienten unvereinbar sind, werden miteinander und mit positiven Begriffen wie *»angenehm«*, *»schön«* und *»nützlich«* verknüpft. Dabei entstehen Begriffskombinationen wie *»dieses wohltuende Schneegestöber«*. Sodann werden solche Ressourcenbegriffe und deren Kombinationen mit den getrennten Problembegriffen verknüpft. Das heißt: Das Problemerleben wird geschwächt, indem die Problemaspekte voneinander und vom Ich des Klienten dissoziiert werden. Das Lösungserleben wird gestärkt, indem es miteinander und mit dem Ich des Klienten verknüpft wird. Schließlich wird das gestärkte Lösungserleben mit dem geschwächten Problemerleben verknüpft.

---

17 Diese räumliche Dissoziation kann auch mit einer Metapher erreicht werden, etwa mit Kisten, in die Umzugsgut gepackt wird (vgl. Hammel 2009, S. 153).

»Wir haben eben festgestellt: Während Sie von Ihrem Skiurlaub erzählen, fühlt sich Ihre Haut angenehm und geschmeidig an, Ihre Nase und Ihr Hals sind angenehm frei und Ihre Stimme klingt klarer.«

Beim Erinnern des Skifahrens zeigt der Klient die Körperreaktionen, die zum Skifahren passen. Schnee ist mit Pollenflug nicht vereinbar. Das heißt, während der Klient sich an diese Situation erinnert, ist er symptomfrei in Bezug auf Heuschnupfen.

Dieser positive Effekt wird beschrieben, also dem Bewussten und den potenziell skeptischen Instanzen zur Zustimmung vorgelegt. Dadurch werden die positiven Effekte verstärkt. Um es mit einem Rollenmodell auszudrücken: Indem der innere Skeptiker die Tatsachen überprüfen kann und er, sozusagen öffentlich, vor der Zeugenschaft aller anderen Anteile kein Veto äußert, werden die positiven Effekte von hinderlichen Einwänden befreit und dadurch verstärkt und stabilisiert.

Man kann auch sagen: Mit der Erinnerung des Skifahrens und mit den Körperteilen, die im Fall einer Allergie reagieren würden, werden positive Begriffe wie *»angenehm«*, *»geschmeidig«*, *»frei«* und *»klar«* verknüpft, die mit dem Erleben allergischer Symptome unvereinbar sind. Die Haut, die Nase, der Hals und die Stimme werden mit dem Erleben des Skifahrens und dem dazugehörigen positiven Körpererleben verbunden.

Es bietet sich an, die Wirkung von Begriffen wie *»angenehm«* und *»geschmeidig«* zu verstärken, indem man die Stimme behaglich klingen lässt; ebenso kann mit dem Gesicht Behagen ausgedrückt werden.

Wenn dieses über die Stimme und den Gesichtsausdruck gezeigte Behagen mit dem *»Angenehmen«*, den *»Schneeflocken«* und den *»Ski«* verknüpft ist, kann man denselben Gesichtsausdruck und Stimmklang zunehmend verwenden, während man vom Symptom redet. Indem man beim Sprechen über das Symptom nonverbal Wohlbefinden zeigt, trägt man dazu bei, dessen Wirkung zu dekonstruieren.

»Und dass das auch so bleibt, wenn Sie sich das vorstellen: Was Sie vorher für Pollen gehalten haben, sind in Wirklichkeit Schneekristalle.«

Suggeriert wird, dass fortan das Skifahr-Körpererleben anstelle des Heuschnupfen-Körpererlebens erhalten bleibt, wenn sich der Klient vorstellt, die Pollen seien Schneekristalle. (Auf den ersten Blick könnte das bedeuten, dass der Heuschnupfen erhalten bleibt, wann immer der Klient sich das Schneegestöber **nicht** vorstellt. Tatsächlich aber automatisiert das Unbewusste hilfreiche Vorstellungen sehr bald, das heißt, es stellt sich das, was es benötigt, unterschwellig weiter vor, während das Bewusste des Klienten schnell vergisst, sich jedes Mal von Neuem Schneekristalle vorzustellen, wenn Pollen fliegen.)

Bevor überhaupt von Pollen die Rede ist, werden sie (mit *»vorher«*) in die Vergangenheit dissoziiert, anschließend (mit *»für ... gehalten haben«*) in die Irrealität dissoziiert und schließlich (mit *»in Wirklichkeit Schneekristalle«*) in eine andere Realität umgeformt.

Das dissoziierende Wort *»vorher«* ist weniger anschaulich als der problemassoziierte Begriff Pollen. Daher empfiehlt es sich, das Wort *»vorher«* besonders zu betonen. So wird das Problemerleben, das mit den *»Pollen«* verbunden ist, klar vom aktuellen Erleben abgesetzt.

Eine Betonung von *»in Wirklichkeit«* verstärkt die Dissoziation des vorherigen Pollenproblems in die Irrealität.

Die Begriffe *»vorher«* und *»in Wirklichkeit«* dienen der Kontrastierung zwischen dem Ausgangszustand der Therapie und dem erreichten Zustand. Je unterschiedlicher das Früher vom Jetzt erlebt wird, desto größer ist die Zuversicht des Klienten, dass die Therapie ihm hilft und er einen Zustand ohne Allergie erleben und aufrechterhalten kann. Auch dazu ist die Betonung von *»vorher«* und *»in Wirklichkeit«* nützlich.

»Pollen« kann mit einem sehr fragenden oder verwunderten Ausdruck ausgesprochen werden, um die Dissoziation des Begriffes und des bisher damit verbundenen Erlebens in die Irrealität beziehungsweise in den Bereich der Zitate und Meinungen zu verstärken.

»Das war vorher ganz anders: Wenn wir vorhin auch nur von der sogenannten Allergie geredet hatten, dann waren Ihre bisherigen Symptome gleich da gewesen.«

Nun wird der Klient vom Problemerleben dissoziiert, und zwar zeitlich (die Allergie war *»vorhin«* und *»bisherig«*, wir *»hatten davon geredet«*), in die sekundäre Realität der Zitate und Meinungen (wir hatten *»nur von der ... Allergie geredet«*, sie war *»sogenannt«*) und in die Abstraktion hinein (statt von »Allergie« oder »juckender Haut« ist am Schluss von *»Symptomen«* die Rede).

Der Unterschied zwischen vorher und jetzt wird nochmals stark hervorgehoben, um den Klienten zu veranlassen, an die Relevanz der positiven Veränderung als einer Bewegung in Richtung Heilung zu glauben. Der Ausgangszustand war *»ganz anders«*, es genügten *»auch nur«* kleinste Auslöser, und die Symptome waren *»gleich da«*. Der therapeutische Effekt wird also intensiviert, indem das Erleben vor und nach den Interventionen kontrastiert wird.

Der Wirkung suggestiver Sprache tut es keinen Abbruch, wenn man viele Worte betont. Um die Dissoziationen des Klienten von seinem Problemerleben zu verstärken, kann man etwas langsamer sprechen und die Worte *»vorher«* oder *»ganz«* betonen, *»vorhin«*, *»nur«* und *»sogenannte«* hervorheben und schließlich *»hatten«*, *»waren«*, *»bisherigen«* und *»gleich«* verstärken. Die Wirkung dieser etwas übertrieben anmutenden Betonung möglichst aller dissoziierenden Worte ist meiner Erfahrung nach sehr gut[18].

»Könnte es sein, dass dieses Schneeflocken-Erleben auch nützlich ist, wenn Sie Ihrem Chef am Arbeitsplatz begegnen ... wenn Sie sich vorstellen, dass dieses wohltuende Schneegestöber, das Ihnen schon körperlich so gutgetan hat, Sie auch am Arbeitsplatz umgibt und Ihnen dieses angenehm freie, klare Gefühl gibt ... und könnte es sein, dass Ihnen genau dieses gute Schneegestöber-Gefühl auch in den Familiensituationen guttut, von denen Sie gesprochen haben ...«

Der Klient hatte im Anamnesegespräch mitgeteilt, dass die allergischen Symptome stärker seien, wenn er unter beruflichem oder familiärem Stress stehe. Daher werden die erreichten positiven Zustände nun mit den Auslöser-Situationen verknüpft, von denen er gesprochen hat. Was ihm zu einem allergiefreien Körpererleben verhilft, das soll er in den bisher Allergie auslösenden Situationen künftig besonders stark erleben.

Die Frageform trägt dazu bei, dass der Klient auf eine innere Suche nach den angedeuteten Inhalten geht und alles, was dabei seine Zustimmung findet, als seine eigene Entdeckung betrachtet.

Wenn ich eine Frage formuliere, um die Zustimmung des Klienten zum Gesagten einzuholen, kann ich den Klienten zu einem inneren »Ja« einladen, indem ich mit einer aufwärts führenden Satzmelodie den Fragecharakter meiner Worte betone. Das bietet sich bei »Könnte-es-sein«-Fragen an, die ironisch andeuten, dass der Klient sicher sowieso zustimmt. In Fällen, wo ich mir dieser Zustimmung weniger sicher bin, würde ich die Frage vielleicht eher wie eine Aussage mit abwärts laufen-

18 In der Praxis zeigen die Klienten verstärkt nonverbale Reaktionen, die auf eine Entspannung hinweisen. Das betrifft etwa ihre Atmung und Muskelspannung, den Gesichtsausdruck und die Körperhaltung.

der Satzmelodie formulieren. So ist es, syntaktisch betrachtet, zwar eine Frage, die Satzmelodie signalisiert aber, dass es sich stattdessen um eine Aussage handelt, die nicht beantwortet zu werden braucht. Tatsächlich werden als Aussagen betonte Fragen oft gar nicht – oder erst nach längerem Warten auf eine Reaktion – beantwortet.

»... und dass Sie mit diesem angenehmen, freien Schneegestöber-Gefühl selbst die Idee, die vorherigen körperlichen Symptome auf der einen Seite und die bisherigen seelischen Themen auf der anderen Seite hätten irgendetwas miteinander zu tun, gar nicht mehr brauchen?«

Das Ich-Erleben des Klienten wird nochmals mit dem Lösungserleben (»diesem angenehmen, freien Schneegestöber-Gefühl«) identifiziert, um ihn in diesem Zustand maximal zu stabilisieren, bevor wieder von Problemen gesprochen wird.

Der Klient hatte das Konzept, die Allergie sei *»psychosomatisch«* bedingt. Dieses Konzept wird mit *»selbst«* in den Bereich des Unwahrscheinlichen und mit *»die Idee«* in den Bereich des Irrealen hineindissoziiert.

Das Wort *»Idee«* kann besonders betont werden, um implizit die Irrealität eines psychosomatischen Zusammenhangs hervorzuheben.

Schon zu Beginn hatten wir die körperlichen und seelischen Themen sowie die Idee, beides hänge zusammen, voneinander getrennt. Diese Unterscheidung wird nun nochmals aufgegriffen: Die psychischen und somatischen Aspekte seines Erlebens werden räumlich voneinander dissoziiert, indem die *»körperlichen Symptome auf der einen Seite und die ... seelischen Themen auf der anderen Seite« unterschieden werden.*

Körper und Seele werden begrifflich voneinander dissoziiert, indem das Körperliche mit *»Symptomen«*, das Seelische aber mit *»Themen«* assoziiert wird (statt beides mit *»Symptomen«* oder beides mit *»Themen«* zu assoziieren). *»Thema«* ist kein Synonym zu *»Symptom«;* dadurch wird es schwieriger, eine Analogie zwischen beiden Bereichen zu beschreiben.

Die körperlichen und psychischen Belastungen werden jeweils separat in die Vergangenheit und in die Abstraktion hineindissoziiert. Die *»vorherigen körperlichen Symptome«* werden getrennt von den *»bisherigen seelischen Themen«* für ungültig erklärt.

Die räumliche Dissoziation der körperlichen und psychischen Beschwerden voneinander und vom bewussten Erleben des Klienten kann zusätzlich nonverbal erreicht werden, indem den verschiedenen Aspekten seines Erlebens mit Hand- und Kopfbewegungen unterschiedliche Orte im Raum zugewiesen werden.

Der vom Klienten vermutete Zusammenhang zwischen seinem psychischen Stress und den allergischen Symptomen wird mit dem Konjunktiv »*hätten*« und der Formulierung »*irgendetwas miteinander zu tun*« in die Irrealität hineindissoziiert.

Diese Dissoziation in die Irrealität kann durch Betonung des Präfixes »*irgend-*« noch verstärkt werden. Die Betonung stellt gleichzeitig sicher, dass die im »*irgend*« implizit enthaltene Verneinung vom Unbewussten mit Vorrang gegenüber dem Ausdruck »*etwas miteinander zu tun* [haben]« behandelt wird, dass also nicht die Verknüpfung, sondern die Trennung der Inhalte bearbeitet wird.

Die Worte »*miteinander zu tun*« würde ich leise, unbetont, mit tiefer Stimme, absinkender Sprachmelodie und einem belanglosen Klang aussprechen, um die Bedeutungslosigkeit der Verknüpfung von Körper und Seele zu unterstreichen.

Implizit wird behauptet, ein Problem – und womöglich die Allergie selbst – sei entstanden, weil der Klient die Idee einer psychosomatischen Störung »*brauchte*«. Weil das neue Erleben »*angenehm*« und »*frei*« sei, brauche er dieses Konzept nun nicht mehr. Logisch betrachtet ist das Unsinn, es ist aber verwirrend formuliert, klingt zudem attraktiv und plausibel und wird daher akzeptiert. Die Auflösung des Konzepts einer psychosomatischen Störung wird mit der Auflösung der Allergie gleichgesetzt und dient als weiterer Beleg dafür, dass die Allergie nicht mehr vorhanden sein kann.

5.5 Zauberbrause – Verknüpfungen zur Neu-Konditionierung von Verhalten

Ein Vater kam mit seinem achtjährigen Sohn Alex in Therapie. Der Vater beklagte, Alex sei in den letzten Monaten ungeheuer launisch geworden. In der Schule hätten seine Leistungen stark nachgelassen, vor allem aber sei er gegenüber seinem vierjährigen Pflegebruder Omar unausstehlich. Immer wieder verlange er, dass Omar vom Tisch gehe oder auf sein Zimmer geschickt werde, wenn er unruhig sei, oder er äußere den Wunsch, dass Omar aus der Familie genommen und in ein Heim geschickt werde.

»Wenn eine gute Fee käme und ihr hättet jeder drei Wünsche frei, allerdings nur solche, die in der Welt wirklich in Erfüllung gehen können, was würdet ihr euch wünschen?«, fragte ich die beiden. Der Sohn wünschte sich, dass sein Vater öfter mit ihm allein etwas unternehmen solle, der Vater, dass sein Sohn besserer Laune sei, vor allem beim Frühstück und beim Fertigmachen für die Schule. Ich fragte, wann diese morgendliche schlechte Laune denn beginne, ob etwa vorher irgendetwas vorfalle, was das Problem begründe. Nein, das beginne schon beim Aufwachen – da waren sich die beiden einig.

»Dann sollten wir das Problem bei der Wurzel anpacken, also vor dem Aufwachen. Ich möchte euch bitten, dass ihr ins Geschäft geht und euch Feenbrause kauft«, sagte ich. »Das ist ein Zauberpulver für gute Laune schon vor dem Aufwachen. Bis wir uns wiedersehen, bitte ich Sie, dass Sie Ihrem Sohn zum Aufwachen das Zauberpulver auf die Lippen streuen, damit er gutgelaunt aufwacht, frühstückt und zur Schule geht. Ist das für Sie beide in Ordnung?« Beide waren einverstanden. »Aber ihr dürft Omar auf keinen Fall etwas davon erzählen!«, sagte ich. »Sonst will der womöglich auch Zauberbrause, und das muss ja nicht sein, oder?« Nein, befand Alex. Zwei Wochen später traf ich die Mutter des Jungen. »Wie geht es denn Ihrem Sohn?«, fragte ich. »Sehr gut. In der Schule läuft es gut …« – »Wie hat das mit der Zauberbrause funktioniert?« – »Das haben sie erst gestern angefangen.« – »Und wie war der Morgen?« – »Stimmt … Alex war ausgesprochen gut gelaunt, nicht nur beim Aufstehen und beim Frühstück, er ist dann auch ganz fröhlich zur Schule gegangen.«

Um ein Verständnis des Problems und möglicher Lösungen zu entwickeln, können wir beispielsweise ein Modell[19] verwenden, das Veränderung als Neu-Konditionierung von Mustern beschreibt. Wenn ich erwarte, dass mein Tag schlecht wird, ist zu erwarten, dass ich missgelaunt aufwache, und die Wahrscheinlichkeit, dass der Tag allein dadurch beeinträchtigt wird, ist groß. Vielleicht wird dann schon das Aufwachen (und bereits im Schlaf dessen baldige Erwartung) ein Auslöser für schlechte Laune. Um innerhalb dieses Modells eine Veränderung herbeizuführen, könnte man den bisherigen Reiz mit einer neuen Erwartung verknüpfen.

---

19 Zum Erzeugen von Problem- und Lösungsmodellen s. Hammel 2011, S. 43 ff.

Wo müsste man da ansetzen? Welcher Reiz sorgt dafür, dass ein Kind schon beim Aufwachen schlechte Laune hat? Ist es das Aufwachen selbst, die Erwartung der üblichen Morgenrituale oder der Schule, die Anwesenheit der Person, die das Kind weckt, oder ein Geschehen im Schlaf? Die Lösungsstrategie wird so gewählt und auch verbal so angekündigt, dass *»wir das Problem bei der Wurzel anpacken, also vor dem Aufwachen«*. Die Intervention setzt frühestmöglich an, indem sie die weckende Person, das Aufwachen selbst und dessen Erwartung im Schlaf mit angenehmen Reizen verknüpft. Die Annehmlichkeit besteht sicher nicht nur (und vielleicht noch am wenigsten) aus dem guten Geschmack der Brause, sondern aus der besonderen väterlichen Zuwendung, der Bevorzugung gegenüber dem Ziehbruder, dem Zauber der Feengeschichte, dem Spielcharakter und der Neugier, ob die Zauberbrause wirklich gute Laune schafft.

So wie die Erwartung schlechter Laune zuvor für schlechte Laune gesorgt hat, sorgt die Erwartung guter Stimmung durch ein Gute-Laune-Placebo nun für den guten Start in den Tag.

Da sich der Sohn gegenüber seinem Ziehbruder von den Eltern zurückgesetzt fühlt, wird es seine Wirkung nicht verfehlen, wenn der Therapeut für ihn (offenbar sogar gegen das andere Kind) Partei ergreift und dem Vater Anweisungen erteilt, wonach er seinem Sohn eine besondere Zuwendung zu geben hat. Das Kind mag sich damit zu einem gewissen Grad rehabilitiert und in seine rechtmäßige Position wieder eingesetzt fühlen. Dazu trägt auch das Geheimnis vor dem Ziehbruder bei.

Dass der Junge seinem Bruder nichts von der Zauberbrause erzählen soll, ist zunächst darin begründet, dass sie die Extraportion Zuwendung darstellt, die er sich wünscht und die ihm auch erhalten bleiben soll. Die Geheimniskrämerei hat aber noch einen zweiten und dritten Aspekt: Geteilte Geheimnisse stiften Gemeinschaft – und Geheimnisse stiften Bedeutung. Sie schaffen Neugier und Aufmerksamkeit. Das Geheimnis um dieses Ritual sorgt dafür, dass dieses als etwas Außerordentliches, Einzigartiges – und dann sicher Wirkungsvolles hervorgehoben wird.

5.6 Ungeschoren – Verknüpfungen zur Überwindung negativer Erwartungen

»Ich habe den Eindruck, dass ein Teil von Ihnen noch skeptisch ist, ob Ihnen diese Therapie helfen kann«, sagte ich zu einer Klientin, die in der Forschung tätig war. »Ich beobachte, dass eine Haltung von Einwänden die Entwicklung von Menschen fördern, aber auch behindern kann.«

Der Beginn mit *»Ich habe den Eindruck …«* drückt mehr Unsicherheit aus als etwa *»Ich sehe …«* und lädt damit die Klientin zur Relativierung der Skepsis ein.

»Noch« impliziert, dass die Skepsis zurückgeht und sich auflösen wird.

Die *»Skepsis«* wird dann in *»eine Haltung von Einwänden«* verwandelt. *»Skepsis«* könnte noch positiv besetzt sein. Nun wird diese aber mit einer *»Haltung von Einwänden«* identifiziert. Das ist schon ein recht negatives Attribut. Der Schritt von der womöglich positiv besetzten Skepsis zur wahrscheinlich negativ empfundenen *»Haltung von Einwänden«* ist klein genug, dass er wohl keinen Widerspruch bei der Klientin auslöst.

Die Aussage, dass diese Haltung eine Entwicklung fördern könne, knüpft bei der positiven Intention der Skepsis an und hilft Widerspruch zu vermeiden, wenn danach von einer Behinderung geredet wird.

Die Aussage ist scheinbar ausgewogen. Die Behinderung der Entwicklung steht aber an zweiter Stelle und erhält damit Vorrang, zumal sie in Einklang steht mit dem negativen Klang der »Haltung von Einwänden«. Geraten wird, die Einwände zu würdigen und aufzugeben.

»Behindern« hat im Therapiekontext einen zusätzlich negativen Klang, weil es an eine körperliche, geistige oder seelische Behinderung erinnert.

»Soweit ich es verstehe, kultivieren gute Wissenschaftler die Kunst der Skepsis so, dass sie auch gegenüber der eigenen Skepsis skeptisch sind.«

»Soweit ich es verstehe« ist eine Geste der Bescheidenheit. Der Ausdruck signalisiert, dass mir bewusst ist, dass die Frau in der Wissenschaft kundiger ist als ich. Er dient dazu, dass ich die Forscherin nicht brüskiere, wenn ich sie über *»gute Wissenschaftler«* belehre. Wieder geht es darum, Widerspruch zu vermeiden beziehungsweise Einvernehmen zu erzeugen.

Nun wird die positive Intention der Skepsis wieder aufgegriffen, und das mit positiven Begriffen. Implizit wird so eine Unterscheidung zwischen Skepsis als guter Wissenschaft, Kunst und Kultur und Skepsis als behindernder »*Haltung von Einwänden*« eingeführt. Der positive Teil wird nun paradox definiert: Eine gute Skepsis ist die, die auch gegenüber der Skepsis skeptisch ist. Man könnte also auch gegenüber der Skepsis gegenüber der Skepsis gegenüber der Skepsis skeptisch sein … Der Wertbegriff der Skepsis wird aufgeweicht und scheinbar unterstützt, tatsächlich aber aufgelöst. Was bleibt, wenn man das Relativieren von Aussagen relativiert? Wohl Aussagen, die nicht mehr relativierbar sind.

»*Einige Wissenschaftler, die bei dem Teilchenbeschleuniger CERN arbeiten, haben einmal ein subatomares Partikel gefunden, das sich schneller als Licht bewegt. Nach der Relativitätstheorie von Einstein geht das ja gar nicht. Sie haben dieses Teilchen gefunden und die Relativitätstheorie relativiert. Einige Wochen nach dieser sensationellen Veröffentlichung war in einem anderen Artikel zu lesen, sie hätten die lose Kabelverbindung gefunden, die den Fehler erzeugt hatte.*«

Die Beispielgeschichte vom Relativieren der Relativitätstheorie und anschließende Relativieren der Relativierung der Relativitätstheorie wird herangezogen, um zu untermauern, dass es gut ist, so lange skeptisch gegenüber der Skepsis zu sein, bis die bisher wirksamen Vorannahmen den Therapieprozess nicht mehr behindern können.

»*Man kann über solche Wissenschaftler lachen. Ich habe vor ihnen Respekt. Erstens sind sie offen dafür, dass bisher völlig Unmögliches möglich sein könnte. Und zweitens sind sie offen dafür, dass das neuerdings als mögliche Entdeckte vielleicht doch unmöglich ist.*«

Das Wertesystem der Forscherin wird vollends in den Dienst der Therapie gestellt, indem ihr vorsorglich Respekt gezollt wird für ihre Offenheit, sich darauf einzulassen, bisher nicht für möglich gehaltene Therapieergebnisse könnten in ihrem Leben möglich werden.

»*Wenn man wissenschaftlich arbeitet, ist es aus meiner Sicht wichtig, dass man nicht versehentlich das Experiment beeinflusst, dessen Ausgang man möglichst unbeeinträchtigt von äußeren Einflüssen beobachten will. Und man möchte auch nicht, dass eine vorgefasste Meinung des Forschers den Ausgang des Experiments bestimmt. Nun gibt es in der Welt der Psyche eine Menge Placeboeffekte. Wenn ein innerer Skeptiker – oder Wissenschaftler – Ihnen immer wieder sagt: ›Das klappt sowieso nicht, das geht nicht‹, könnte es sein, dass diese Stimme das Ergebnis des therapeutischen Experiments verzerrt. Das wäre aber dann auch kein guter Wissenschaftler, der in Ihnen arbeitet.«*

Der Begriff »*man*« signalisiert, dass die folgende Aussage unbestreitbar ist, und entzieht das Gesagte weitgehend der Kritik. Tatsächlich ist die getroffene Aussage als solche kaum anfechtbar, wohl aber ihre Übertragung in die Therapiesituation. Indem die Klientin den mit »*man*« eingeführten Gemeinplatz akzeptiert, dass wissenschaftliche Ergebnisse auf anerkannten Standards beruhen müssen, übernimmt sie auch die implizierte Idee, dass ihre Skepsis den therapeutischen Prozess nicht beeinflussen sollte.

Die Skepsis der Klientin gegenüber der Therapie wird zuerst mit einer versehentlichen Beeinflussung eines wissenschaftlichen Experiments durch den Versuchsleiter gleichgesetzt. Anschließend wird die Skepsis als »*vorgefasste Meinung*« dargestellt, durch die die Versuchsergebnisse absichtlich oder fahrlässig verfälscht werden. Dabei wird implizit zwischen einem »*inneren Wissenschaftler*« und einem anderen Teil der Klientin als Probandin oder Objekt des »*Experiments*« unterschieden.

Bei einer Medikamentenprüfung sind Placeboeffekte suggestiv erzeugte Wirkungen, die aus dem Forschungsergebnis herausgehalten werden sollen. Indem die Wirkung der skeptischen Kommentare als »*Placeboeffekt*« und die Therapie als »*Wissenschaft*« dargestellt werden, wird die Klientin implizit aufgefordert, die Wirkungen ihrer Einwände zu neutralisieren. Andernfalls, so wird suggeriert, würden die Ergebnisse »*verzerrt*« und die Klientin wäre keine gute Wissenschaftlerin.

»Ich glaube, ein guter Wissenschaftler sagt nie: ›Das kenne ich nicht, also gibt es das nicht.‹ So macht man ja keine Entdeckungen! Wenn ich auf Madagaskar unterwegs wäre, um die Käfer dort zu studieren, und ich dort auf einen Käfer stoße, den ich noch nie gesehen habe, dann könnte ich sagen: ›Das ist eine Mutation. Er hat nur eine andere Form und Farbe, andere Fühler, Beine und Beißwerkzeuge als seine Artgenossen.‹ Den Käfer links liegen lassen und weitergehen. Ich könnte aber auch sagen: ›Vielleicht habe ich eine neue Art entdeckt.‹ Wenn ich beides sagen kann: ›Vielleicht ist es eine Mutation, aber vielleicht habe ich auch eine neue Art entdeckt‹, wenn also meine Skepsis neue Entdeckungen schafft, anstatt sie zu behindern, dann bin ich ein guter Wissenschaftler.«

Die Unterscheidung zwischen dem guten Wissenschaftler, der überraschende Informationen wahrnimmt und gelten lässt, und dem, der diese Informationen ignoriert, wird fortgeführt. Mögliche Einwände gegen die Wirksamkeit der Therapie werden nun mit der Sicht »Was ich nicht kenne, gibt es nicht« identifiziert. In einem wissenschaftlichen Wertesystem werden sie damit völlig inakzeptabel. Verstärkt und veranschaulicht wird dies mit einer karikaturhaften Darstellung der Arbeit eines Zoologen, der eine Entdeckung nicht als solche erkennt. Die Klientin dürfte nun darauf eingestimmt sein, eine ungewöhnliche therapeutische Entwicklung und ungewohnte, aber für sie erfreuliche Ergebnisse für möglich zu halten, sie zu erwarten und das später Erreichte als für sich gültig zu akzeptieren.

»Sagen Sie doch bitte Ihrem inneren Wissenschaftler, dass er sich eine Zeit lang, bis das Ergebnis des Experiments feststeht, ganz still verhält und keine Einwände äußert, die Sie etwa in Ihrer Entwicklung beeinflussen könnten, und das Ergebnis am Schluss neutral überprüft. Ist das für Ihren Wissenschaftler in Ordnung?«

Der skeptische Anteil, der vorher wahrscheinlich das Wahrnehmen und Akzeptieren therapeutischer Fortschritte erschwert hätte, wird nun in den Dienst der Verstärkung der Therapieergebnisse genommen. Von Anfang an wurde er wertgeschätzt, sofern er eine *»gute«* wissenschaftliche Haltung repräsentiert. Der skeptische Anteil wird nun explizit um Kooperation gebeten und darum, Kommentare, die die Wirksamkeit der Therapie in Zweifel ziehen, zu unterlassen, bis diese außer Frage steht.

Die Klientin antwortete erwartungsgemäß mit »Ja«. Auf die Frage, wie es ihr nun gehe, antwortete sie später, gegen Ende der Therapiestunde: »Im Moment gut.« Ich antwortete ihr: »Ein Physiker wurde bei einem Spaziergang von einem Freund gefragt, ob die Schafe dort drüben schon geschoren seien. Er antwortete: ›Auf der mir zugewandten Seite nicht.‹[20] *Ich glaube, wenn Sie sich umdrehen, ist es das Gleiche.«*

Die Worte der Klientin *»Im Moment gut«* implizieren, dass es ihr im nächsten Moment oder in einiger Zeit weniger gut gehen könnte. Aus

---

20 Im Original lautet die Anekdote: »Nach einer Autofahrt durch die Lüneburger Heide wurde ein Göttinger Physiker von Freunden gefragt, ob die Schafe dort schon geschoren seien. Seine Antwort war: ›Auf der mir zugewandten Seite nicht.‹« Wense 2005, Werke 2, S. 958.

irgendeinem Grund wagt sie es noch nicht, sich auf die Dauerhaftigkeit der erlebten Verbesserung zu verlassen. Vielleicht hat sie die Vorstellung, eine so schnelle Therapie sei nicht möglich, oder vielleicht möchte sie einfach nur einer Enttäuschung vorbeugen.

Der Therapeut greift die Skepsis, die in den Worten *»Im Moment gut«* liegt, wertschätzend auf und setzt sie wiederum mit der Sorgfalt eines Wissenschaftlers gleich, der absolut zuverlässige Aussagen treffen will.

Indem der Therapeut die Aussage der Klientin *»Im Moment gut«* mit der Antwort des Physikers *»Auf der mir zugewandten Seite nicht«* gleichsetzt, impliziert er, die Klientin werde mit der gleichen Wahrscheinlichkeit in der kommenden Zeit symptomfrei sein, mit der die Schafe am Wegesrand auf **beiden** Seiten geschoren sind.

Die Klientin akzeptiert, ihre Aussage *»Im Moment gut«* mit der Implikation »Wer weiß, ob es morgen anders ist?« sei mit der Äußerung des Physikers gleichzusetzen, der sagt: *»Auf der mir zugewandten Seite nicht«* mit der Implikation: »Wer weiß, ob es auf der anderen Seite der Schafe anders ist?« Dabei wird die Absurdität der Physiker-Implikation auf die Implikation ihrer eigenen Aussage übertragen: Es scheint nun, als sei es ebenso abwegig zu behaupten, die Symptome seien morgen wieder da, wie es auszuschließen ist, dass die Schafe auf der Physiker-abgewandten Seite schon geschoren seien. Die Klientin wird also die Möglichkeit, die Symptome kämen morgen wieder, ausschließen, um nicht einem Menschen zu gleichen, der ernsthaft meint, die Schafe seien nur auf der sichtbaren Seite ungeschoren.

Der Satz *»Ich glaube, wenn sie sich umdrehen, ist es das Gleiche«* wird für das Verständnis der Geschichte im aktuellen Kontext nicht gebraucht. Seine Funktion liegt vielmehr in seiner Doppeldeutigkeit. Er muss sich nämlich nicht auf die Schafe beziehen. Gesagt wird auch: »Ich glaube, wenn **Sie** sich umdrehen, ist es das Gleiche.« Dieses Umdrehen kann wiederum in vielfältiger Weise gedeutet werden. Es könnte sich auf das Verlassen des Therapieraums, auf das Einnehmen neuer Sicht- und Handlungsweisen und beliebige Wendungen des Lebens beziehen.

5.7 Das Spiel gegen die Langeweile – Funktionierendes als neue Grundlage für Nicht-Funktionierendes

Ein vierzehnjähriger Junge kam in Therapie, weil seine Schulleistungen in den letzten Monaten so stark nachgelassen hatten, dass seine Versetzung sehr infrage gestellt war. Er wünsche sich schon, versetzt zu werden, sagte er. Er interessiere sich einfach nicht für die Schulinhalte und könne sich nicht entschließen, viel dafür zu tun. Sich mit mir zu treffen, sei aber in Ordnung. Damit habe er kein Problem. Auf die Frage, wofür er sich denn interessiere, nannte er Fußball. Er spielte in einem Verein. »Ich habe eine Bitte an dich«, sagte ich nach einer Weile. »Welches Schulfach ist denn am langweiligsten?« – »Englisch.« – »Dann fängst du da an. Ich möchte dich bitten, während der Englischstunde Fußball zu spielen. Du spielst gegen eine sehr starke Mannschaft. Bis jetzt haben sie meistens gewonnen. Deine Gegner sind die Leute von der Langeweile. Das Spiel geht so: Mal dir im Unterricht ein Fußballfeld auf ein Blatt Papier. Immer wenn du plötzlich aufwachst und bemerkst, dass du von dem, was gesagt wurde, gar nichts mitbekommen hast, hat die Langeweile ein Tor geschossen. Dann machst du einen Strich auf der Seite des Fußballfeldes, die der Mannschaft der Langeweile gehört. Immer wenn du dich meldest, hast du ein Tor geschossen. Natürlich musst du bis zum Ende der Stunde mehr Tore schießen als die Langeweile. Du kannst auch einen Schultag als Turnier ausbauen: Jedes Fach ist eine andere Mannschaft der Bezirksliga. Am Ende willst du natürlich Meister sein. Probiere das bitte aus und sag mir, wenn wir uns wiedersehen, was sich verändert hat. Machst du das?« Der Junge versprach es. Bis zum nächsten Mal hatte sich die Mitarbeit des Jungen im Unterricht wesentlich verbessert. Die Schule machte ihm mehr Spaß. In den darauffolgenden Wochen zeichnete sich ab, dass auch alle schriftlichen Arbeiten wesentlich besser ausfielen als die vorherigen. Seine Zeugnisnoten am Schuljahresende waren durchweg ein bis zwei Stufen besser, als es für die Versetzung nötig gewesen wäre[21].

21 Weitere Interventionen im Rahmen der Therapie waren »Annas U-Boot« (Hammel 2009, S. 162 ff.) und »Fräulein Gehirn« (Ibid., S. 165). Daneben wurden Anweisungen gegeben, beim Lehrervortrag darauf zu achten, welche Inhalte der Lehrer unterschwellig oder offen als wichtig hervorhob, diese mit unterschiedlich vielen Sternen zu markieren und nur die mit den meisten Sternen zu lernen (s. Rosen 1982, S. 72 ff.). Hinzu kam die Aufforderung, beim Lesen von Büchern immer zuerst das Stichwort-

Um etwas Uninteressantes interessant werden zu lassen, kann man ihm eine irreale Neudeutung unterlegen (irreales Reframing[22]), die den Neigungen des Klienten entspricht. In diesem Fall bietet sich Fußball an, in anderen Fällen habe ich ähnliche Interventionen mit Bogenschießen, Judo, Computerspielen[23] oder Preisausschreiben gestaltet.

Die Haltungen, die der Junge mit der Welt des Fußballs verbindet, werden nun in die Welt des Unterrichts getragen. Vermutlich sind das:

- Spieltrieb, Kreativität und Lebensfreude
- Interesse und strategisches Vorgehen
- Leidenschaft, Ehrgeiz und Erfolgsorientierung
- Schnelligkeit, Beweglichkeit, Geschicklichkeit (körperlich imaginiert und dabei geistig realisiert).

Dass auf Papier »Fußball spielen« möglicherweise einen Verstoß gegen die Erwartungen des Lehrers darstellt, scheint mir nützlich, um an die widerständige Seite des Jungen anzuknüpfen und diese beschäftigt zu halten, während seine rege Beteiligung am Unterrichtsgeschehen eher angepasst wirken mag.

Ähnliche Vorgehensweisen können verwendet werden, um Schülern und Studenten mit Prüfungsangst zu helfen. Wenn die Vorbereitung und Durchführung der Prüfung ein Spiel ist (insbesondere eines, das der Prüfling bereits regelmäßig mit Begeisterung spielt), richten sich die Emotionen des Prüflings an der gewählten Deutung der Situation aus, auch dann, wenn diese Sichtweise eigentlich absurd ist. Vom Grundsatz her ist das dasselbe, was wir bereits im Kapitel übers »Allergien zerlegen« beschrieben haben[24]. Sobald der Prüfling bemerkt, dass er bei diesem Vorgehen mit Gelassenheit an die vorher belastenden Situationen denken kann, gewinnt er an Zuversicht, und der Therapeut kann eben diese Zuversicht und die erlebten positiven Reaktionen ver-

---

verzeichnis und das Inhaltsverzeichnis mehrfach gründlich zu lesen und möglichst viele Hypothesen und Fragen zu den dort genannten Begriffen beziehungsweise Inhaltsangaben zu formulieren, sodass das Gelesene von Anfang an zu bereits vorhandenen Fragen und Hypothesen passt.

22 Hammel 2009, S. 272 ff.

23 Ibid., S. 58, 132 f., 144 f.

24 Vergleichbare Interventionen sind »Das Leben als Spiel« (Hammel 2009, S. 132 f.), »An jenem Tag« (Ibid., S. 136), »Der Film« (Ibid., S. 136 f.) und »Sozialgeräusche« (Ibid., S. 137 f.).

stärken, indem er dem Klienten die Veränderungen nennt, die er an ihm wahrnimmt, und ihn bittet, die erlebten Unterschiede vor und nach der absurden Neudeutung der Situation zu beschreiben.

Grundsätzlich kann man die Lern- oder Prüfungssituation, den Prüfenden oder den Prüfling selbst irreal neu deuten. Bei Klienten, die Angst vor mündlichen Prüfungen haben, bietet sich neben einer Umdeutung des Prüfungskontexts etwa die Option an, die Prüfer wegzuimaginieren, sie mit einer Trickfilmtechnik[25] zu verändern, jemand anderen an ihre Stelle zu setzen oder eine weitere, hilfreiche Person aus dem Leben des Klienten hinzuzunehmen. Bewährt hat sich auch die Anweisung an Klienten, mit traumatischen Erfahrungen in einem anderen Kontext, sie mögen ihr Gehirn bitten, die bei der Traumatisierung erlernte Dissoziationsstrategie hier auf eine für sie gute Weise mit zu nutzen. So können einige Klienten sich von außerhalb ihres Körpers bei der Prüfung zusehen, während andere die Prüfung völlig gefühlsfrei durchleben oder Fähigkeiten der Amnesie nutzen, um sie zu absolvieren.

---

25 Siehe Hammel 2009, S. 256.

6 Zwischen den Zeilen der Zeiten – Vergangenheit, Gegenwart und Zukunft im Dialog

Nehmen wir einmal an, das Leben jedes Menschen sei eine Geschichte, die er sich selbst und anderen fortlaufend erzählt: seine Lebensgeschichte, so wie er sie versteht. Diese Lebensgeschichte ist wahrscheinlich ein Auf und Ab zwischen vergleichsweise positiv und vergleichsweise negativ gedeuteten (und spätestens dann auch so erlebten) Lebensereignissen. Man könnte dieses Auf und Ab ganz differenziert nach Art einer Fieberkurve darstellen oder auch ganz vereinfacht in der Art einer Sinuskurve.

Angenommen, es wäre möglich, dass für eine Zeit lang genau dieselben Dinge zwei verschiedenen Menschen passieren, dann würden sie ihre Lebensgeschichten doch unterschiedlich erzählen. Das mag schon an dem Bildausschnitt liegen, den sie bei der Einteilung ihres Lebens in einzelne Lebensgeschichten wählen. Der eine erzählt sein Leben von den Hochpunkten des Lebens – vielleicht durch wechselvolle Ereignisfolgen hindurch – hin zu den Tiefpunkten, der andere erzählt seine Lebensgeschichten von den Tiefpunkten hin zu den Hochpunkten.

So könnte ein Klient eine Problemgeschichte mit katastrophalem Ende in der Vergangenheit (Trauma) oder Zukunft (Angst, Sorge) erzählen und vielleicht erzählt er seine Lebensgeschichten stets von Tiefpunkt zu Tiefpunkt. Der Therapeut könnte sie als Krisen-Bewältigungs-Geschichte mit gutem Ende in der späteren Vergangenheit oder in der Zukunft[26] weitererzählen. Das heißt, der Therapeut könnte sie mit ihm nacherzählen von einem Tiefpunkt zu einem Hochpunkt oder auch vom Hochpunkt vor dem Tiefpunkt, mit dem der Klient seine Lebensgeschichte begann, zu einem Hochpunkt nach dem Tiefpunkt, mit dem der Klient seine Lebensgeschichte beendete.

Wer seine Lebensgeschichten von Tief- zu Hochpunkten hin oder

---

26 Futur I: »Du wirst es erleben« oder Futur II: »Du wirst es erlebt haben.«

von Hoch zu Hoch hin erzählt, wird wahrscheinlich ein glücklicheres Leben führen als der, der sie von Hoch- zu Tiefpunkten hin oder von einem Tief zum nächsten Tief erzählt. Für die therapeutische Arbeit ergibt sich als Konsequenz:

- Die Geschichten, die wir erzählen, sind unsere Realität. Wenn wir den Klienten für eine Interpretation seiner Lebensgeschichten »von Tief zu Hoch« bzw. »von Hoch zu Hoch« gewinnen und diese Sicht fortan seine Lebensdeutung bestimmt, ist dies gleichbedeutend mit Heilung und Glück.
- Auf diese Weise können belastende Erinnerungen (also die »Vergangenheit«) entschärft werden und ebenso belastende Erwartungen, also Sorgen und Befürchtungen, mit Blick auf die »Zukunft«.

6.1 Der gute Anfang und das gute Ende – Den Bildausschnitt von Lebensgeschichten neu wählen

Die neue Interpunktion von Lebensgeschichten »von Tief zu Hoch« oder »von Hoch zu Hoch« kann auf verschiedene Weise erfolgen.

Für **Lebenserinnerungen**, wie etwa belastende Kindheitserlebnisse, ist es oft möglich, den **Erzählausschnitt anders zu wählen:** Die Geschichte wird nach dem katastrophalen Ende, das normalerweise den Schluss der Geschichte bildet, weitererzählt bis zu einem ermutigenden Ende. Dieses Ende kann in der Vergangenheit liegen, in der Zukunft oder in einem Gedankenexperiment. Das Auffinden der bei einem Suizidversuch verletzten Mutter durch die Tochter wird weitererzählt:

- Wenn das Geschehen weit zurückliegt und ein positives Weitererzählen in der Vergangenheit möglich ist, wird die Lebensgeschichte weitererzählt, zum Beispiel bis zur später erhaltenen Nachricht, dass die Mutter überlebt hat.
- Wenn die Klientin aktuell mit den Auswirkungen des Geschehens konfrontiert ist, wird die Lebensgeschichte weitererzählt bis zu einem Punkt »in der guten Zukunft«, wo die Klientin und ihre Mutter ausgesöhnt (oder jedenfalls positiver als zuvor) auf die damaligen Ereignisse zurückschauen.
- Wenn es der Klientin schwerfällt, eine positive Vergangenheit oder

eine realistische positive Zukunft zu konstruieren, wird die Geschichte weitererzählt bis zu einem fiktiven guten Ende: Vielleicht begegnen sich die beiden im Himmel, oder die Tochter erhält eine Nachricht aus dem Himmel, wobei deutlich wird, dass die Mutter nun mit dem Leben versöhnt ist und der Tochter ihre Liebe sendet (oder die Bitte um Vergebung oder den Hinweis, dass es der Mutter dort gut geht).

Für negative **Lebenserwartungen** (also Geschichten, die sich erst in der Zukunft ereignen können, oft verbunden mit Angst und Sorge) empfiehlt es sich, eine für den Klienten plausible Verknüpfung zu schaffen zwischen seiner Lebensgeschichte (die wahrscheinlich mit einer Katastrophe in der Zukunft endet) mit einer »Tief-zu-Hoch«-Geschichte – sei es aus der eigenen Lebenserfahrung des Klienten, aus Filmen und anderen Medien, sei es, dass eine metaphorische Geschichte herangezogen wird, oder eine Beispielgeschichte, wie andere Klienten ein ähnliches Problem gelöst haben.

Immer wird das aktuell ungelöste Problem mit einem real oder fiktiv gelösten Problem verknüpft. An die Stelle der Katastrophen-Erwartung tritt die Lösungserwartung der kommentierenden Geschichte. Wichtig ist, mit solchen neuen Interpunktionen das leidvolle Erleben der Klienten nicht zu bagatellisieren, sondern deutlich zu machen, dass man sein Leiden und gegebenenfalls seine Bedenken ernst nimmt.

Angenommen, der Klient erzählt eine Lebensgeschichte, die davon handelt, wie er von einem positiv erlebten Punkt A in der Vergangenheit zu einem Negativpunkt B in der späteren Vergangenheit kam, so kann der Therapeut die Geschichte mit ihm bis zu einem positiven Punkt C in der nochmals späteren Vergangenheit weitererzählen (»Als Sie Ihren Sohn umarmten«, 6.2). Falls die Katastrophe erst kurz zurückliegt und keine positive Entwicklung in der Vergangenheit konstruierbar erscheint, kann das gute Ende in der »guten Zukunft, wann immer diese sein wird«, und wenn nötig, auch in einem Gedankenexperiment »im Himmel« (6.3) oder in einem fiktiven »Land des Glücks« gefunden werden.

6.2 Als Sie Ihren Sohn umarmten – Das gute Ende der früheren Vergangenheit in der späteren

»Ich bin wahrscheinlich überfürsorglich gegenüber meinem Sohn«, sagte eine Mutter in der Familientherapie. Sie fuhr fort: »Wissen Sie, als Tim gerade geboren war, nahm mein Mann ihn mit hinaus, setzte sich mit ihm auf eine Bank und schlief über ihm ein. Dabei hat er ihm den Atem abgedrückt. Ein Arzt, der zufällig vorbeikam, hat gesehen, dass das Kind schon ganz blau war. Er hat Tim meinem Mann aus den Armen gerissen und ist mit ihm zur Kinderintensivstation gerannt. Es war so schrecklich!« Die Frau weinte heftig. Neben ihr saßen ihr geschiedener Mann und der 17-jährige Tim. »Und wie ging es dann weiter?«, fragte ich. »Und dann? Und dann?« Unter wiederholtem Fragen erzählte die Frau die Geschichte weiter bis zu dem Punkt, wo alle zu Hause waren und sie den inzwischen gesunden Tim in den Armen hielt. »Ja! Halten Sie das bitte gut im Gedächtnis«, sagte ich zu ihr. »Das ist der wahre Schluss der Geschichte. Der Punkt, wo Sie vorhin aufgehört haben zu erzählen, ist nicht das richtige Ende, sondern hier endet sie. Die Geschichte ist ja weitergegangen. Darum habe ich ein Anliegen an Sie: Erzählen Sie sich die Geschichte bitte zu Hause einige Male bis zu diesem Ende und prägen Sie sich bitte ein, dass die Geschichte bis hierher geht!«

Es ist verständlich, dass Menschen ihre Geschichten nur bis zu dem traumatischen Punkt erzählen, an dem sie beim ersten Erleben erstarrt sind. Jedes Mal, wenn sie die Geschichte nun wieder erzählen, geschieht durch die Simulation des Ereignisses in ihrer Erinnerung dasselbe wieder: Sie erstarren beim Erzählen an der Stelle, wo sie auch in der ursprünglichen Realität vor Schmerz erstarrt waren.

Je näher sie dem traumatischen Erleben kommen, desto flacher wird ihr Atem, desto leiser die Stimme, desto unbeweglicher die Gesichtszüge, desto geringer die Körperbewegungen. Je näher ihre Geschichte dem traumatischen Tiefpunkt kommt, desto häufiger und länger und syntaktisch unangebrachter werden ihre Pausen, desto mehr scheinen sie um die schiere Fähigkeit, ihren Gedanken zu Ende zu denken und ihren Satz fertig auszusprechen, zu ringen.

Wenn man einen Klienten solch eine Geschichte erzählen lässt, ist es gut, ihn vorher abzusichern, etwa mit der Vereinbarung, »dass Ihr Gehirn die Geschichte erzählen kann, ohne die ganzen Gefühle mitliefern zu müssen«, oder »dass Ihre Seele die Erinnerung so gestaltet, dass es für Sie emotional in Ordnung ist« (Dissoziation in die dritte Person).

Sodann allerdings ist es nützlich, die Geschichte zügig bis zu einem guten Ende weiterzuerzählen und dieses mit dem Klienten als das neue, *»wahre«* Ende der Geschichte zu vereinbaren.

Das kann geschehen, indem der Therapeut den Klienten mehrfach fragt: »Und dann? Und dann? Wie ging es weiter?«, bis ein besseres Ende erreicht ist. Möglich wäre es auch, dass der Therapeut die Geschichte zusammenfassend wiederholt einschließlich späterer Situationen, die ausdrücken, dass nun bessere Zeiten angebrochen sind[27].

Nonverbal könnte der Therapeut durch ein tiefes Ausatmen des Loslassens beim Ausruf *»Ja!«* oder ein mehrfaches tiefes Durchatmen mit einer Phase der Stille nach der »Hausaufgabe« ausdrücken, dass die *»wahre«* Geschichte nicht in der Schockphase, sondern mit einem großen Aufatmen endet.

Es gibt Lebensgeschichten, bei denen es schwierig scheint, ein gutes Ende zu finden. Wenn ein Mensch gestorben ist und liebende Angehörige zurücklässt, verbietet es sich, ein solches Leiden zu bagatellisieren. Und wenn sich der Klient oder die Klientin aktuell inmitten eines Katastrophengeschehens findet, wie können wir daraus eine Geschichte mit einem guten Ende machen – ohne die Zukunft zu kennen oder mit guten Gründen anzunehmen, dass die Befürchtungen des Klienten oder der Klientin eintreffen werden?

6.3 Fortsetzung im Himmel – Das gute Ende im ewigen Leben

Die Klientin, deren Mann sich das Leben genommen hatte und deren Tochter im Heim war, könnte der Therapeut folgendermaßen ansprechen:

---

27 »Handlungen müssen zum Abschluss gebracht werden. Was auch immer der Ausgangspunkt gewesen sein mag, das Ende wird schön sein. Nur weil eine Handlung nicht zum Abschluss gebracht worden ist, ist sie scheußlich.« Genet 1993, S. 42.

»Ich weiß nicht, woran Sie glauben. Aber wenn wir uns einmal vorstellen, Ihr Mann wäre jetzt in einer jenseitigen Welt, wo er seine Fehler betrachten und daraus seine Schlüsse ziehen könnte, und angenommen, in dieser Welt würde er der Weisheit Gottes, aller Engel und aller weisen Menschen begegnen, die jemals gelebt hätten … und er hätte alle Zeit der Welt zur Verfügung, um sich davon beeinflussen zu lassen, und irgendwann würde er darum bemerken, wie er es machen könnte, dass er gut mit sich selbst und Ihnen und anderen Menschen umgeht … was würde er dann wohl zu Ihnen sagen?«

Die Geschichte mit dem früheren Ehemann wird vom schlimmen Ende – also dem Suizid und dem Auffinden des Abschiedsbriefs mit Vorwürfen an die Frau – zu einem guten Ende ausgebaut: Diese Geschichte geht im Himmel weiter, von wo aus der Mann nach einer Phase der Reifung eine gute Botschaft an die Frau richtet. Diese zugegebenermaßen etwas gewagte Ausweitung der Geschichte wird auf mehrfache Weise gegen etwaige Einwände abgesichert:

Die Einleitung *»Ich weiß nicht, woran Sie glauben …«* erkennt die Möglichkeit an, dass die Frau nicht an ein ewiges Leben bzw. an Gott oder an Engel glaubt und dass sie nicht glaubt oder nicht wünscht, dass ihr Mann im »Himmel« ist. Damit wird die Fortsetzung der Geschichte gegen religiöse oder antireligiöse Einwände abgesichert. Die Verbindung von *»glauben«* und *»nicht wissen«* verhindert Einwände auch deshalb, weil sie daran erinnert, dass man Glaubensaussagen weder beweisen noch widerlegen kann. Das *»aber«* im zweiten Satz macht die weiteren Gesprächsinhalte unabhängig davon, was die Klientin glaubt, was nun anerkanntermaßen von den geäußerten Inhalten abweichen kann.

Weil »daran glauben« im Deutschen auch »sterben« bedeutet, könnte bei *»ich weiß nicht, woran Sie glauben«* unterschwellig auch die Bedeutung mitgehört werden: *»ich weiß nicht, woran Sie sterben werden«*. Mit Blick auf die Schuldgefühle der Frau, seine Vorwürfe an sie und ihren möglichen Zorn auf ihn wird damit ausgedrückt, dass der Mann nicht wegen seiner oder ihrer persönlichen Schuld gestorben ist, sondern weil alle Menschen sterben werden. Das Wissen um den eigenen Tod erinnert daran, dass es beim Sterben keine Gewinner und Verlierer gibt.

»Wenn wir uns einmal vorstellen …«: *»Wenn«* klingt unverbindlich, denn es könnte ja auch anders sein. *»Einmal«* klingt unverbindlich,

denn es ist ja nicht für lange. »*Vorstellen*« klingt unverbindlich, denn es wird ja keine Realität behauptet. Gleiches gilt für das »*angenommen*«, das »*wäre*« und »*würde*« und alle weiteren Worte im Konjunktiv[28].

Man kann die Worte »*wenn*« und »*angenommen*« besonders betonen, und der ganze Satz klingt noch leichter und unverbindlicher. Insgesamt würde ich dem Satz einen spielerischen, hüpfend-leichten Klang geben, als gehe es um ein hochinteressantes Gedankenspiel. Dadurch werden mögliche Einwände reduziert und eine Suchhaltung induziert.

Man kann solche Ideen mit neugierigen, großen Kinderaugen vortragen, und die Klientin bekommt wahrscheinlich Lust mitzuträumen.

Man kann die abschließende Frage »*Was würde er dann wohl zu Ihnen sagen?*« mit einer Stimme voll Neugier und positiver Erwartung vortragen und so dazu beitragen, von der Klientin Antworten zu erhalten, die ein gutes Ende der Geschichte im Himmel (und da die Klientin ja lebt, implizit dann auch auf der Erde) bedeuten.

»*Der Weisheit Gottes, aller Engel und aller weisen Menschen begegnen, die jemals gelebt hätten*« ist eine denkbar gute Grundlage, um irgendwann zu reifen. Auch »*alle Zeit der Welt zur Verfügung*« zu haben, macht es leicht, sich weiterzuentwickeln, erst recht, wenn sich diese Welt in der Ewigkeit befindet. Wenn man es so betrachtet, stimmen die meisten Klienten der Idee zu, die Angehörigen entwickelten sich weiter[29].

Vorausgesetzt wird, dass Fehler objektiv und daher bei unvoreingenommener Betrachtung allgemein erkennbar sind. Mit »*seine Schlüsse ziehen*« wird zwar Subjektivität angedeutet, aber in einer Welt objektiver Fehler führt Subjektivität letztlich auch nur zur Erkenntnis unbestreitbarer Wahrheiten. Die scheinbare Objektivität, mit der er »*seine Fehler betrachten*« kann, ist eigentlich die Subjektivität, mit der seine Frau »*seine Fehler*« betrachtet. So sieht er sein Leben also nicht nur mit den Augen himmlischer Wesen, sondern auch mit denen seiner Frau.

Vorausgesetzt wird auch, der frühere Mann wolle sich von der himmlischen Weisheit »*beeinflussen lassen*« und »*bemerken, wie er es*

28 Zur Einführung neuer Ideen mit »Angenommen, …« vgl. Prior 2004, S. 62 ff.

29 Eine Klientin brach in einem solchen Zusammenhang allerdings in großes Gelächter aus. Befragt, worüber sie lache, sagte sie schließlich: »Mein Vater ist der Manager von Gott!«

machen könnte, dass er gut mit sich selbst und Ihnen und anderen Menschen umgeht«. Die vorsichtig eingeführte Unterstellung einer guten Absicht könnte die Frau versöhnlich stimmen.

Am Ende heißt es nicht: *»wie er mit Ihnen umgehen würde«* oder *»wie er mit Ihnen hätte umgehen müssen«*, sondern *»wie er mit Ihnen umgeht«*. Der Wechsel vom Konjunktiv zum Indikativ stellt in den Raum, dass das Ergebnis dieser Kette von Spekulationen keine Fiktion, sondern eine Realität ist. Das ändert sich auch nicht dadurch, dass die Schlussfrage wieder im Konjunktiv steht. Dies dient nur dazu sicherzustellen, dass der vorsichtig eingeführte Indikativ, also das Erleben einer neuen, fiktional erschaffenen Realität, nicht durch Einwände der Frau aufgelöst wird.

Dass am Ende keine Behauptung, sondern eine Frage steht, stellt sicher, dass keine Einwände geltend gemacht werden, sondern dass die Frau eine zu ihr passende Variante des guten Endes ihrer Geschichte wählt.

Was immer der Mann nun in der Vorstellung der Frau an guten Worten an sie richten wird, kann im Indikativ bestätigt und als gültige Realität anerkannt werden. Es kann verstärkt und mit weiteren, dazu passenden Aussagen verbunden werden.

Ob sich dadurch der Mann in der jenseitigen Welt verändert, wissen wir nicht. Dass sich dabei aber das Introjekt des Mannes in der Frau weiterentwickelt, sodass sie dem Ziel, *»Frieden mit mir selbst«* zu haben, viel näher kommt, meine ich aus meiner Beobachtung bestätigen zu können.

6.4 Die Welt der Träume – Das gute Ende in der Zukunft

Beim Fallbeispiel aus dem vorigen Kapitel könnte sich der Therapeut nun der Geschichte von Lea zuwenden, die ins Heim gekommen war:

»Und – es ist ja erlaubt, einmal zu träumen – wenn Sie in einiger Zeit – Sie können sich die Zeit bis dahin eher lange vorstellen oder eher kurz, wie Sie wollen, das ist egal –, wenn Sie dann mit Ihrem Freund und mit Lea und mit Ihren Eltern friedlich vereint beisammensitzen und die Zeit miteinander genießen und vielleicht manchmal zurückschauen und

den Kopf schütteln: Was waren das für verrückte Zeiten, früher ... wenn wir uns das einmal vorstellen, was meinen Sie, was kann dann eine gute Botschaft sein, die Sie Lea mit auf den weiteren Weg geben?«

Hier wird die Geschichte von Lea in eine gute Zukunft hinein weitererzählt, von wo aus die Klientin entlastet aufs Heute und die Vergangenheit zurückschaut und ihrer Tochter etwas Stärkendes für die Zukunft zuspricht. Die Behauptung, dass »*Sie dann mit Ihrem Freund und mit Lea und mit Ihren Eltern friedlich vereint beisammensitzen und die Zeit miteinander genießen*«, könnte verständlicherweise den Widerspruch der Frau erregen. Auch diese Weiterentwicklung der Lebensgeschichte der Frau wird also gegen mögliche Einwände abgesichert:

Der Beginn dieses Abschnitts mit »*und*« signalisiert, dass die Rede auf derselben Ebene, die die Klientin bereits anerkennt, fortgeführt wird.

Der Einschub »*Es ist ja erlaubt, zu träumen*« holt eine Erlaubnis für die folgenden, sehr spekulativen und potenziell kontroversen Ausführungen ein mit der Begründung, nicht beanspruchte »Realität« zu sein.

Das Wort »*einmal*« signalisiert, dass die Erlaubnis nicht für lange Zeit zu gelten braucht und daher bedenkenlos gegeben werden kann.

Die nächsten Einschübe sorgen für Konfusion, die Einwände ebenfalls unwahrscheinlich werden lässt.

»*In einiger Zeit*« klingt für das Unbewusste nach »nicht sofort, aber relativ bald«. Die Wendung ist aber auch so inkonkret, dass es schwierig ist, etwas gegen die Ankündigung einer baldigen Verbesserung einzuwenden[30].

»*Sie können sich die Zeit bis dahin eher lange vorstellen oder eher kurz*« klingt so, als ob hier Wahlfreiheit eröffnet würde. Tatsächlich führt das Angebot, sich eine lange Zeit bis zur Lösung vorzustellen, zu einem unwillkürlichen Protest, sodass anschließend gegen die Vorstellung einer »*kurzen Zeit*« bis zur Lösung kein Widerstand mehr geleistet wird.

---

30 »In der hypnotherapeutischen Arbeit sind vage zeitliche Angaben sehr wichtig, weil hypnotische Reaktionen häufig mit einer zeitlichen Verzögerung erfolgen. Die Stadien der unbewussten Suche und der Prozesse, die zu hypnotischen Reaktionen führen, erfordern bei den verschiedenen Patienten verschieden lange Zeitspannen. Es ist gewöhnlich am besten, das eigene Unbewusste des Patienten die für jede Reaktion benötigte Zeitspanne selbst bestimmen zu lassen.« Erickson, Rossi 1981b, S. 43.

Das doppelte *»eher«* wirkt sachlich-realistisch, scheint Wahlfreiheit zu eröffnen und verschleiert, dass die angebotene Alternative unsinnig ist.

»Sie können sich … vorstellen …« Das ist unbestreitbar und drückt nochmals aus, dass keine Realität behauptet wird.

»Wie Sie wollen« verstärkt das Gefühl von Wahlfreiheit, enthält aber auch ein Gefühl von Gleichgültigkeit. Wo Gleichgültigkeit herrscht, gibt es keinen Einspruch. Das gilt erst recht für die Wendung *»das ist egal«*, die gleichsam wie ein Schwamm alle Fürs und Widers aufwischt und vermutlich auch einen möglichen Einspruch gegen die dann folgende Aussage vom friedlichen Miteinander mit wegwischt.

»Wenn Sie dann mit Ihrem Freund und mit Lea und mit Ihren Eltern friedlich vereint beisammensitzen und die Zeit miteinander genießen«: Mit dem *»dann«* sind wir plötzlich doch in einer – wenngleich nicht näher definierten – konkreten Zeit in der Zukunft gelandet. Der wiederholte Indikativ (es *»ist«* so nicht) signalisiert, dass eine eintretende Zukunft gemeint ist (Altersprogression).

Die Ausdrucksweise *»vielleicht manchmal zurückschauen und den Kopf schütteln«* bindet die mögliche Skepsis der Frau, ohne die »Realität« der ausgemalten Zukunftsvision infrage zu stellen. Die Skepsis ist im *»vielleicht«*, im *»manchmal«* und im *»Schütteln«* des Kopfes aufgegriffen und wird im *»zurückschauen«* und im Umstand, dass das Kopfschütteln im Rückblick geschieht, entkräftet. Man könnte vielleicht sagen: Wenn ich **zunächst** mit Blick auf diese Zukunft den Kopf schüttelte, so schüttele ich **nun** aus der guten Zukunft heraus den Kopf über meine Unwissenheit in der Vergangenheit (die ich bisher »Gegenwart« zu nennen pflegte). Die Wendung *»was waren das für verrückte Zeiten, früher«* dient demselben Zweck. Es dient dazu, auf einer etwas bewussteren Ebene die skeptischen Teile der Frau anzuerkennen, sie zu beschäftigen und abzulenken, während die Worte *»waren«* und *»früher«* bekräftigen, dass das Unglück unbestreitbar vorüber und der Frieden Realität geworden ist.

Die Aussage vom »Kopfschütteln«, durch die die bisherige Realitätskonstruktion der Klientin infrage gestellt wird, kann natürlich durch ein reales Kopfschütteln des Therapeuten gestisch verstärkt werden.

»Wenn wir uns das einmal vorstellen, was meinen Sie, was kann dann eine gute Botschaft sein, die Sie Lea mit auf den weiteren Weg geben?«

Über Sätze wie *»wenn wir uns das einmal vorstellen«* ist schon gesprochen worden. Die Frage nach der guten Botschaft lenkt von Diskussionen ab, ob das Szenario nun so eintreffen wird oder nicht.

Das Wort *»dann«* kann besonders betont werden, um die Frau zu ermutigen, die Geschichte schön weitergehen zu lassen, weil sie ja nicht über das Jetzt, sondern nur über eine fiktive Zukunft spricht. Unbenommen ist, dass diese fiktive Zukunft anschließend zunehmend wie das Jetzt behandelt werden kann.

Während es zunächst heißt, dass *»**wir** uns das einmal vorstellen«* (also der Therapeut und die Frau gemeinsam aktiv sind), *»meint«* anschließend **die Klientin,** dass es *»eine gute Botschaft«* geben werde (so setzt es die Frage des Therapeuten jedenfalls voraus). Der Weg vom *»wir«* zum *»Sie«* signalisiert dem Unbewussten (für das Bewusste unbemerkt und daher unwidersprochen), dass die Verantwortung für die gute Vision und ihre Umsetzung vom Therapeuten (der der eigentliche Protagonist des *»wir«* ist) auf die Klientin übertragen wird.

Die *»gute Botschaft …, die Sie Lea mit auf den weiteren Weg geben«* impliziert, dass die Frau eine gute Botschaft für Lea haben wird und dass es sich lohnt, ihr diese mitzuteilen. Der Satz beinhaltet ebenso, dass es einen *»weiteren Weg«* für Lea geben wird und dass der bisherige Weg (also die Vergangenheit) jetzt aus dem Blick genommen werden kann. Was immer die Frau antwortet, wird eine gute Botschaft sein, die sie Lea auch schon jetzt mit auf den Weg geben kann, um den Familienfrieden, der in der Vision erträumt wird, anzubahnen.

6.5 Die Ahnen aus der Steinzeit – Das gute Ende mithilfe der Vorzeit

Die Besitzerin eines Tätowierstudios kam zur Therapie, weil ihre Hand beim freihändigen Ziehen von Arabesken auf der Haut zitterte. Dadurch ergäbe sich ein winziges Zickzack in den Linien. Sie wolle gerne eine ruhige Hand haben. In anderen Situationen seien ihre Hände ruhig, und sie könne gut arbeiten. Bei unserer dritten Begegnung fragte ich sie, ob sie eine Idee habe, was ihre Hand zittern ließ. »Ich habe Angst, aber ich weiß nicht wovor.« – »Wenn die Angst eine Person wäre, wie sähe sie aus?« – »Wie eine zusammengekauerte Elfe. Sie ist in einem ganz engen Raum eingesperrt und kann nicht raus. Das ist wie eine Blockade hier im

Kopf.« – »Was braucht diese Elfe? Wie könnten wir ihr helfen?« – »Wir müssten sie befreien.« Wir versuchten Verschiedenes, um der Elfe zu helfen, aber nichts glückte. »Es kommt mir so vor, als wäre sie zwischen meinen Augen, in einem Raum hinter dem oberen Ende meiner Nase«, sagte die Frau. Sie zeigte mir, wie die Elfe da kauerte. »Wie ein Baby im Mutterleib …«, sagte ich.

Zu anderen Zeiten beschrieb sich die Frau in einem Bild als einen Baum mit abgeschnittenen Ästen und ohne Wurzeln oder aber als eine antike Statue ohne Arme und Beine.

Die Frau, die im Gespräch durchaus lebendig wirkte, litt immer wieder an Depressionen und Angstzuständen. Sie erzählte, ihre Mutter habe sie abtreiben wollen, und ihre Großmutter habe ihre Mutter während der Schwangerschaft in den Bauch getreten, damit das Kind abgehen solle. Sowohl ihr Vater als auch ihr Großvater hätten sich sexuell an ihr vergangen. Sie sei von ihren Eltern viel geschlagen und beschimpft worden. Sie beschrieb eine Erinnerung aus ihrer Teenagerzeit, wie sie starr, nackt und blutend auf dem Bett lag, während ihre Mutter mit metallenen Gegenständen hantierte und sie anschrie.

Sie erzählte auch, dass sie eine Tochter habe, die inzwischen erwachsen sei. Sie habe großen Wert darauf gelegt, das Schlimme, das sie erlebt habe, nicht an ihre Tochter weiterzugeben, sondern sie mit Wärme und Respekt großzuziehen. Sie sei froh, dass ihr das geglückt sei und sie eine gute Beziehung zu ihrer Tochter habe.

Eine Merkwürdigkeit im Problem der Klientin besteht darin, dass dieses nur dann auftritt, wenn sie Arabesken zieht, und nicht dann, wenn sie etwas anderes freihändig malt. Da das Zittern mit Angst und die Angst mit einer kauernden Elfe assoziiert ist, die in einem engen Raum eingeschlossen ist, scheint es so, dass die geschwungene Linie für sie mit der Form eines Kindes im Mutterleib und so mit unbewussten Erinnerungen an die eigene Bedrohung in dieser Zeit verknüpft ist.

Die kauernde Elfe, welche die unerklärliche Angst versinnbildlicht, die das Zittern verursacht, müsste befreit werden, meint die Frau. Wie kann man ein Kind im Mutterleib aus der Abhängigkeit von einer Mutter und Familie befreien, die nicht wollen, dass es lebt? Vielleicht ist im Nachhinein eine Korrektur der belastenden Erinnerung möglich. Dazu müsste die Erinnerung wie ein Trickfilm behandelt werden, der überarbeitet wird, sodass aus einem belastenden ein entlastender Film wird.

Wenn wir unter einem Trauma eine Situation verstehen, wo sich jemand einer Zerstörung und Tod bringenden Macht ohnmächtig ausgeliefert sieht, könnte Heilung bedeuten, dass die destruktive Erinnerung und alle Erwartungen, die aus ihr entspringen, korrigiert werden. Die Ohnmacht des Embryos müsste so verwandelt werden, dass das Kind seine Situation gestalten kann, die Allmacht der Mutter und der umgebenden Welt müsste aufgehoben werden.

»Auch Ihre Mutter war einmal ein Kind«, sagte ich, »und davor war sie im Bauch Ihrer Großmutter. Und auch die war einmal ein Kind, und davor war sie hilflos und abhängig, ein Embryo und im Bauch von ihrer Mutter. Und die war einmal im Bauch von ihrer Mutter. Das ist wie bei diesen russischen Puppen oder auch wie bei einer Zwiebel, wo jede Schicht von einer größeren umlagert ist, die wiederum von einer weiteren umgeben ist, und so weiter. So ist es auch mit Ihrem Vater, der im Bauch seiner Mutter war, und mit Ihrem Großvater, der im Bauch seiner Mutter war.«

Wir lassen den Film ihrer Lebensgeschichte und -vorgeschichte rückwärts laufen. Ihre Mutter, die sie im Leib trägt, wird jünger, wird zum Kind und wird von einer Allmachtsfigur zu einem ohnmächtigen Etwas – wie die Klientin es war – im Bauch ihrer Mutter. Dann geschieht mit dieser dasselbe, und so weiter. Jeder und jede der Mächtigen wird geschrumpft, bis er verschwunden ist. Alle verschwinden im Nichts der Vorzeit ihres Lebens, solange die Klientin dies will.

Statt **in** ihrer Mutter zu sein, ist die Klientin Beobachterin von **außerhalb** und sieht ihre Eltern und Großeltern »innerhalb« von deren Eltern und von ihrem eigenen inneren Film. Wenn wir uns Belastungen oder eine traumatisierende Situation vorstellen, ist das, was von »außen« auf uns einwirkt, ungeheuer machtvoll – im Gegensatz zu dem, was wir »innen« sehen und passiv erleben beziehungsweise erleiden. Durch den Tausch von »Außen« und »Innen« in unserer Vorstellung können wir regelmäßig auch die Machtverhältnisse, wie wir sie erleben, umkehren.

Die neue Sicht wird durch einen rückwärts laufenden Lebensfilm illustriert und durch die Metaphern von den Matrjoschkafiguren und der Zwiebel verstärkt.

Während der Film in die Vergangenheit weiterläuft, wird auch die Wirklichkeit der Vorfahren zu der unseren.

»Wenn Ihre Eltern wichtig und mächtig sind, sind deren Eltern noch bedeutsamer. Das ist die Weisheit der Stammesgesellschaften, von denen

wir herkommen. Die Eltern der Eltern sind wichtiger als die Eltern, die Eltern der Eltern der Eltern noch wichtiger – je früher die Ahnen, desto einflussreicher.«

Nun wird die Entmachtung der Eltern und Großeltern vorangetrieben, indem der Sicht aller Stammesgesellschaften Wahrheit beigemessen wird, wonach die jeweils ältere Generation einen Vorrang an Wissen, Weisheit und Entscheidungskompetenz gegenüber der jüngeren hat.

»Was denken Sie, wie weit müssten wir zurückgehen, damit Sie Vorfahren finden, die zu Ihnen sagen: ›Egal, was deine Eltern und Großeltern mit dir gemacht haben und von dir gehalten haben – wir stehen hinter dir! Wir halten zu dir, und wenn nötig, auch gegen deine Eltern und Großeltern!‹ Wer könnte das sein? Ihre Urgroßeltern oder Ururgroßeltern? Wie weit müssten wir da gehen?« – »Bis in die Steinzeit!«, sagte die Frau.

Hierhin passt der Ahnenkult: Die Vorfahren können in der Not um Hilfe gerufen werden. Und von hier ist es nicht mehr weit zu der Vorstellung, dass sich Vorfahren auch gegen die Haltung der Eltern und Großeltern für die Klientin entscheiden und sich mit ihr verbünden können.

Natürlich kann man die Worte der Ahnen nonverbal intensivieren. Man kann sie mit einer hellen und freundlichen oder einer leidenschaftlichen und kämpferischen Stimme aussprechen.

Man kann das »wir« der Ahnen, das »hinter« oder auch das »dir« der Klientin besonders betonen, um die neu entdeckten Beziehungen zu verstärken.

Natürlich kann man ebenso freundlich oder leidenschaftlich anmutende Bewegungen und Gesichtsausdrücke einsetzen, um die Botschaft der Ahnen an die Klientin besonders zu unterstreichen.

»In Ordnung. Dann rufen Sie einmal alle Ihre Vorfahren aus der Steinzeit herbei, die bereit sind, Ihre Familie zu sein und hinter Ihnen zu stehen, und die sagen: ›Wir heißen dich als unsere Nachkommin willkommen, wir halten zu dir, und wenn nötig, sogar gegen deine Eltern und Großeltern!‹ Das müssen ja enorm viele sein. Schauen Sie sich vor Ihrem inneren Auge an, wo die alle stehen oder sitzen. Wie ist das für Sie?« – »Das ist sehr schön. Das fühlt sich stark an.«

Die guten Ahnen werden herbeigerufen und visualisiert. Um ihre Macht zu betonen, wird darauf hingewiesen, dass die älteren Generationen den jüngeren auch zahlenmäßig überlegen sind. Die Zahl der

Ahnen nimmt von Generation zu Generation zu. Der scheinbar nachteilige Umstand, dass die hilfreichen Ahnen der Klientin in unvorstellbar ferne Zeiten entrückt scheinen, wird positiv umgedeutet und von der Implikation her gesehen, dass die Zahl der Menschen, die ihr dort helfen können, mehr werden, je mehr Generationen sie von der Klientin entfernt sind.

Das Gesagte kann wieder mit urtümlichen Gesten unterstrichen werden. Man könnte sich verhalten, als ob man einen Speer in der rechten Hand hielte und sich mit der linken auf die Brust schlüge oder mit einer ausladenden Armbewegung ein Willkommen ausdrückte.

Die Rede von den vielen Verwandten kann durch einen Rundblick in die Ferne verstärkt werden.

Die Stimme kann an diesem Punkt staunend, ergriffen, beeindruckt klingen. Die abschließende Frage »Wie ist das für Sie?« würde ich schnell und lebendig ausdrücken, im hellen Tonfall positiver Erwartung.

»Stellen Sie sich vor, der Raum, in dem die Elfe ist, hat eine Tür, und jemand von den Ahnen hat einen Schlüssel und befreit die Elfe. Wer müsste da kommen?« – »Die kommen da nicht rein.« – »Liegt das daran, dass die Elfe sie nicht hereinlässt?« – »Das kann sein.« – »Kann es sein, dass der Schlüssel innen ist und darum die Elfe die Tür aufschließen müsste?« – »Ja, die Tür geht nur von innen auf, aber die Elfe geht nicht raus.«

Ich deute es so, dass es für die Elfe (also vielleicht für die Frau, die teils aus dem Heute, teils in ein Embryonalstadium regrediert die Situation betrachtet) zu riskant erscheint, Verwandten zu vertrauen. Sollte die Elfe sich befreien lassen, würde wohl eine Vertrauensperson benötigt, auf die sie sich absolut verlassen kann.

Ich redete über »die beste, liebevolle Mutter, die Sie sein können«, und sagte, dass »die Person, die Sie als diese Mutter sind«, zur Elfe kommen könne. »Bitten Sie doch die Elfe, dass sie einmal probeweise zusammen mit dieser liebevollen Person und unter dem Schutz der Ahnen einen Schritt auf die Türschwelle setzt und, wenn das in Ordnung ist, einen Schritt davor und dann, immer mit dem Recht, in ihren Schutzraum zurückzukehren, weitere Schritte …« Die Elfe ließ sich darauf ein.

So eskortiert und mit dem Recht versehen, jederzeit die vorige Haltung wieder einzunehmen, kann sich die Elfe auf die Außenwelt einlassen.

»Was ist denn jetzt aus Ihrem Baum geworden?«, fragte ich, nachdem

die Elfe befreit war. »Der ist jetzt im Boden verwurzelt. Er hat Äste und Zweige und grüne Blätter und Blüten.« – »Und aus dem Torso?« – »Der Körper hat jetzt Arme und Beine. Er ist auch nicht mehr aus Stein, sondern ist lebendig und kann sich bewegen.«

Die Frau kam noch ein weiteres Mal in Therapie und erklärte, sie denke, dass das Problem mit dem freihändigen Zeichnen der Arabesken nicht mehr bestehe. Sie wolle jetzt das Thema des sexuellen Missbrauchs aufarbeiten, werde sich dafür aber eine Frau als Therapeutin suchen.

Mit dem Bild der Elfe haben sich auch die anderen Bilder, die eine Beschränkung der Entfaltungsmöglichkeiten der Frau beinhalten, verändert. Offenbar besteht auch das Ausgangsproblem nicht mehr.

6.6 Die Delfine des nie Dagewesenen – Das gute Ende ohne guten Anfang

Eine Frau bat um eine hypnotherapeutische Sitzung, weil sie, wie sie sagte, »krankhaft eifersüchtig« sei. Ihr jetziger Partner sei der Erste, der damit zurechtkomme. Wenn er außer Haus sei, rechne sie damit, dass er Beziehungen zu anderen Frauen pflege und womöglich fremdgehe. Sie frage ihn regelmäßig, wo er gewesen sei und wen er getroffen habe, obwohl er gut zu ihr sei und ihr keinen Anlass zu Misstrauen gebe. Schon bei ihren früheren Partnern habe sie immerzu erwartet, dass sie sich wegen einer anderen Frau von ihr trennen würden.

Sie erzählte, dass sie sich oft frage, ob sie in ihrer Kindheit sexuell missbraucht worden sei, dass sie aber keine konkreten Erinnerungen dazu hätte.

Auf angenehme Lebenserinnerungen hin angesprochen, erzählte sie, dass sie gerne schwimme und tauche, vor allem aber berichtete sie von einer traumhaft schönen Karibik-Kreuzfahrt, die sie vor einigen Jahren mit einer Freundin unternommen habe. Sie schwärmte von den weißen Stränden und erzählte von Delfinen, die ihr Schiff begleitet hatten.

Die Frau hatte nach einer Hypnotherapie gefragt, um ihr Anliegen zu bearbeiten. Die Delfine und das Tauchen schienen mir nützlich, um eine Trance zu induzieren, in der wir ungewohnte Erfahrungen des Vertrauens simulieren und in die Lebenserfahrungen der Klientin integrieren könnten.

Neben diversen Detailinterventionen besteht das zentrale Vorgehen im geschilderten Therapieabschnitt darin, gute Erfahrungen, die die Klientin möglicherweise nie gemacht hat und daher nicht als Teil von sich und ihrer Lebensgeschichte wahrnimmt, zunächst in einer anderen Welt – der Welt der Delfine – auf sichere Weise erlebbar zu machen, sie zu erkunden und im eigenen Leben verfügbar zu machen. Es geht darum, ein Urvertrauen, das sich aus ihrer Biografie nicht ableiten lässt, in einer fiktiven Welt erfahrbar zu machen und dieses dann in ihre eigene Welt mit ihren aktuellen Herausforderungen zu übertragen.

Die Welt der Delfine wird aus verschiedenen Gründen gewählt. Zum einen sind die Tiere durch die Karibikerinnerungen und Taucherfahrungen der Klientin positiv besetzt (und werden auch sonst von den meisten Menschen gemocht), zum anderen sind es gesellig lebende Wesen, bei denen Attribute wie »*Vertrauen*« und »*Liebe*« plausibel klingen dürften, und schließlich ist ihr Rhythmus des Auf- und Untertauchens geeignet, um die Trance-Erlebnisse metaphorisch zu versinnbildlichen.

Nach einer Weile sagte ich zu ihr: »Achten Sie einmal auf den Klang meiner Stimme, und Sie können sich vor Ihrem inneren Auge vorstellen, was Sie an diesem Strand sehen können und welche Farbe das Meer hat. Sie können Geräusche hören, und das können Möwen, ein Schiff oder das Rauschen der Palmblätter sein, Sie bemerken vielleicht auch eine leichte Brise auf Ihrer Haut.«

Die Fokussierung der Klientin »*auf den Klang meiner Stimme*« bedeutet, dass der Sprecher, die Gesprächssituation und die angesprochenen Inhalte doppelt dissoziiert werden: Zum einen geht die Fokussierung weg vom Sprecher zu »*meiner Stimme*«, zum Zweiten weg von der Stimme zum »*Klang meiner Stimme*«. Obwohl die Formulierung unverfänglich klingt (und deshalb vom Bewussten nicht beanstandet wird), ist eine kritische Bearbeitung der angebotenen Inhalte, nachdem die Anweisung akzeptiert und umgesetzt wurde, kaum möglich.

Auch der Hinweis aufs »*innere Auge*« defokussiert die Klientin von der aktuellen Wahrnehmung und verhindert eine Diskussion der mitgeteilten Inhalte durch skeptische Stimmen, die Veränderung vermeiden und bisherige Verhaltensmuster bewahren möchten. Die beschriebenen Sinneseindrücke intensivieren dieses Ausblenden der aktuellen Realität.

Das Wort »*einmal*« enthält eine beiläufige, leichte, harmlose Note.

In einer so unverbindlichen Atmosphäre ist es leichter, Neues auszuprobieren.

Die Formulierung »*Sie können*« schafft einen Eindruck von Wahlfreiheit. Das trägt dazu bei, das kritische Denken – und so die Wirksamkeit von Glaubenshaltungen, die Veränderung verhindern könnten – zu reduzieren.

»*Sie können die Bilder auch abändern und können sich vorstellen, wie man durch eine Kamera aufs Meer hinausschaut, und mit einem leichten Schwenk nach rechts können Sie bemerken, dass da irgendwo Delfine ganz dicht unter dem Wasser schwimmen, und manchmal springen sie.*«

Wenn wir davon ausgehen, dass Metaphern therapeutisch wirksam sind, ist »*die Bilder … abändern*« ein Angebot, das dargebotene Material so anzupassen, dass es den Zielen der Klientin besser dient, als die Formulierungen des Therapeuten es hätten erreichen können.

Die Kamerametapher impliziert, dass weite Teile des Bewusstseins ausgeblendet werden und dass die Frau ihr Erleben wie einen Film, den sie selbst dreht, aktiv gestalten kann. Impliziert wird auch die Möglichkeit, den Film ihres Erlebens später in jeder erdenklichen Weise weiter zu bearbeiten, sodass er ihren Wünschen entspricht.

»*Unter dem Wasser schwimmen*« ist eine Metapher für »*in Trance sein*«, also für eine Ausblendung des Bewusstseins. Zwar impliziert »*manchmal springen sie*« ein Auftauchen ins bewusste Erleben, aber das kann per definitionem nur kurz dauern. Die Ermunterung zum »*springen*« scheint eine Wahlfreiheit zwischen Trance und Wachzustand zu beinhalten. Tatsächlich bestätigt jeder »Sprung« im Erleben dieser Metapher nur, dass fast das gesamte Erleben unter Wasser, also unbewusst, stattfindet. Entsprechend tauchen die Delfine auch anschließend ab …

»*Und Sie brauchen gar nicht zu wissen und können ganz einfach Ihren Bedürfnissen folgen und können bemerken, wie leicht sich das in Ihnen entscheidet, ob Sie gerne tiefer und tiefer sinken in so eine angenehme Trance und weiter nach unten sinken möchten, oder noch mal auftauchen. Sie können, wenn Sie wollen, immer tiefer gehen und sich vorstellen, ein Delfin zu sein und mit den anderen Delfinen zu tauchen.*«

Erlaubende Formulierungen werden gewählt, um Konflikte zwischen den bisher bevorzugten und den für die Zukunft vorgeschlagenen Erlebens- und Verhaltensmustern zu vermeiden.

»Nicht wissen« ist eine Umschreibung für Trance[31]. Im Allgemeinen ist *»wissen«* positiv konnotiert. Hier wird *»nicht zu wissen brauchen«* als Privileg behandelt, so als sei *»wissen«* anstrengend. *»Ganz einfach Ihren Bedürfnissen folgen«* wird als wohltuende Alternative angeboten, obwohl es mit Wissen oder Nicht-Wissen nicht wirklich etwas zu tun hat.

Die bewusstseinsnahen Teile des Erlebens mögen der Meinung sein, es werde noch von den Delfinen gesprochen. Über weite Strecken wird das *»Sie«* aber doppeldeutig verwendet. Wann »sie, die Delfine« gemeint sind und wann es um »Sie, die Klientin« geht, bleibt unklar. Dadurch sind die angebotenen Inhalte hinsichtlich der Sicherheit und Möglichkeit ihrer Umsetzung für die kritischen Anteile der Klientin nicht anfechtbar.

Nicht die Klientin entscheidet, sondern *»es entscheidet sich«* in ihr, das heißt, nicht ihr bewusstes Erleben mit seinen einschränkenden Haltungen, sondern ihr Unbewusstes mit seinen weitreichenden Möglichkeiten übernimmt die Verantwortung für den Prozess.

Weiter wird der Eindruck von Wahlfreiheit vermittelt, wobei alle Optionen zum tiefen Eintauchen in die erweiterten Möglichkeiten des Unbewussten einladen und alle Optionen wie ein Geschenk dargeboten werden.

»Und Sie wissen, die Delfine folgen einfach ihren guten Bedürfnissen. Wem oder was immer Sie folgen, meine Stimme ist mit Ihnen unterwegs.«

Weiterhin ist unklar, wann die Klientin und wann die Delfine gemeint sind.

Neben dem Adressaten bleibt auch der Absender der Botschaft verborgen. Seine Stimme ist sozusagen körperlos unter Wasser unterwegs. Suggeriert wird, dass die Klientin ihre Bedürfnisse erfüllt, dass dies gut ist und dass die Stimme sie begleitet. Das klingt nach Autonomie. Dass die Stimme auch Inhalte vermittelt, ist ausgeblendet.

Zwischen dem, was die Stimme sagt, und den guten Bedürfnissen, denen die Klientin folgt, wird nicht unterschieden. Die Botschaft der Stimme umzusetzen und die eigenen Bedürfnisse zu erfüllen, wird implizit als dasselbe dargestellt. Das bedeutet nicht unbedingt, dass die Bedürfnisse an die Botschaft der Stimme angepasst werden, es kann

31 Erickson, Rossi 1981b, S. 44 f., vgl. Hammond 1990, S. 29.

auch bedeuten, dass die Botschaft der Stimme den Bedürfnissen der Klientin angepasst wird. Es bedeutet auch: Sollte die Klientin in ein traumatisches Erleben abgleiten, folgt sie im Zweifel der Stimme, die sie wieder aus diesem Erleben hinausbegleiten wird.

»Und das kann sehr angenehm sein, dass Sie wissen, dass Sie jederzeit auftauchen können oder noch tiefer eintauchen.«

Als zusätzliche Sicherheit wird die Möglichkeit etabliert, aus einem unangenehmen hypnotischen Erleben jederzeit autonom in den Wachzustand aufzutauchen.

»Und dass Ihr Inneres Sie sehr gut schützt, besser als jeder Mensch auf dieser Welt das gerade könnte. Dass Ihr Inneres Sie so gut schützt wie die besten Möglichkeiten, die Sie in sich haben, und es geht sogar darüber hinaus. Es geht über die besten Möglichkeiten der Menschen, die in ihrem Leben am besten für Sie sorgen konnten, hinaus.«

Die Fähigkeit des Unbewussten (oder einer geistigen oder spirituellen Welt, mit der die Klientin in Verbindung steht), einen besonderen Schutz vor Belastungen aufzubauen, wird aktiviert. Implizit wird darauf hingewiesen, dass dieser Schutz über das hinausgeht, was …

- der Therapeut mit seinen Worten ausdrückt,
- die Klientin an besten Möglichkeiten in sich trägt,
- diejenigen der Klientin gaben, die am besten für sie sorgten.

Impliziert wird also, dass die Klientin aus einer Quelle, die *»Ihr Inneres«* genannt wird, einen Schutz bezieht, der über die Grenzen ihrer Erfahrung hinausreicht.

»Und manchmal kann man Dinge auch kritisch sehen und gleichzeitig sagen, unter diesem Gesichtspunkt ist gut für mich gesorgt worden.«

Etabliert wird die Fähigkeit, bei einem gleichzeitigen Erleben aufbauender und destruktiver Erfahrungen beides voneinander zu trennen, das Destruktive abzuweisen und das Aufbauende anzunehmen. Für die Erfahrung von Vernachlässigung oder aktiver Misshandlung in der Familie bedeutet das beispielsweise, dass die zerstörerischen Teile des Erlebens vom Ich-Erleben dissoziiert werden, während das, was aufbauend ist und als »Liebe« gelten kann, herausgefiltert und angenommen werden kann.

»Das kann Ihr Inneres so miteinander kombinieren und verknüpfen, dass das Beste und uneingeschränkt Gute, was Menschen irgendwo jemals für Sie gegeben haben, miteinander in der besten Art, die Ihre Seele

kennt, so verbunden und verknüpft und vielleicht, wenn Ihr Inneres möchte, dann auch multipliziert wird oder gewissermaßen in einen neuen Bereich hineinkopiert und übertragen wird, dass diese besten Dinge für Sie jederzeit in der besten Weise für Sie verfügbar sind, sodass Sie mit einem staunenden Vergnügen wahrnehmen können, wie viel Gutes sich in Ihnen auf wie viele gute Weisen verknüpft, wie eine wohltuend neue, solide Grundlage von Identität, als der neue, gute, verlässliche Rahmen, an den sich Ihre Persönlichkeit hält.«

Insgesamt vier Mal wird das Wort »*beste*« eingestreut[32], verstärkt durch Begriffe wie »*jemals*« und »*jederzeit*«. Zusätzlich ist vier Mal von etwas »*Gutem*« die Rede, jeweils verbunden mit den Attributen »*uneingeschränkt*«, »*wie viel*«, »*neu*« und »*verlässlich*«.

Die so eingestreuten Begriffe können leicht betont werden, um ihnen eine vorrangige Bedeutung zu geben und die Attraktivität des Gehörten für das emotionale Erleben der Klientin zu erhöhen.

Ebenso können mit der Stimme oder mit Bewegungen die Begriffe hervorgehoben werden, die ausdrücken, dass das gute Erleben der Klientin vermehrt, verwoben und stabilisiert wird, also die Begriffe »*kombinieren*«, »*verknüpfen*« (3 ×), »*miteinander*«, »*verbinden*«, »*multiplizieren*«, »*hineinkopieren*«, »*übertragen*«, »*verfügbar*«, »*solide*«, »*Grundlage*«, »*verlässlich*« und »*halten*«.

Der Klientin werden verschiedene Optionen zur Auswahl gegeben, die ein unübersichtliches Feld an Wahlmöglichkeiten erschaffen. Sie wird vermutlich tiefer in Trance gehen, um eine groß angelegte Suche nach der Bedeutung des Gesagten und den Auswirkungen der unterschiedlichen Optionen für sich zu beginnen. Unvereinbare, unlogische und paradoxe Verknüpfungen intensivieren die Suche. Milton Erickson sprach von einfachen »Kopplungen« (oder »Bindungen«), wenn Dinge im Sinne einer Konditionierung miteinander verknüpft werden, und von doppelten Kopplungen (oder »Doppelbindungen«), wenn inkongruente, widersprüchliche, paradoxe oder schwer gegeneinander abzuwägende Optionen so nebeneinandergestellt werden, dass eine komplexe Suche des Unbewussten initiiert wird[33].

Die Unterscheidung von konstruktiven und destruktiven Erfahrungen soll also verbunden werden mit einem Prozess, in dem die bes-

---

32 Zur Einstreutechnik vgl. Hammond 1990, S. 22.

33 Erickson, Rossi 1982b, S. 66 ff., Short, Weinspach 2007, S. 246 ff.

ten Lebenserfahrungen (und insbesondere Erfahrungen mit der Liebe von Menschen) miteinander verknüpft werden. Dies folgt dem zweiten Teil des erwähnten Grundsatzes »Probleme trennen, Lösungen verbinden«.

Außerdem sollen diese besten Lebens- und Liebeserfahrungen *»multipliziert«*, also in ihrer Bedeutung vergrößert werden, sodass sie zahlreicher und bedeutungsvoller erlebt werden als bisher.

Sodann sollen diese (zuvor vom Destruktiven unterschiedenen, dann miteinander verknüpften und dann vervielfältigten) besten Erfahrungen *»in einen neuen Bereich hineinkopiert und übertragen«* werden. Das heißt, sie sollen dort verfügbar werden, wo ein stärkendes Erleben besonders benötigt wird. Da die Klientin mit dem Anliegen kam, die *»krankhafte Eifersucht«* gegenüber ihrem Partner zu überwinden, ist dies sicher einer der Bereiche, wohin ihr Unbewusstes das hilfreiche Erleben bringt.

Ausgedrückt wird, dass dieses Netz von gutem Erleben für sie *»jederzeit«* verfügbar sein werde.

Das *»staunende Vergnügen«* impliziert, dass das erreichte Glück die Erwartungen der Klientin übersteigen und dennoch unbestreitbar da sein wird, eine unabweisbare Wirklichkeit, die doch nicht selbstverständlich ist.

Das Staunen darüber, *»wie viel Gutes sich in Ihnen auf wie viele gute Weisen verknüpft«*, impliziert, dass die Klientin ein komplexes Netz von Positivem vorfinden wird. Die Zahl der guten Erfahrungen und ihrer Verknüpfungen miteinander ist unüberschaubar groß.

Dieses Netz von positivem Erleben wird nun weiter stabilisiert (nachdem es schon durch die jederzeitige Verfügbarkeit und das *»staunende Vergnügen«* gefestigt wurde), indem das beschriebene Netz mit der *»Identität«* und *»Persönlichkeit«* der Klientin gleichgesetzt wird.

Zum einen wird dieses Erleben als neu gekennzeichnet und so von allem Bisherigen unterschieden: Es ist eine *»wohltuend **neue** … Grundlage von Identität«* und »der ***neue*** … *Rahmen, an den sich Ihre Persönlichkeit hält«*.

Zum anderen wird das Erleben als *»**solide** Grundlage von Identität«* und der *»**verlässliche** Rahmen«* für die Persönlichkeit definiert. Das impliziert, dass das neue Erleben das vorige stabil und dauerhaft ersetzt.

»Während ein Teil von Ihnen dafür sorgen kann, dass dieses wunder-

bare Karibikgefühl wie eine besondere Form von überraschender Erholung ist, und es kann auf eine scheinbar ein bisschen traurige Weise zutiefst beglückend sein zu bemerken, dass in Ihnen die Karibik immer noch da ist und immer wieder kommen kann … und während etwas daran ein ganz klein wenig schmerzlich oder traurig sein kann, kann das wunderschöne Kraftspendende stärker und stärker werden, und Sie können bemerken, wie in Ihnen ein Teil ist, und der kann auch etwas versteckt sein, der etwas darüber weiß, dass Sie zutiefst geliebt sind.«

Die Dissoziation von Menschen in »*Teile*« ist immer Trance induzierend und entzieht das Gesagte dem kritischen Verstand, der nun von dem »*Teil*« abgetrennt ist.

Die vorher ermittelte Ressource »*Karibikgefühl*« wird reaktiviert und mit positiven Begriffen wie »*wunderbar*«, »*besonders*« und »*Erholung*« verstärkt.

Das belastende Erleben, das die Eifersucht der Klientin begründet hat, wird mit den Worten »*auf … traurige Weise*« in den Blick genommen und …

- durch »*scheinbar*« dissoziiert,
- durch »*ein bisschen*« abgeschwächt und
- durch »*zutiefst beglückend*« paradox aufgelöst.

Das Vorgehen wird in der zweiten Hälfte des Satzes wiederholt.

Mit der Stimme, dem Gesichtsausdruck und Gesten können genau diese Begriffe, die das Traurige reduzieren und auflösen, besonders hervorgehoben werden.

Ein solcher Satz kann mit Betonung vieler Worte gesprochen werden: Hervorgehoben werden dann etwa die Worte »*wunderbar*«, »*besondere*«, »*überraschende Erholung*«, »*scheinbar*«, »*bisschen*«, »*zutiefst beglückend*«, »*immer noch da*«, »*immer wieder*«, »*ganz klein*«, »*wunderschön*«, »*Kraft*«, »*stärker und stärker*« und »*zutiefst geliebt*«. Ich würde den Klang der Stimme mit Weichheit, Wärme und Freundlichkeit füllen – als ginge es darum, dass die Klientin ein Sonnenbad in Worten von Liebe und Vertrauen nehmen darf, um Kraft zu schöpfen und die Erkältung ihrer Seele zu kurieren.

An ein oder zwei Stellen, etwa nach »*immer wieder kommen kann …*« und nach »*zutiefst geliebt sind*«, würde ich vielleicht tief durchatmen, also ein Aufatmen des Loslassens vorleben, welches die Klientin, wenn es für sie passt, erwidern und selbst ausdrücken kann.

Die Erfahrung der Wehmut nach einer schönen Reise wird genutzt, um die Idee »Ich bin geliebt und liebenswert« für die Klientin (trotz des ewigen Risikos, dass auf Liebe Enttäuschung folgt) plausibel und emotional annehmbar zu machen: Das Schöne darf gelten, auch wenn etwas Schmerzliches dabei mitschwingt.

Die behauptete Erfahrung, *»liebenswert«* zu sein, wird in einen *»versteckten«* Teil dissoziiert, um sie vor Impulsen, die die Klientin vor Enttäuschung schützen wollen, zu verstecken.

Obwohl dieser Teil den kritischen oder Liebe abweisenden Instanzen entzogen ist, wird gesagt, sie selbst (also bewusstere Schichten ihres Erlebens) könne *»bemerken«*, dass sie *»zutiefst geliebt«* sei.

Zu diesem bedingten Verborgensein passt, dass der genannte Teil nur *»etwas verborgen«* sein *»kann«* und dass er nichts über die Liebe behauptet, dem widersprochen werden könnte, sondern *»etwas darüber weiß«*.

»Etwas von Ihnen kann von den Delfinen unbewusst lernen. Es braucht nicht auf Ihre Erfahrung zu gründen, sondern Sie können sich die Erfahrung der Delfine ausleihen. ***Die brauchen nicht zu eifern,*** *die können einfach da sein, und* ***keiner sucht****, was keiner zu finden braucht.«*

Indirekt wird hier die Botschaft gegeben: »Sie brauchen keine Eifersucht«, verbunden mit der Anweisung, sie solle das *»unbewusst lernen«*, also nicht bewusst werden lassen und darum auch nicht diskutieren, ob es möglich und erlaubt sei, frei von Eifersucht zu sein.

Dieses unbewusste Lernen wird unterstützt: Nicht die Klientin selbst, sondern *»etwas von Ihnen«* soll die angebotenen Inhalte lernen.

Gleichzeitig mit dieser indirekten Anweisung wird der Begriff »Eifersucht« in zwei Fragmente zerteilt, in denen er seine ursprüngliche Bedeutung verliert. Unterschwellig schwingt die Erfahrung mit, dass ein zerteiltes Problem weniger mächtig und besser zu handhaben ist als das vollständige Problemerleben.

Wenn der Therapeut oder die Therapeutin die Worte *»brauchen nicht«* mit einer tiefen, leisen Stimme hervorhebt (und *»eifern«* unbetont lässt und fast verschluckt), erhält das *»nicht brauchen«* klaren Vorrang vor dem »eifern«. Gleichzeitig wird deutlich, dass etwas Undramatisches, Ruhig-Friedliches, also dem Gegenteil von Eifersucht, gemeint ist. So wird vermieden, dass der Fokus der Klientin auf die Eifersucht geht, sondern auf den Zustand, in dem die Eifersucht überwunden ist.

»Und keiner sucht nach dem, was es nicht gibt.« Das klingt logisch, auch wenn es Unsinn ist. In ihrem dissoziierten Zustand wird die Klientin den plausibel klingenden Satz wohl akzeptieren, mitsamt seiner Implikation: Was du suchst (beispielsweise Vertrauen), gibt es, also kannst du es auch finden.

Es impliziert auch: Suche Dinge, die es gibt, nicht solche, die es nicht gibt.

»Sondern einfach er und sie – sehr – auch – sehr – tief – leicht und froh – er und sie im Riff.«

Die Trance wird durch Konfusion vertieft.

»Sondern« impliziert hier, dass sie suchen, was es gibt, und wohl auch, dass sie finden, was sie gesucht hatten (vielleicht etwa »Vertrauen«).

Aktiviert wird die ermittelte Ressource des gemeinsamen Tauchens im Riff, als Beispiel und Metapher für ihren Umgang miteinander. Die Begriffe *»tief«* und *»leicht«* können in wörtlicher oder übertragener Bedeutung verstanden werden.

Die Partnerschaft *(»er und sie«)* wird in Andeutungen als *»sehr … tief«* sowie als *»sehr … leicht und froh«* bezeichnet.

Angedeutet wird, dass, was für ihn gilt, *»auch«* für sie gilt (vielleicht also, dass sie sich so eifersuchtsfrei verhält wie er).

Ebenso gut kann aber gemeint sein, dass, was für die Delfine gilt, *»auch«* für das menschliche Paar gilt.

»Er« und *»sie«* – die einzelne Betonung von Einzelpersonen beiderlei Geschlechts führt schon ins Umfeld sexueller Konnotationen. Das einfache, tiefe, leichte und frohe Tauchen im Riff kann erst recht unterschwellig als Hinweis auf eine erfüllte Sexualität verstanden werden.

»Er sucht nicht nach dem, was nicht da ist, sondern sie lassen sich vertrauensvoll treiben, treiben, vertrauensvoll, liebevoll. Sie sind gut geschützt, der Schwarm, oder nennt man das Schule, es ist eine Wirklichkeit des Glücks …«

Begriffe von Vertrauen, Liebe und Glück werden in größerer Zahl eingestreut und damit vorrangig gemacht.

Gleichzeitig wird die Konfusion erhöht, um Impulse von Widerspruch gegen dieses verletzbare Glück zu vermeiden. Dies geschieht durch Aneinanderreihen von Satzteilen und Wortfragmenten, die nicht ganz zueinanderpassen, und wiederum durch das Aufrechterhalten der Unklarheit, ob von Delfinen oder Menschen die Rede ist.

»*Treiben*« umschreibt Trance und wirkt dadurch Trance vertiefend.

»*Treiben*« umschreibt auch einen Zustand von emotionaler Unbeschwertheit, also das Gegenteil eifersüchtiger Gedanken.

Das Wort »*Schwarm*« assoziiert (neben der Erfahrungswelt der Delfine) in seiner zweiten Bedeutung verliebtes Träumen von einem anderen Menschen mit dem angesprochenen Vertrauen und Glück.

»*Treiben*« und »*Schwarm*« haben erotische Konnotationen. Wenn Worte mit gleichen Nebenbedeutungen nebeneinandergestellt werden, verstärken sich die gemeinsamen Nebenbedeutungen[34].

»*Schule*« wird synonym zu »*Schwarm*« gebraucht. Das Wort knüpft an die Delfinwelt und in seiner zweiten Bedeutung an Erfahrungen der Schulzeit an.

Dazu gehört sicher »*Lernen*«, im Zusammenhang von »*Schwarm*« und »*liebevoll*« aber auch die »erste Liebe«. So werden die Delfine in die frühere Lern-, Lebens- und Liebensgeschichte der Frau eingefügt.

Fragen *(»nennt man das Schule?«)* führen in eine Suchhaltung. Falls die Klientin »*Schule*« nicht positiv assoziieren möchte, hält die Frageform die Möglichkeit, nicht von Schule sprechen zu wollen, offen.

»*Und losgelöst und losgetrennt und überrascht viel später bemerken Sie, dass sich dieses Delfin-Erleben ›Vertrauen‹ ausbreitet, und bemerken, wie Menschen das, was sie woanders erleben, umsetzen können. Du kannst die Erfahrung des Delfins deine Erfahrung sein lassen. Du bist Delfin; was bei denen Liebe bedeutet, gilt für dich auch unter anderen Umständen später als Mensch, sodass es überraschend gar kein Abschied wird, sondern überraschend die Begrüßung der Liebe und des Vertrauens. In deinem Leben ist das Loslassen und Vertrauendürfen von vorher, was unter Menschen nicht zu gelten schien – Liebe und Vertrauen, Beständigkeit, Zuverlässigkeit.*«

Inmitten weiterer Konfusion wird mehrmals die Anweisung gegeben, den zuverlässigen, vertrauensvollen und liebevollen Umgang der Delfine miteinander in das menschliche Erleben zu übertragen, es dort »auszubreiten« und im Leben außerhalb der Trance verfügbar zu haben.

Die Begriffe »*losgelöst*«, »*losgetrennt*«, »*überrascht*« beziehungsweise »*überraschend*«, »*Abschied*« und »*scheinen*« können als Aufforderung verstanden werden, sich vom bisher eingeübten Verhalten zu trennen.

---

34 Siehe die Geschichte »Schneckenrennen« in Hammel 2009, S. 113 f.

Mit dem zweimaligen *»überraschend«* wird eine etwaige Skepsis oder ein Zögern der Klientin, sich auf Vertrauen in der Liebe einzulassen, aufgefangen: Es wird signalisiert, dass das gewünschte Gute kommt, obwohl ein Teil von ihr das nicht erwartet hätte.

Auch das *»viel später«* entzieht den Aufbau von Vertrauen und Liebe bis auf Weiteres dem kritischen Verstand und den Instanzen, die sie möglicherweise vor Enttäuschung schützen wollen, indem sie Gutes, was verloren gehen könnte, abwehren. Das geschieht, bis sie feststellt, dass sich das Gute schon *»ausbreitet«* und sie es *»umsetzen«* kann.

»Deine Seele kann sich ausleihen von der Seele der Delfine das Vertrauen und Verlassen – sich vertrauensvoll überlassen – und dabei etwas Überraschendes bemerken, dass das Wort verlassen, wie wenn man einen verkehrt herumgedrehten Handschuh richtig herumdreht: Vorher klang das Wort nach Einsamkeit. Du drehst es herum, und es hat jetzt vorrangig etwas mit vertrauensvoll überlassen zu tun. Das wird die vorrangig neue Bedeutung des Wortes ›verlassen‹: ich darf vertrauen.«

Die Idee des Übertragens von Vertrauen aus der Welt der Delfine in die menschliche Welt wird ausgebaut.

»Ausleihen« klingt unverbindlich. Man kann das Ausgeliehene ja wieder zurückgeben. Etwas Neues auszuprobieren ist leichter, wenn man es bei Nicht-Gefallen wieder zurückgeben darf. Genau genommen muss man das Geliehene ja wieder zurückgeben. Da aber keine Leihfrist genannt wird, bin ich zuversichtlich, dass die Klientin das Vertrauen der Delfine, wenn es ihr gefällt, mindestens bis zu ihrem Lebensende behalten wird.

Die Mehrdeutigkeit des Wortes *»verlassen«* wird genutzt, um die Erfahrung der Frau *»verlassen«* zu sein zu überführen in die Erfahrung, sich auf jemanden *»verlassen«* zu können. Die zweite Bedeutung wird als vorrangig vor der ersten definiert. Implizit wird vorausgesetzt, dass dieser Vorrang nicht nur für die Interpretation des Wortes, sondern für die Interpretation des Lebens durch die Klientin gelten wird. Da zwischen der Wortdeutung und der Lebensdeutung nicht unterschieden wird, nimmt die Klientin mit der einen Botschaft (»Das Wort erhält eine neue Deutung«) auch die andere an (»Dein Leben erhält eine neue Deutung«).

Die Metapher des umgestülpten Handschuhs, der auf seine richtige Seite gedreht wird, wird mit der neuen Deutung des Lebens verknüpft.

Sinngemäß wird anerkannt, dass der bisherige Umgang mit dem Leben zwar möglich, aber doch ungeeignet war und die Bestimmung des Lebens in ihr Gegenteil verkehrt hatte.

Impliziert wird auch, dass die Umkehrung von Verlassen-Sein in Sich-verlassen-Können möglich und nicht allzu schwierig ist. Die Plausibilität des Bildes verhindert eine Diskussion darüber, ob Vertrauen ab jetzt möglich und einfach erreichbar sein könnte.

»Das ist eigentümlich. Dieses Wort hat eine neue Bedeutung. Gut geschützt, auch mit den Kräften der Delfine gut ausgestattet, kannst du dafür sorgen, dass etwas in dir bemerkt, dass in dir etwas begonnen hat, sich zu verändern – auf erleichternde kraftspendende Weise …«

Die Konfusion wird vertieft, Bisheriges wird zusammenfassend bestätigt. Impliziert wird, dass das Unbewusste, dem die Klientin selbst einen Impuls der Bestätigung für die begonnene Veränderung gibt, diesen dann wahrnimmt und dabei Erleichterung und Kraft erlebt.

Das Wort *»begonnen«* drückt indirekt aus, dass die Veränderung, die die Klientin erlebt, nicht abgeschlossen ist, sondern fortschreitet.

6.7 Der Korb, der durch die Zeiten geht – Das gute Ende der Gegenwart in der Vergangenheit

Eine mögliche therapeutische Herangehensweise ist es, die Klienten ihr Symptom imaginativ in einen Korb legen zu lassen, ihnen zu sagen, dass ihr Unbewusstes sie gut beschützt, sodass sie sicher und gut aufgehoben sind, und sie dann mit dem Korb eine Zeitreise zurück durch ihr Leben machen zu lassen. Dort, wo das Symptom entstanden ist, sollen sie das Symptom aus dem Korb nehmen und ablegen. Sie können zum Symptom sagen: »Danke: Du hast in dieser Zeit einen Sinn, darum lege ich dich hier ab. In der Gegenwart brauche ich dich nicht mehr. Darum kannst du in der Vergangenheit bleiben.« So gebe ich den Klienten die Anweisung, bis zu ihrer Empfängnis zu gehen und dann genauso allmählich zurückzukommen. Auf dem Rückweg sollen sie alle Ressourcen, die geeignet sind, das erwünschte symptomfreie Erleben zu erzeugen (also alle guten Erfahrungen, erfolgreichen Strategien, schlafreichen Zeiten), pflücken und mitnehmen und dorthin bringen, wo sie gebraucht werden – sei es in der Gegenwart oder in einer anderen Vergangenheit. Und sie sollen sich darauf verlassen, dass diese Ressourcen ihnen jederzeit in der Zukunft verfügbar sind.

Bei einem Vorgehen dieser Art ist die Absicherung zu Beginn wichtig, also etwa der Hinweis, dass ihr Unbewusstes sie gut beschützt, sodass sie überall auf dem Weg sicher sind und sich so wohlfühlen, wie sie es brauchen. Ohne eine solche Absicherung könnten Klienten traumatische Erlebnisse, die auslösend für die aktuellen Probleme waren, mit dramatischer Intensität wiedererleben und in schwer kontrollierbare Panik- oder Erstarrungszustände geraten, die weder der Therapie noch dem Wohlbefinden zuträglich sind.

Die Hypnosesitzung mit der eifersüchtigen Frau, von der im letzten Kapitel die Rede war, setzte ich mit dieser Art von Intervention fort. Ich sagte zu der Klientin:

»… dieses Entdecken kann dazu beitragen, dass es leichter und ohne Weiteres möglich ist, dir vor deinem inneren Erleben einen Korb vorzustellen, in den du bestimmte Dinge hineintust, Erlebnisse, Erinnerungen, die du gerne in gewisser Weise abgeben möchtest. Und in diesen Korb kannst du bestimmte Verhaltensweisen legen, die du in gewisser Weise ablegen und aufgeben möchtest.«

Scheinkausalitäten wie *»dies … kann dazu beitragen«* und Begriffe wie *»entdecken«*, *»leicht«*, *»ohne Weiteres«*, *»möglich«*, *»gerne«*, *»können«*, *»möchten«* erzeugen eine Atmosphäre, in der gewünschte Veränderungen in spielerischer Leichtigkeit und mit großer Selbstverständlichkeit vollzogen werden. Die sonst üblichen Bedenken, ob Veränderungen möglich, wertvoll und sicher sind, geraten aus dem Blick.

Sich etwas lediglich vor dem *»inneren Erleben … vorzustellen«* scheint unverfänglich und sicher und ist damit etwaigen Bedenken entzogen.

Scheinbar sehr konkret, tatsächlich aber sehr vage werden *»bestimmte Dinge«* und *»bestimmte Verhaltensweisen«* angesprochen, von denen sich die Klientin *»in gewisser Weise«* trennen möchte.

Das Weggeben des Unerwünschten wird durch Einstreuen synonymer Begriffe verstärkt: *»hineintun«*, *»abgeben«*, *»legen«*, *»ablegen«*, *»aufgeben«*.

Die Visualisierung und Externalisierung belastender Erlebnisinhalte als Gegenstände in einem Korb folgt der Regel, dass Problemaspekte voneinander und vom Ich-Erleben der Klienten getrennt werden, um die Handlungsfähigkeit der Klienten zu erhöhen, die Inhalte zu portionieren und gestaltbar zu machen.

»Und ich glaube, dass dazu wahrscheinlich auch bestimmte Verhaltensweisen dazugehören, die etwas zu tun hatten mit dem Wort ›Eifersucht‹ – wovon etwas in dir bereits weiß, dass sie jetzt schon nicht mehr gebraucht wird, weil dein Leben längst nicht mehr das ist aus den Zeiten, in denen diese Haltung ursprünglich einmal entstanden ist.«

Die Klientin wird aufgefordert, Verhalten, das zu *»Eifersucht«* passt, abzulegen. Der Form halber ist es eine Einladung, die Meinung des Sprechers zu überprüfen *(»ich glaube«* und *»wahrscheinlich«),* um eine Atmosphäre von gegenseitigem Einvernehmen in Bezug auf das Ablegen bisheriger Verhaltensmuster zu gestalten.

Die vagen Formulierungen *»bestimmte«* und *»etwas zu tun haben mit«* zielen darauf, dass das Unbewusste der Klientin auswählt, welche der Verhaltensweisen in diesem Kontext abzulegen sind.

Die Vergangenheitsform *»hatten«* dissoziiert die Eifersucht in die Vergangenheit und impliziert, dass die bisherigen Interventionen schon so wirksam sind, dass – anders als das Ablegen des Unerwünschten suggerieren könnte – die Eifersucht schon jetzt passé ist.

Das Eifersuchtserleben wird in die Welt der Begriffe hineindissoziiert, indem nicht mehr von der Eifersucht selbst, sondern von *»dem Wort ›Eifersucht‹«* die Rede ist.

Die Gewissheit, dass das Gute bereits da ist und alte Muster nicht mehr benötigt werden, wird mit *»etwas von dir bereits weiß«* vorsichtig eingeführt, um Diskussionen über die Wirksamkeit der bisherigen Therapie zu vermeiden.

Gleichzeitig wird diese Gewissheit mit *»wissen«*, *»jetzt schon«* und einer plausibel klingenden Erklärung als unumstößlich präsentiert.

Mehrfach wird die veränderte Situation nach den therapeutischen Interventionen vom früheren Leben unterschieden mit den Formulierungen *»nicht mehr«*, *»ursprünglich einmal«* und *»den Zeiten, in denen diese Haltung … entstanden ist«*, das Problemerleben wird also zeitlich dissoziiert.

»Diese Geschehnisse von damals sind glücklicherweise vorbei. Du kannst dir gratulieren oder kannst dir einfach mit Erleichterung aufatmend dankbar erinnernd danksagen – du hast es überstanden. Es ist vorbei, was damals auslösend zu dieser Eifersucht beigetragen hat.«

Zweimal *»vorbei«*, zweimal *»damals«*, einmal *»erinnern«*, einmal

»überstanden« – die Unterscheidung zwischen der aktuellen Situation und der früheren wird vertieft.

Für bewusstere Schichten des Erlebens ist unbestreitbar, dass frühere Ereignisse *»vorbei«* sind: Heute ist schließlich nicht früher. Im Raum steht aber auch, dass der Unterschied zwischen »vor der Therapie« und »nach der Therapie« gemeint sein kann. Da nicht spezifiziert wird, welche Differenzierung gemeint ist, wird mit der einen, unbestreitbaren Unterscheidung auch die andere, durchaus diskutierbare, angenommen.

Begriffe des Feierns besiegeln den Unterschied zwischen früher und heute beziehungsweise vor und nach der Therapie als dauerhaft gültig.

Nicht nur die Eifersucht, sondern auch die Auslöser der Eifersucht werden ins *»damals«* verbannt. Das impliziert, dass frühere Auslöser ihre Wirksamkeit ab jetzt verloren haben. Der englische Begriff für Auslöser (im psychologischen wie im bildhaft-wörtlichen Sinn der Metapher) ist »Trigger«. Die Trigger des eifersüchtigen Verhaltens werden also für ungültig erklärt.

Es bietet sich an, das erleichterte Aufatmen nicht nur vorzusprechen, sondern vorzuatmen. Die Wahrscheinlichkeit ist groß, dass die Klientin das Aufatmen der Erleichterung unwillkürlich aufgreift und es so für sich körperlich erfahrbar macht.

»So gab es in deinem Leben eine Art Missverständnis, wo ein Teil deiner Persönlichkeit in der besten Absicht, dich zu schützen, vor Enttäuschung vielleicht, oder auch in der besten Absicht, den Meinungen deiner Mutter oder anderen Leuten gerecht werden zu wollen, in dem Versuch, angenommen und liebenswert zu sein, Dinge getan hat, die sich unter anderen Hinsichten gar nicht bewährt haben.«

Angeboten werden verschiedene Weisen, die ursprünglichen Reaktionen auf belastende Ereignisse als *»Missverständnis«* eines Teils der Klientin zu sehen, wobei mehrfach zwischen der guten Intention und dem Misslingen der konkreten Strategie unterschieden wird. Das Misslingen wird in den Formulierungen *»Missverständnis«*, *»Absicht«*, *»Versuch«* und *»gerecht werden zu wollen«* (statt »gerecht zu werden«) implizit und im *»gar nicht bewährt haben«* explizit ausgedrückt. Die *»beste Absicht«*, etwa *»dich zu schützen«*, wichtigen Angehörigen gerecht zu werden, *»angenommen und liebenswert zu sein«* wird hervorgehoben, um in Übereinstimmung mit den angstvollen Anteilen weiter zu arbeiten. Diese sollen für eine therapeutische Kooperation gewonnen und nicht unterdrückt oder bekämpft werden.

Die Worte, die Vorrang erhalten sollen (da sie mit dem Ziel der Arbeit in Verbindung stehen), kann man in einer höheren Tonlage und lauter aussprechen als die Worte, die Nachrang erhalten (da sie mit dem Ausgangsproblem verknüpft sind). In höherer Tonlage und etwas lauter könnten die Worte *»besten«*, *»schützen«*, *»angenommen und liebenswert«* ausgesprochen werden. *»Enttäuschungen«*, *»Meinungen«*, *»gerecht werden«* könnten leiser und tiefer klingen. Auch können Worte besonders hervorgehoben werden, die das belastende Erleben der Klientin infrage stellen, also *»Missverständnis«*, *»ein Teil«*, *»vielleicht«*, *»zu wollen«*, *»Versuch«* und *»gar nicht bewährt«*.

»Du kannst all diese Dinge ablegen, die du nicht mehr brauchst, weil sie eigentlich aus deiner Vergangenheit kommen und vor allem, weil sie zu anderen Personen gehören, ganz gewiss zu anderen Personen als zu deinem Freund. Dein Unbewusstes kann sie zurückgeben zu den Menschen und Orten, zu denen sie gehören, und kann damit diese Eigenschaften und Verhaltensweisen hinüber- und hinaustragen aus der Beziehung zu deinem Freund. Und vielleicht gibt es noch andere menschliche Beziehungen, aus denen du diese Verhaltensweisen gerne hinaustragen möchtest, hinüber zu den früheren Beziehungen und in die Vergangenheit, wo sie hingehören, wo sie herstammen und wo sie einen gewissen Sinn ergaben.«

Das eifersüchtige Verhalten wird getrennt vom Ich-Erleben der Frau, von ihrer Gegenwart, von der Beziehung zu ihrem Freund und etwaigen anderen Beziehungen, in denen es eine Rolle spielt. Stattdessen wird es mit den Zeiten, Orten und Personen des Entstehungskontexts verknüpft.

Es wird anerkannt, dass diese Verhaltensweisen in einem früheren Kontext einen berechtigten Platz und einen Sinn hatten. Statt dass ihnen ihre Daseinsberechtigung abgesprochen würde, wird sie ihnen woanders zugesprochen. Indem der eifersüchtige Teil der Frau die Bestätigung, dass er sinnvoll ist, akzeptiert, nimmt er auch die Implikation an, dass er nicht im aktuellen, sondern in einem anderen Kontext wünschenswert ist. Die Eifersucht wird also nicht bekämpft (was sie womöglich mit noch vehementerem Aufpassen quittieren würde), sondern unterstützt, bestätigt und zur gedanklichen Zone der Vergangenheit hin verschoben.

Mit »*einen gewissen Sinn*« wird gleichzeitig infrage gestellt, dass das eifersüchtige Verhalten den Sinn hat, den die Frau ihm bisher gab, und dass es überhaupt viel Sinn hat. Indirekt wird in Zweifel gezogen, ob dieses Verhalten im Leben der Frau so wichtig ist, wie sie annahm. Damit wird ihr Glaube an die Bedeutsamkeit und Stabilität der Eifersucht in ihrem Leben unterminiert.

Gewisse Worte können mit einem kräftigen, etwas explosiven Ausatmen (oder einem solchen stimmlichen Ausdruck) verbunden werden, was den Eindruck erweckt, als würden sie beim Aussprechen gewissermaßen hinausgeworfen. Das bietet sich an bei den Ausdrücken beziehungsweise Silben »*all*«, »**ab**legen«, »**anderen** *Personen*«, »*ganz gewiss*«, »**zurück**geben«, »**hinüber**«, »**hinaus**tragen« und »**hin**gehören«.

6.8 Große Schwester, kleine Schwester – Das gute Ende der Vergangenheit in der Gegenwart

Die Therapie mit der eifersüchtigen Frau nahm ihren Fortgang mit einer Intervention, bei der die Klientin sich in einen Zustand versetzt, in dem sie viele Ressourcen hat und so dem Mädchen begegnet, das sie einmal war, das diese Ressourcen hätte brauchen können. Nun wird eine Begegnung zwischen der Ressourcen-Klientin und dem Mädchen, das sie einmal war und das Hilfe brauchte, inszeniert.

»Wohl nimmt man in gewisser Weise nochmals Dinge aus der Zeit von früher wahr, auf eine Weise, sodass jederzeit, wenn dein Inneres das will, karibische Kraft, vielleicht auch Delfinkraft zu einem Mädchen bringt, das es damals sehr, sehr dringend brauchen konnte.«

»*Wohl*« und »*in gewisser Weise*« wirken einschränkend und vermindern das Risiko, dass das Ansprechen der »*Zeit von früher*« – im Kontext der Therapie also der Entstehungszeit der Probleme – in der Klientin allzu negative Gefühle aufwühlt.

Das »*man*« vermindert die Identifikation mit dem Mädchen von damals.

Die Aussage »*wenn dein Inneres das will*« (statt »*wenn du willst*«) verstärkt die Tendenz, dass das Unbewusste der Frau anstelle ihres bewussten, absichtsvollen Denkens die Prozesse steuert.

Aufgerufen werden die vorher etablierten Ressourcen: Die angenehmen Erinnerungen an die Karibik und das inzwischen weit ausgebaute Netz von Suggestionen rund um die »*Delfine*«, beides verknüpft mit »*Kraft*«.

Die Alliterationen »*Wohl … Weise … wahr*« und »*karibische Kraft*« erhöhen die Eindringlichkeit. Die poetischen Elemente vermitteln den Eindruck, dass es sich um Worte von besonderer Bedeutsamkeit handelt.

Erst nach diesen Vorbereitungen wird das traumatische Erleben der Frau in einem früheren Lebensstadium angesprochen als dem »*Mädchen, das es damals sehr, sehr dringend brauchen konnte*«.

Was hier »*es*« ist, bleibt vage: Das Innere, das Gutes zum Mädchen bringt, dasjenige, was das Innere will, oder die guten Ressourcen und die Kraft … irgendetwas in diesem Zusammenhang ist gemeint. Dass nicht ganz klar ist, was angesprochen ist, fördert die Suchhaltung der Klientin.

Dies geschieht »*jederzeit, wenn dein Inneres das will*«, womit klargestellt wird, dass die Verknüpfung der guten Ressourcen mit den belastenden Erinnerungen nicht nur einmalig jetzt, sondern beliebig oft, etwa bei jeder Erinnerung an früher, erfolgen soll.

Dass das Mädchen diese Ressourcen nicht nur »dringend brauchte«, sondern »*dringend brauchen konnte*«, deutet an, dass die Ressourcen ihr Ziel erreicht haben und angekommen sind. Es ist nicht nur der Vorblick von »*sehr dringend brauchen*«, sondern schon der entlastete Rückblick auf das, was es »*damals … brauchen konnte*« enthalten. Die Dringlichkeit ist entschärft, also ist das Bedürfnis erfüllt worden.

»*Und es gibt eine Frau aus der Zukunft, die Liebe, Kraft und alle Schönheit, allen Liebreiz und alle Attraktivität, die in dir versammelt sein kann, in sich vereint.*«

Konstruiert wird die Frau, die sie in einer guten Zukunft ist, in der sie selbstbewusst auf sich schaut und keinen Grund zur Eifersucht hat.

Behauptet wird, dass es diese Frau »*aus der Zukunft*« tatsächlich schon gegenwärtig »*gibt*«.

Implizit behauptet wird auch, dass »*alle Schönheit, Liebenswertigkeit und Attraktivität … in dir versammelt sein kann*«, dass also die Frau geradezu eine Verkörperung solcher Eigenschaften sein kann.

Wenn man die Anfangslaute der Worte, die das Wohlergehen der

Frau ausdrücken, etwas länger beziehungsweise kräftiger als gewöhnlich ausspricht, kann man Assoziationen von Sehnsucht, Leidenschaft und emotionaler Energie mit ihnen verknüpfen. Stimmt die Klientin diesen Aussagen zu, übernimmt sie unwillkürlich auch die leidenschaftliche Einfärbung der Botschaft von ihren guten Möglichkeiten. Das trägt dazu bei, dass sie das neue Erleben in sich als energiereich, das heißt, als kraftvolles Handlungspotenzial für ihr Leben erfährt.

Man könnte diese Worte nonverbal als eine gegenwärtig erlebte Realität hervorheben, indem man sie mit einem entzückten Lächeln ausspricht, so als ob man sich freute, in diesem Moment *dieser* Frau zu begegnen. Pantomimisch kann man den Blick bei der Tür beginnen lassen und ihn allmählich zu der Klientin hinwenden, genau, als ob man eine unsichtbare Frau betrachtete, die durch die Tür eintritt, den Raum durchquert und sich dorthin platziert, wo die Klientin gerade sitzt.

»Ich weiß nicht, wie viel du von dieser Frau aus der Zukunft schon kennst, aber alles, was dein Inneres davon schon ahnt oder weiß, kann sich versammeln auf eine Weise, die kraftvoll und gut ist, wie eine große Schwester zu dir kommen und zu dem Mädchen kommen und dieses Mädchen in den Arm nehmen, das so sehr Nähe und Liebe gebraucht hat, und wie eine große liebevolle Schwester dem Mädchen von damals Liebe und Umarmung geben.«

»Ich weiß nicht« verstärkt die Trance, indem dem Bewussten Nicht-Wissen suggeriert wird. Demgegenüber wird dem *»Inneren«*, also dem Unbewussten, implizit zugesprochen, dass es *»alles … schon ahnt oder weiß«*. Damit wird der Aktivität des Unbewussten Vorrang gegeben vor der des Bewussten, welches eher in Einschränkungen zu denken pflegt.

»Ich weiß nicht« verstärkt auch die Fragehaltung und damit die Suche der Klientin nach den angesprochenen Inhalten.

Die attraktive Frau aus der Zukunft, die die Klientin schon jetzt ist, was zwar ihr Bewusstes noch nicht, aber ihr Unbewusstes bereits weiß – eben die kann nun *»wie eine große« Schwester* zunächst zum aktuellen Erleben der Frau und dann (oder auch gleichzeitig) zu dem Mädchen kommen, das die Frau früher war und das gelitten hat, und dem Mädchen die Liebe geben, die es braucht.

Das Wort *»kraftvoll«* wird in seiner Wirksamkeit verstärkt, wenn es kraftvoll ausgesprochen wird.

Die Worte von der Begegnung zwischen den beiden Schwestern würde ich leise und sanft, mit Zartheit und Innigkeit aussprechen, um mit der Stimme eben das Vertrauen auszudrücken, das zunächst zwischen dem verstörten *»Mädchen«* und seiner *»großen Schwester«* und dann auch wieder im Umgang mit äußeren Personen ermöglicht werden soll.

»Ich weiß nicht, wie sie sich begegnen, wie nah und auf welche Art … und die große Schwester, die alles von dir in sich versammelt, die alles an Schönheit und liebevoller Frau in sich trägt, die stärkt dieses Mädchen. Und das Mädchen erfährt von der Karibik, dem Flohmarkt, den Strandlokalen, der Entspannung …«

Die Frage, wie *»die große Schwester«* und *»dieses Mädchen«* sich begegnen, wird angesprochen, aber nicht beantwortet, damit die Klientin sich die Situation so ausmalt, wie sie (oder das Mädchen aus ihrer Erinnerung) das braucht.

Die *»große Schwester«* bringt dem Mädchen all ihre Ressourcen aus der späteren Vergangenheit, der Gegenwart und der guten Zukunft, sodass die beste vorstellbare Zukunft sowie gute Erfahrungen aus anderen Zeiten in die Erinnerung integriert werden, die als Grundlage für heutiges Erleben dient.

Ich würde hier immer ruhiger werden, um auch mit den Mitteln der Stimme ein Erleben von Sicherheit in der Begegnung der Schwestern auszudrücken und eben dieses Erleben in der Klientin zu stimulieren.

»… und kann loslassen, kann Schmerz loslassen und es erfährt, wie viel dieses Mädchen überstanden hat, und dass diese liebenswerte, schöne große Schwester, die auch kraftvoll und gelassen ist, eine Gelassenheit in sich hat, wie du sie vielleicht bisher noch nicht kanntest.«

In der Erinnerung der Frau wird nun das traumatisierte Mädchen von seinem Leiden räumlich und zeitlich dissoziiert, indem es *»Schmerz loslassen«* kann, und erfährt, dass das Schlimme *»überstanden«* ist.

Ausgedrückt wird nebenbei, dass es möglich ist, Schmerz, hier also traumatisches Erleben, loszulassen und damit loszuwerden.

Um das Loslassen zu fördern, damit also negativ gefärbte Erinnerungen nicht festgehalten werden, weil sie nicht ernst genommen (und mitsamt dem Bedürfnis, sich vor Wiederholung zu schützen, gewürdigt) wurden, wird hervorgehoben, wie viel das Mädchen überstanden hat.

Im Zusammenhang mit dem *»Loslassen«* kann man mit einem Aufatmen die beschriebene Erleichterung auch körperlich zum Ausdruck bringen.

Nach dem Reden vom Schmerz und von dem, was zu überstehen war, wird gleich wieder an all das Schöne erinnert, was die große Schwester mit sich bringt, um auch auf diesem Weg das Mädchen aus der Erinnerung von seinem Leid zu dissoziieren.

Die Qualitäten der Schwester können langsam und betont ausgesprochen werden, mit einer Pause nach jedem inhaltsvollen Begriff, um den Worten Bedeutsamkeit zu verleihen und ihnen Zeit zu geben, ihre Wirkung zu entfalten: *»diese ... **lie**benswerte ... **schö**ne ... **gro**ße ... **Schwe**ster ..., die auch **kraft**voll ... und ge**las**sen ... ist, eine Ge**las**senheit ...«*

Die Worte *»wie du sie vielleicht bisher noch nicht kanntest«* können wie eine Frage ausgesprochen werden, um Verwunderung und Neugier auszudrücken und die Frau auf eine Suche nach eben dieser Gelassenheit zu schicken.

Diese Schwester hat eine Gelassenheit, wie das Mädchen sie *»bisher noch«* nicht kannte – das impliziert, dass jetzt nicht nur die Schwester, sondern auch das Mädchen selbst diese Gelassenheit kennt, also hat.

»Vielleicht« drückt Zweifel aus, ob das Mädchen eine solche Gelassenheit noch nicht oder vielleicht doch schon kannte. So wird indirekt an der Idee der Klientin gerüttelt, dass ihr ein gutes Selbstbewusstsein gar nicht möglich sei. Implizit wird damit die empfundene Unmöglichkeit von Selbstsicherheit untergraben.

»Das Mädchen erfährt, dass sie später diese Frau wird, obwohl sie sich dies einerseits mit einem Teil von sich noch nicht vorstellen kann, wie sie dahin kommt. Und etwas von dir kennt schon einen Teil des Weges dahin, zum Beispiel den Weg des Überstehens. Und ein anderer Teil von dir weiß schon davon, von dem Weg von immer mehr Schönheit, Kraft, Fähigkeit, Geliebt-Sein und Liebenswert-Sein.«

Einerseits wird das Mädchen über ihre gute Zukunft informiert, andererseits wird sie bereits mit der attraktiven Frau identifiziert, sodass die gute Zukunft der Klientin auch ihre gute Vergangenheit wird.

Etwaige Zweifel der Klientin beziehungsweise ihres Mädchen-von-früher-Anteils werden mit der Bemerkung aufgefangen, dass das Mädchen *»sich noch nicht vorstellen kann, wie sie dahin kommt«*. Indem die Klientin das »sich nicht vorstellen können« bejaht, hat sie die Implikation des *»noch«* mit angenommen, nämlich, dass sie es sich noch nicht jetzt, aber danach vorstellen kann. Implizit hat die Klientin damit auch akzeptiert, dass sie *»dahin kommt«*, die Frau aus der guten Zukunft zu werden[35].

Genau genommen wird auch nicht gesagt, das Mädchen, sondern lediglich *»ein Teil«* des Mädchens könne sich die gute Zukunft noch nicht vorstellen, was bedeutet, dass der gesamte Rest des Mädchens sich das sehr wohl vorstellen kann.

Das Erleben der Frau wird dann in verschiedene Teile dissoziiert, die jeweils schon verschiedene Teile ihres guten Weges und der guten Ergebnisse bereits kennen. Man mag einwenden, das bedeute, dass andere Teile den guten Weg und die guten Ergebnisse noch nicht kennen, aber durch diese leichte Unübersichtlichkeit wird die Hoffnung vor Einwänden des bewussten Denkens geschützt, bis sie zum Ziel kommt, und die Ambivalenzen und noch bestehenden Unsicherheiten der Frau werden akzeptiert. Sie sind mit dem Weg zum Ziel vereinbar und werden die Frau nicht daran hindern, ihr Ziel zu erreichen.

Die Formulierungen *»einerseits«, »mit einem Teil«, »etwas von dir« »einen Teil«* und *»ein anderer Teil«* können betont werden, um die Suche der Frau nach unbekannten Anteilen zu verstärken. Das unterstützt den Suchprozess nach neuen Denk- und Handlungsmöglichkeiten.

Den angesprochenen Anteilen der Frau können mit Hand-, Kopf- und Augenbewegungen unterschiedliche Orte im Raum zugewiesen werden, sodass diese auf diese nonverbale Weise räumlich voneinander und vom Ich-Erleben der Frau dissoziiert werden.

Abschließend wird ausgedrückt, dass das, was die Frau mit der Therapiestunde erreicht, kein Endprodukt ist, sondern der Anfang von etwas, was sich stetig weiterentwickelt, nämlich von *»immer mehr Schönheit, Kraft, Fähigkeit, Geliebt-Sein und Liebenswert-Sein«*.

»Etwas von dir weiß schon, wie du dies immer mehr entdecken wirst.«

Die Formulierung in der Zukunft drückt aus, dass die Frau *»Schönheit, Kraft, Fähigkeit, Geliebt-Sein und Liebenswert-Sein«* entdecken wird, gleich, ob sie dies im Augenblick schon erkannt hat. Die Zukunftsform macht ein *»Nein«* zu der Aussage schwierig.

Das *»immer mehr«* impliziert, dass das erwünschte Erleben da sein wird, auch wenn die Klientin es momentan noch wenig erlebt. Wenn

35 Prior schlägt vor, Problemschilderungen von Klienten zum Anlass zu nehmen, ein »bisher noch nicht« oder »noch zu wenig« einzuführen, also Probleme als »noch nicht« erreichte Ziele aufzufassen. Prior 2004, S. 44 ff.

die Klientin bisher wenig von diesem Heil-Sein erlebt, könnte das geradezu als Beleg für die Richtigkeit der Aussage dienen, dass das Gute eben erst begonnen hat.

Mit *»etwas von dir«* wird indirekt behauptet, dass das Gute schon da ist, allerdings auf eine Weise, die dem Bewussten nicht zugänglich ist und die daher nicht infrage gestellt werden kann.

»Wissen« klingt unbestreitbar.

Das Wort *»wie«* lenkt ab von der möglichen Frage, *»ob«* die Frau das Gute entdecken wird[36].

6.9 Auftauen – Das gute Ende auf dem Weg zur Zukunft

Die Therapiesitzung mit der eifersüchtigen Frau setzte ich mit einer anderen Intervention fort mit der Metapher der Heimkehr von einer Winterwanderung, nach der die *»eingefrorenen«* Füße an der Heizung *»aufgetaut«* werden. Die Metapher ist so gewählt, dass sie unausweichlich vom Problem-Erleben zum Lösungs-Erleben fortschreitet und auf dem Weg ein möglicherweise schmerzliches Erleben der Klientin wertschätzend aufgreift. Eingestreut werden Suggestionen, die Überreaktionen (Abreaktionen) vermeiden helfen. Ein Ziel der Intervention ist, der Klientin ein Angebot zu eröffnen, sich aus einer depressiven Starre in ein Erleben von Trauer zu begeben, das mit emotionaler Beweglichkeit einhergeht.

»Ein anderer Teil von dir, und deine Seele ist gut für dich da, weiß davon, wie es ist, wenn eingefrorene Füße von einer langen Wanderung in Eis und Schnee auftauen, und manchmal tun die Füße am Anfang noch weh, und dann wird es warm, wenn das überstanden ist. Und am Anfang sind die Füße wie taub und erstarrt.«

Zunächst einmal wird nicht die Klientin selbst, sondern *»ein anderer Teil«* von ihr angesprochen, was dazu beiträgt, dass die Klientin nicht mit ihrem aktiven, bewussten Ich-Erleben in Berührung mit traumatischen Inhalten zu kommen braucht.

Als sichernde Rahmensuggestion wird zu Beginn der Intervention die Formulierung *»deine Seele ist gut für dich da«* eingestreut.

36 Zur Umwandlung von »ob« in »wie«, »was« und »welche« vgl. Prior 2004, S. 19 f.

Die Klientin wird nicht auf reale Erinnerungen, sondern auf ein Sinnbild für ihre Erinnerungen angesprochen, damit sie nicht bei der Simulation eines traumatischen Erlebens in der Erinnerung in einen retraumatisierten Zustand geht.

Die Rede *»von einer langen Wanderung in Eis und Schnee«* greift ein Erleben von chronischer Traumatisierung auf. Assoziationen von Reaktionen des Erstarrens, von Gefühllosigkeit als dissoziativem Zustand bei körperlichen Misshandlungen, von einem Klima der *»Gefühlskälte«* und vom real erlebten Frieren in einem Schockzustand liegen nahe. Das Unbewusste weiß, wovon gesprochen wird.

Das Bewusste (oder die bewusstseinsnahen und realitätsnahen Instanzen in der Klientin) wird eher auf die Erinnerungen der Klientin an reale Schneewanderungen reagieren. Für viele Menschen ist das Bild von der Schneewanderung eher positiv besetzt. Die Klientin könnte dabei an Licht, Stille, Frieden denken, was vermutlich beruhigend wirkt und helfen kann, ein dramatisch empfundenes Erleben zu vermeiden.

»Auftauen« ist mit einem langsamen, allmählichen Schmelzen assoziiert. Der Gebrauch der Metapher führt öfter dazu, dass Klienten weinen. Weinen-Können ist im Sinn der emotionalen Beweglichkeit erwünscht, wenn es nicht zu plötzlich und heftig geschieht. (In ihrem Trance-Zustand sah die Klientin aus, als ob sie weinte, wobei keine Tränen flossen.)

Das Reden von den Füßen impliziert auch die Beine und das, was zwischen ihnen ist. Im Fall, dass die Probleme der Klientin durch sexuellen Missbrauch mitbedingt sind, kann die Metapher des Auftauens als Angebot zur Auflösung einer Erstarrung im sexuellen Bereich verstanden werden. Die sexuellen Anklänge dieser Metaphorik werden verstanden, weil das Thema in unserer Sprache mit Begriffen wie »heiß sein« und »Frigidität« verbunden ist.

Durch eine leichte Betonung und ein schnelleres Aussprechen von *»am Anfang«* kann das Vorübergehende des Schmerzes hervorgehoben werden. Das kann die Klientin ermutigen, sich auf einen Grad an Schmerz einzulassen, wenn dieser beim Heraustreten aus Erstarrungszuständen (die sicher der Vermeidung von Schmerz dienen) übergangsweise auftritt.

Ähnliches könnte man mit Handbewegungen ausdrücken, die einen Punkt zu markieren oder eine Linie zu unterbrechen scheinen und die hervorheben, es handle sich nur um ein Phänomen des Augenblicks.

»Aber schön auch, dass man weiß, dass es die Ankündigung der angenehmen Wärme ist, schön auch, dass es die angenehme Ankündigung der Wärme ist … obwohl das irgendwie wehtut. Aber man weiß: Wenn die Füße auftauen nach einer Eis- und Schneewanderung, dann kommt eben das Gefühl zurück. Vorher war das alles wie betäubt, und wenn das Gefühl zurückkommt, dann kommt auch der Schmerz, aber nach dem Schmerz kommt auch die Fähigkeit zu Wärme, Annehmlichkeit und Wohlbefinden, und danach wird es immer mehr Annehmlichkeit und Wohlbefinden.«

Der Klientin wird eine Sicht angeboten, um den Tausch einer bisherigen Gefühllosigkeit gegen den möglichen Schmerz, wenn sie sich aufs Fühlen einlässt, akzeptabel zu machen. Dahinter steht der Gedanke, dass nur der Freude erleben kann, der auch zu anderen Gefühlen fähig ist. Der Weg von einem erstarrten, vielleicht depressiven Erleben hin zur Freude kann über Zustände von Trauer und Schmerz führen. Wenn die Klientin eine emotionale Erstarrung erlebt hat, wurde diese von ihrem Unbewussten vermutlich ja gerade zur Vermeidung von emotionalem Schmerz initiiert. Um etwaige schmerzliche Emotionen, die beim Wiedererwachen der Gefühle auftauchen können, für die Klientin akzeptabel, vielleicht sogar wünschenswert zu machen, werden sie als *»Ankündigung der angenehmen Wärme«* und insofern als *»schön«* definiert.

Zwar wird an den *»Schmerz«* angeknüpft, aber dieser wird mit *»irgendwie«*, *»eben«* und *»auch«* relativiert und teilweise dissoziiert, und er wird als vorübergehendes Durchgangsphänomen dargestellt.

Natürlich wird man das *»irgendwie«* eher betonen und das *»weh«* eher verschlucken, um das Weh nicht künstlich zu fördern, sondern es gleich bei seiner Nennung schon wieder zu relativieren.

Ankündigungen von *»Wärme«*, *»Annehmlichkeit«* und *»Wohlbefinden«* hingegen werden in großer Dichte eingestreut.

Sicher wird man das angenehme Erleben auch mit der Stimme, mit dem Gesicht und dem ganzen Körper ausdrücken. Eine allmähliche Steigerung des gezeigten Wohlbefindens, beginnend bei einer Spiegelung des Gesichts- und Körperausdrucks sowie des Atems des Klienten, führt dazu, dass der Klient in seinem Körperverhalten unwillkürlich dem, was wir ausdrücken, folgt. Das entspricht dem Prinzip von »Pacing« und »Leading« aus der Hypnotherapie. Dieser Grundsatz besagt, dass sich der Therapeut erst an das unwillkürliche Ausgangsverhalten des Klienten angleicht und dann so allmählich zum Zielverhalten übergeht, dass der Klient die Veränderung mitvollzieht.

Die Ausdrücke des Behagens werden mit *»aber«*, *»dann«*, *»danach«* zeitlich und kausal als unausweichliche Folgeerscheinung der vorübergehenden Unannehmlichkeit beschrieben.

Angekündigt wird schließlich *»immer mehr«* von diesem Behagen. Dadurch werden das anfängliche Erstarrtsein und jedes etwa auftauchende Erleben von Schmerz zum Beleg, dass der Therapeut weiß, wovon er redet, und dass immer mehr an Annehmlichkeit kommen wird.

»Die Wärme breitet sich immer weiter nach oben über den ganzen Körper aus, durch die Finger und Hände über die Arme und Schultern, den Nacken und den Hals und den Kopf, und dann den Rücken hinunter zum Gesäß und die Beine entlang, außen und innen, hinunter bis zu den Füßen und Zehen, überall.«

Sind wir jetzt in der vorhin eingeführten Metapher für emotionale Prozesse oder im realen Körpererleben der Klientin? Gleichwohl, suggeriert wird jetzt ein Ausbreiten von Wärme in allen Körperteilen, das von der Klientin im Kontext auch als Ausbreitung ihrer emotionalen Schwingungsfähigkeit verstanden werden wird.

Für den Fall, dass dem Problem auch Erfahrungen von sexuellem Missbrauch zugrunde liegen, wird der Genitalbereich mit den Worten *»außen und innen«* für das Bewusste diskret, für das Unbewusste aber eindeutig umschrieben. Auch dieser Bereich soll *»auftauen«*.

Die Beschreibung der Ausbreitung von Wärme in den verschiedenen Körperteilen kann verstärkt werden, indem der Therapeut die entsprechenden Körperteile bei sich oder beim Klienten betrachtet, so als ob er sähe, wie sich etwas in ihnen ausbreitet, oder indem er mit seinen Händen das Gesagte gestisch unterstützt.

»Und vielleicht geht dies in seiner eigenen Geschwindigkeit, und dies zu bemerken ist schön, und etwas in dir kann dafür sorgen, dass es gar nicht mehr nötig wird, Dinge zu vermuten, für die es keine aktuellen Belege gibt, dass es einfach wohltuend leicht wird, sich nur mit dem zu befassen, was belegbar ist, und dein Unbewusstes kann das genauer anpassen.«

Die *»schöne«* Selbstregulierung der Geschwindigkeit dient der Vermeidung von Abreaktionen.

Der Ungewissheit der Klientin, ob es einen sexuellen Missbrauch gegeben hat, wird mit dem Vorschlag begegnet, dass ihr Unbewusstes einen Weg findet, das Grübeln darüber zu beenden.

Das *»gar nicht«* und das *»mehr«* dienen zur Verstärkung des *»nicht«*. Das Wort *»nicht«* ist etwas weniger anschaulich als das Wort *»nötig«* (welches immerhin mit Not, mit Eltern, Lehrern und Vorgesetzten oder anderen Situationen verknüpft sein mag, in denen jemand definiert, was *»nötig«* ist). Daher besteht bei gleich starker Betonung beider Worte die Möglichkeit, dass das *»Nötige«* umgesetzt wird, während das *»nicht«* überhört werden kann. Ein solches Risiko besteht kaum, wenn das Wort *»nicht«* mittels einer Betonung oder mit Worten wie *»gar«* und *»mehr«* hervorgehoben wird.

Die Formulierung *»dein Unbewusstes kann das genauer anpassen«* stellt sicher, dass die Klientin das Gehörte nicht wörtlich umsetzt, wenn der Therapeut etwas Ungünstiges gesagt oder ihr Unbewusstes eine bessere Idee zur Umsetzung hat.

7 Zwischen den Zeilen sprachlicher Bilder – Vorhang auf für das Leben!

Wenn wir Träume als eine Weise sehen, in der das Unbewusste sein Erleben ordnet, können wir therapeutische Sprachbilder und Geschichten als gelenkte Träume verstehen, die dazu dienen, Lebensmöglichkeiten von Klienten zu erweitern.

Sprachliche Bilder sind eher statisch, Fotos vergleichbar, Geschichten dagegen haben eine Handlung und gleichen inneren Filmen. Metaphern sind Sinnbilder, die aus einem anderen als dem aktuell angesprochenen Erlebensbereich herangezogen werden, um etwas zu veranschaulichen. Wer etwa seine Firma als »sinkendes Schiff« bezeichnet, verwendet eine Metapher. Sagt man: »Die Ratten verlassen das sinkende Schiff«, kommt eine Handlung ins Spiel, und die Metapher wird zur Parabel, also einer sinnbildlichen Geschichte.

Unterscheiden können wir Metaphern beziehungsweise Parabeln einerseits sowie Beispiele und Beispielgeschichten auf der anderen Seite. Während die ersteren einem anderen Lebensbereich als dem aktuell besprochenen entnommen sind, passen Beispielgeschichten bei Anpassung einzelner Aspekte zur aktuell angesprochenen Situation.

Schließlich können wir zwischen eher aversiv wirkenden und eher positiv besetzten Bildern und Geschichten unterscheiden – und vielleicht als dritte Kategorie diejenigen hinzufügen, die den Hörer unschlüssig, fragend und suchend hinterlassen.

Die Bilder und Geschichten, die wir in der Therapie verwenden, sind oftmals ambivalent. Um zur belastenden Ausgangssituation des Klienten zu passen, enthalten sie selbst Elemente, die mit Belastung, Schmerz und unvollkommenem Leben assoziierbar sind. Gleichzeitig enthalten sie Assoziationen, die in Richtung auf Entlastung, Wohlbefinden und Verbesserung der Lebensumstände zielen.

Wenn wir die Lebenssituation eines Klienten als »Erdbebengebiet« oder »Baustelle« bezeichnen und von einer anstehenden »Restaurierung« oder »Instandsetzung« sprechen, enthalten diese Sprachbilder beides, Implikationen von vergangenen und aktuellen Belastungen und Implikationen einer guten zukünftigen Entwicklung. Wenn der Klient das Bild aufgrund der Implikationen bezüglich seiner Vergangenheit und Gegenwart als für sich relevant annehmen kann, hat er unwillkürlich auch die Prognose übernommen: Restaurierungsarbeiten pflegen sich vorwärts zu entwickeln mit dem Ergebnis, dass das bearbeitete Objekt nach der Arbeit in einem wesentlich besseren Zustand ist als vorher.

Die folgenden Kapitel illustrieren, wie Implikationen von Metaphern, Parabeln und anderen Sprachbildern in der Therapie genutzt werden können, um mit den Klienten deren Ziele zu erreichen. Dabei geht es nicht so sehr um den Gebrauch von Sprachbildern im Allgemeinen, sondern vor allem um ihre sprachliche und körpersprachliche Ausgestaltung.

7.1 Ritzen – Mehrdeutiges zur Anknüpfung für Metaphern nutzen

Die schon erwähnte Klientin, deren Mann sich das Leben genommen hatte und deren Tochter im Heim war, kam auf die bei ihr selbst diagnostizierte Borderline-Störung und ihren Drang, sich zu ritzen, zu sprechen. Beim gemeinsamen Nachdenken über ihre Zukunft sagte ich:

»Und wenn Sie sich vorstellen, dass sich alle Teile von Ihnen, die zusammengehören, so zusammensetzen wie ein Puzzlespiel, das endlich ein ganzes Bild ergibt, sodass Frieden ist und die Ritzen zwischen den Puzzlestücken so eng sind, dass nichts dazwischenpasst und man nichts dahinter sieht, weil da eigentlich gar keine Ritzen mehr sind und keine Zwischenräume, weil einfach alles passt. Wenn wir uns vorstellen, dass das einmal so wäre … also, wenn es einmal so ist, dann sind Sie ja wahrscheinlich auch mit Ihrem Körper in Frieden, oder?«

»Das Borderline«, von dem die Klientin spricht, wird hier als eine multiple Dissoziation ihrer Persönlichkeit verstanden. Ausgehend von diesem Modell der Fragmentierung der Persönlichkeit zum Schutz vor den Belastungen beim vollen, ungeteilten Erleben von biografisch angesammeltem Schmerz wird das Bild vom Puzzlespiel entworfen. Hei-

lung wird metaphorisch als passgenau wiederhergestelltes Bild ihrer Persönlichkeit durch »richtiges« Zusammensetzen ihrer Teile dargestellt.

»*Ritzen*« wird in seiner doppelten Bedeutung (als Tätigkeit und als Zwischenraum) verwendet, so dass die Klientin zugleich mit den Aussagen über »die Ritzen« unwillkürlich auch den Worten über »das Ritzen« zustimmt.

Dabei wird das »*Ritzen*« als Ausdruck dafür verstanden, dass »*Teile*« von ihr nicht recht zusammenpassen; das Ende des Ritzens wird im Schließen der Lücken zwischen den Puzzleteilen ihrer Persönlichkeit versinnbildlicht. Die scheinbar sinnlos fragmentierten Einzelteile ihrer Lebensgeschichte werden zu einem großen Bild zusammengesetzt, das Sinn ergibt und bei dem nichts fehlt.

Das »*und*« zu Beginn des Abschnittes signalisiert wieder, dass die Zustimmung der Klientin zum bisher Gesagten auch auf das nun Folgende übertragen werden kann.

»*Wenn Sie sich vorstellen*« macht das Gesagte unverfänglich.

Die Metapher, »*dass sich alle Teile von Ihnen, die zusammengehören, so zusammensetzen, wie ein Puzzlespiel*«, impliziert, dass die Persönlichkeitsanteile, die bisher nicht miteinander in Einklang stehen, sodass sie sich »*Frieden mit mir selbst*« wünscht, in Wirklichkeit zusammenpassten und nur noch nicht richtig zusammengesetzt seien.

Das Bild vom Puzzlespiel beinhaltet normalerweise nicht, dass sich die Teile des Spiels selbst zusammensetzen. Dass dies dennoch geschehen soll, wird mit der Behauptung, dass »*alle Teile von Ihnen … zusammengehören*«, impliziert.

In der Ausdrucksweise, dass das Spiel beziehungsweise die Frau in dieser Zukunft »*endlich ein ganzes Bild ergibt*«, behauptet der Indikativ, dass es sich um eine Realität handle, und »*endlich*«, dass diese Realität unbestreitbar sei: Denn sie wird konstatiert, obwohl sie im Gegensatz zu einem lange unerfüllten Wunsch steht. Die Wendung »*sodass Frieden ist*« tut dasselbe und verknüpft die gute Zukunft als Realität mit dem ausdrücklich formulierten Wunsch der Frau.

»*Endlich*« kann – ebenso wie »*Frieden*« – in einem erleichterten Tonfall und zusammen mit einem tiefen oder auch impulsiven Ausatmen ausgesprochen werden, um Erleichterung auszudrücken und die Klientin über den Rapport mit dem Therapeuten zu stimulieren, diese Erleichterung als etwas zu erleben, was bereits gegenwärtig stattfindet.

Die Aussage, dass *»die Ritzen zwischen den Puzzlestücken so eng sind, dass nichts dazwischenpasst und man nichts dahinter sieht, weil da eigentlich gar keine Ritzen mehr sind und keine Zwischenräume«*, ist eine mehrfache Anweisung an das Unbewusste, das *»Ritzen«* zu unterlassen. Hier wird die Metapher des Puzzlespiels implizit umgemünzt: Sie bezieht sich nun nicht mehr ausschließlich auf Persönlichkeitsanteile, sondern auch auf das Puzzle als Sinnbild der vernarbten Hautoberfläche. Das Unbewusste wird (abseits eines möglichen Protests durch das Bewusste) angewiesen, dafür zu sorgen, dass nichts mehr zwischen die Haut (in der Metapher die Oberfläche des Puzzlebildes) passt und nichts mehr hinter dieser Oberfläche zu sehen ist. Das Unbewusste soll dafür sorgen, dass da »eigentlich gar keine Ritzen mehr sind und keine Zwischenräume«, also nur noch Narben statt blutender Schnitte.

Nonverbal kann dies unterstützt werden, indem das Wort *»so«* in *»so eng«* und das wiederholte *»nichts«* ganz kurz und hell ausgesprochen werden und indem das *»gar«* hervorgehoben wird. Letzteres dient auch dazu, dass das Wort *»eigentlich«* zu relativieren, das nur dazu diente, an etwaige Zweifel der Frau anzuknüpfen und Protest zu vermeiden.

»Weil einfach alles passt« lenkt von der körperlichen Bedeutung der vorigen Passage und damit von möglichen Einsprüchen der mit *»Ritzen«* beschäftigten Persönlichkeitsanteile ab, weil diese volkstümliche Ausdrucksweise, die sich sonst öfter auf Traumprinzen bezieht, nach einer mehr zwischenmenschlich orientierten Glücksbekundung klingt. Auf dieser Ebene wird Glück in Beziehungen mit angedeutet.

»Wenn wir uns vorstellen, dass das einmal so wäre … also, wenn es einmal so ist, dann sind Sie ja …«: Hier wird wieder die Verantwortung vom »wir« des Therapeuten zum *»Sie«* der Klientin und die Realitätsbeschreibung vom Konjunktiv *(»wenn«* und *wäre«)* zum Indikativ *(»ist«)* verschoben. Der Konjunktiv, der noch Irrealität signalisiert, wird wieder mit dem *»vorstellen«* eingeführt, ist mit den konkret klingenden (und doch für das bewusste Denken nicht bestreitbare) Zukunftsangaben *»einmal«* und *»dann«* und dem bestätigenden *»ja«* untermauert. *»Wenn wir uns vorstellen, dass es einmal so wäre«* ist eine Formulierung, die unverbindlich klingt und daher keine Diskussion in der Klientin auslöst. *»Also«* signalisiert, dass eine Aussage folgt, die dem vorher Gesagten inhaltlich entspricht. In der zweiten Formulierung ist aber nicht mehr von vorgestellten Bildern, sondern von einer künftigen Realität

die Rede. Dies würde die Klientin vielleicht anfechten; nachdem sie aber den einleitenden Satz akzeptiert hat und das Signal, dass der zweite Satz dem ersten entspreche, bleibt der Protest aus.

»Dann sind Sie ja wahrscheinlich auch mit Ihrem Körper in Frieden, oder?« Das Wort *»wahrscheinlich«* absorbiert allen etwa noch möglichen Widerspruch, indem der Therapeut weniger Sicherheit bei sich behauptet, als er sie bei der Klientin inzwischen voraussetzen kann. Ebenso wirkt das angehängte *»oder«:* Im bewusstseinsnahen Bereich gewährt es scheinbar Freiheit zum Widerspruch, im unwillkürlichen (unbewussten) Bereich lädt es aber vielmehr zum Einfach-ja-Sagen ein.

Die indikativische Formulierung, die Klientin sei *»mit Ihrem Körper in Frieden«* dient dazu, zu ratifizieren, dass sie Frieden als ihre neue Realität ansieht und dies auch auf das Thema Ritzen und andere mögliche Probleme im Umgang mit ihrem Körper bezieht.

7.2 Der Stilleaufzug – Den Widerspruch des Klienten vermeiden

Mit einem Tinnituspatienten machte ich die folgende Übung:

»Stell dir einmal vor, du betrittst einen Aufzug der Stille. Das Haus hier hat zehn Stockwerke, und mit jedem Stockwerk, das du höher fährst, wird der Grad der Stille leiser, mit jedem Stock leiser und leiser …«

Wenn ich mit Tinnituspatienten arbeite, spreche ich nur am Anfang über Geräusche. Danach geht es um Ruhe, Stille, Vergessen, Ausblenden, Nicht-mehr-Brauchen, um informationstechnisch irrelevant gewesene Sinnestäuschungen, Symptomfreiheit und neue Prioritäten des Körpers.

Nach meiner Erfahrung ist es günstig, wenn sich der Zielwert am oberen Ende der Skala befindet, da die Aufmerksamkeit dazu neigt, von den niedrigen zu den höheren Werten zu streben. Bei Schmerzskalen sollte »Zehn« das größte Wohlbefinden und nicht den größten Schmerz bedeuten. So ist auch die beste Stille oben auf dem Hochhaus zu finden.

Lärm kann groß sein, aber Stille wird selten als groß beschrieben. Darum wird die Stille nicht größer, sondern leiser – und genau genommen ja nicht die Stille, sondern der »Grad der Stille«. Ein bisschen Verwirrung hilft, paradoxe Effekte gegen die suggerierten Inhalte zu vermeiden; der kontrollierende und kritisierende Einfluss des Bewussten ist reduziert, und das Unbewusste kann besser arbeiten.

Das Wort *»leiser«* wird wiederholt eingestreut, um seine Wirksamkeit zu erhöhen.

Es bietet sich an, bei den Worten *»wird der Grad der Stille leiser, mit jedem Stock leiser und leiser …«* tatsächlich immer leiser zu werden, um das Gesagte mit der Stimme zu unterstreichen.

Dabei kann mit der Hand, dem Kopf oder den Augen die Bewegung des Aufzugs angedeutet werden, um die Anschaulichkeit zu erhöhen und die Geschichte als eine gegenwärtige Realität vorzustellen.

»Ich weiß nicht, in welchem Stockwerk dieses zehnstöckigen Gebäudes du die Fahrt nach oben in das Reich der Stille gleich beginnst, aber ich bin ganz sicher, dass du es weißt …

Stell dir vor, das ist wie ein innerer Zeichentrickfilm, und in diesem Film geschieht alles, wie du es möchtest, denn dieser Aufzug gehört dir, und du kannst dir dazu alles vorstellen, was dir gefällt. Es ist dein Stilleaufzug, den dein Gehirn produziert, und dein Gehirn gehört dir, und du bist der Produzent dieses Films, den dein Gehirn jetzt für dich exklusiv produziert, und du siehst diesen ganz besonderen Film zum ersten Mal, und dieser Film zeigt dir etwas ganz Außergewöhnliches. Sonst sieht dieser Aufzug ja wie ein normaler Aufzug aus. Aber dann drückst du den Knopf in das nächste Stockwerk …«

Die Metapher des Trickfilms und die verborgen-paradoxe Unterscheidung zwischen dem Klienten und seinem Gehirn, über das er verfügen kann, dienen der Aufhebung gewohnheitsmäßiger Beschränkungen im Denken und den unwillkürlichen Körperreaktionen des Klienten.

Die Rede von *»exklusiv«*, *»besonders«*, *»zum ersten Mal«* und *»etwas ganz Außergewöhnliches«* und *»sonst … ja … Aber dann«* dient dem Aufbau von Spannung und damit einer erhöhten Reaktionsbereitschaft des Klienten.

Die vielfach wiederholten Personalpronomen *»dir«*, *»dein«* und *»du«* würde ich immer wieder betonen. Dadurch kommt der Klient in das Erleben, dass er die Situation gestaltet und sie nicht mehr passiv erleidet. Er hat die Situation in der Hand, die Fremdbestimmung durch einen scheinbar unverfügbaren Ton ist zu Ende.

»Der Aufzug setzt sich in Bewegung, er kommt wieder zur Ruhe. In welchem Stockwerk befindest du dich jetzt? Und wenn du nun einmal

schaust, wie viel Stille du auf diesem Stockwerk schon hörst, was fällt dir da auf?«

Die Rede davon, dass der Aufzug sich in Bewegung setzt und dann »*wieder zur Ruhe*« kommt, enthält eine indirekte Aufforderung an das Unbewusste, das Ohrgeräusch ein- und auszuschalten, also das Regulieren des Tons zu trainieren.

Die Frage »*In welchem Stockwerk befindest du dich jetzt?*« lenkt den Klienten vom möglichen Infragestellen der Ruhe ab. Sie fokussiert das bewusste Wahrnehmen des Klienten zurück aufs Sehen. Die Therapie findet überwiegend im visuellen Erleben statt, um zu vermeiden, dass der Klient durch ständige Kontrolle des Tons diese immer wieder reaktiviert.

Der Therapeut bittet den Klienten darum zu sehen, was er hört. Die eigentlich absurde Aufforderung klingt alltäglich und provoziert daher keinen Protest. Die unerwünschte Wahrnehmung wird in einem Rahmen erfragt, der mit ihr unvereinbar ist. Es wird vermieden, den Klienten direkt zu fragen, was er hört, denn beim unmittelbaren Fokussieren auf das Ohrgeräusch würde der Klient dasselbe womöglich verstärken.

Das Vorgehen wird verdoppelt, indem das »*Hören*« mit »*Stille*« verkoppelt wird. Die Verdoppelung der paradoxen Formulierung erzeugt zusätzliche Konfusion, wodurch es schwierig wird, den Satz mit der kritischen Haltung des bewussten Denkens zu bearbeiten.

Wie schon beim »*Schauen*« wird sicherheitshalber auch die Stille zeitlich vor dem »*Hören*« angesprochen, um der »*Stille*« in der Verarbeitung durch das Gehirn einen Vorsprung (und damit den Vorrang) gegenüber dem »*Hören*« zu geben.

Beim paradoxen »*Stille hören*« erhält die Stille auch darum den Vorrang, weil sie zuvor schon in der Anweisung, zu »*sehen, was man hört*«, gefordert wurde.

Außerdem ist der Begriff »*Stille*« leichter vorstellbar als der des Hörens, bei dem die qualifizierende Aussage fehlt, was man denn hört. Sich ein Hören ohne den Inhalt des Gehörten vorzustellen ist schwieriger, als sich Stille vorzustellen. Bei der Verarbeitung der paradoxen Formulierung hinterlässt daher das Hören auch geringere Spuren als die Stille.

Das Wort »*Stille*« kann man nonverbal verstärken, indem man eine kleine Pause vor dem Wort einlegt oder indem man es leiser ausspricht und gleichzeitig durch einen geheimnisvollen Klang hervorhebt.

Ebenso könnte man bei Worten wie »*Stille*« den Kopf lauschend zur Seite neigen und die Augen nach oben richten, als wolle man auf etwas ganz Leises horchen.

»*Und wenn du nun einmal …*« kündigt offenbar etwas Bemerkenswertes an. Es erzeugt eine Erwartungshaltung bei dem Klienten und lässt ihn möglicherweise nach einem Therapiefortschritt suchen.

»*Wie viel*« impliziert, dass auf jeden Fall »*viel*« Stille erwartet wird. Zu diskutieren ist wieder einmal nicht, *ob* das Gute erreicht wird, sondern nur, *wie* viel davon kommt.

»*Schon*« impliziert, dass sich der Klient in einem Prozess von »*immer mehr Stille*« befindet und nach einer aktuell vorausgesetzten Verbesserung weitere Verbesserungen folgen werden.

»*Was fällt dir da auf?*« impliziert nochmals, dass etwas Bemerkenswertes geschehen sei und der Klient es auch selbst wahrnehmen kann.

»*Wenn du nun den Aufzug nochmals betrittst und der Aufzug sich wieder in Bewegung setzt und wenn er dann wieder zum Stehen kommt, kannst du dich in einem Augenblick erneut umschauen: Bist du schon im Zehnten, oder möchtest du vielleicht gerne dorthin?*«

Das Wort »*schon*« suggeriert, dass der Klient früher oder später im zehnten Stock ankommen wird. Auch der zweite Teil der Frage verstärkt die Ausrichtung auf eine Ankunft im zehnten Stock. Grundsätzlich wird hier eine falsche Alternative gestellt – dass der Klient womöglich nicht dort ist und auch nicht dorthin will, wird nicht erwogen.

»*Besichtige doch nun einmal den zehnten Stock.*«

Das klingt unverbindlich. Falls der Klient Einwände haben sollte, ob ein Aufenthalt im zehnten Stock, also bei 100% Stille, überhaupt möglich sei – hier handelt es sich ja nur um ein »*Besichtigen*«.

Das Wort »*einmal*« erhöht die Beiläufigkeit. Es erweckt den Eindruck, dass etwas Selbstverständliches erbeten wird, das nicht viel Aufwand erfordert. Dies geschieht implizit, um nicht die mögliche Meinung des Klienten zu aktivieren, Stille sei für ihn schwierig oder nicht zu erreichen.

»*Genau …*«

Hier wird vorausgesetzt, der Klient folge der Anweisung, es sei also möglich, sie umzusetzen. Einwände gegen diese Implikation werden vermieden, indem »*genau*« wertschätzende Anerkennung auszudrücken scheint und impliziert, der Sprecher stimme einer Botschaft des Hörers zu.

»Du kannst dich dort ganz kurz oder lange aufhalten. Du kannst nur hineinschnuppern oder kannst dich dort in Ruhe umsehen.«

Das Angebot, zwischen »*kurz*« oder *lang*« zu wählen, lenkt von der Frage ab, ob ein Aufenthalt im Bereich von 100% Stille überhaupt möglich ist.

»*Hineinschnuppern*« fokussiert auf den Geruchssinn, »*umsehen*« auf den Gesichtssinn. Die Wahl zwischen Riechen und Sehen führt weg von der Möglichkeit zu hören.

Diese unwillkürliche Umfokussierung des Klienten vom Hören aufs Riechen und Sehen kann der Therapeut unterstützen, indem er bei »*schnuppern*« eine entsprechende Bewegung der Nase und bei »*umsehen*« eine horizontale Bewegung des Kopfes macht.

»*In Ruhe umsehen*« ist mehrdeutig: Es wird vom Bewussten als Angebot aufgefasst, sich entspannt Zeit zu nehmen. Das Unbewusste versteht die Aussage im Kontext des Therapieanliegens als Anweisung, das Ohrgeräusch auszublenden.

Und während ein Teil von dir, wenn er es möchte, hier noch ein wenig verweilen kann, möchte ich einen anderen Teil von dir auf eine Eigenart dieses Gebäudes aufmerksam machen.

Impliziert wird, der Hörer könne im Bereich völliger Stille bleiben, wenn er »*möchte*«. Das klingt nach einer angenehmen Wahlmöglichkeit und nach etwas, was anzubieten in der Macht des Sprechers liegt. Daher wird nicht hinterfragt, ob der Hörer wirklich Stille erleben kann, wenn er möchte.

Dem Hörer wird angeboten, die Ambivalenz zwischen der Vorstellung, dass völlige Stille umsetzbar ist, und der Idee, sie sei nicht möglich, zu lösen, indem er einen Teil im Bereich der Stille lässt und mit einem anderen Teil etwas anderes macht.

Die Dissoziation des Erlebens in mehrere voneinander unabhängige Teile ist ein Hauptaspekt hypnotischer Kommunikation. Das heißt, sie ist tranceinduzierend und erhöht die Suggestibilität des Klienten.

»Dieses Haus hat nämlich eine Dachterrasse. Schau sie dir einmal an!«

Impliziert wird, dass man in einen Bereich 110%iger Stille gehen kann.

Wieder wird beim Erreichen eines neuen Stillegrads vom Sehen geredet.

»Während du nämlich den Blick von dieser Dachterrasse genießt,

bemerkst du etwas sehr Erstaunliches. Dieses Haus hat nämlich in seinen Kellerstockwerken eine besondere Mechanik. Und dieses Haus beginnt sich nun ganz sanft und angenehm abzusenken, sodass die Dachterrasse der Stille bald ebenerdig sein wird, sodass du die Stille des elften Stocks, wenn du aus deinem Traum erwachst, gleich auch auf der ebenen Erde genießen kannst.«

Impliziert wird, dass der Hörer den erreichten Stillegrad in sein alltägliches Erleben mit hinübernehmen und dort behalten kann.

»Und in dieser völligen Stille wirst du genau das in vollkommener Klarheit hören, was auch andere Menschen hören, und einige bestimmte Dinge, die du nicht mehr brauchst, weil andere Menschen sie auch nicht brauchen, die bleiben in dieser vollkommenen Stille, weil du den elften Stock der Stille gleich auch auf ebener Erde haben wirst.«

In paradoxer Weise wird davon gesprochen, man könne *»in völliger Stille«* etwas hören. Damit werden die mögliche Skepsis des Klienten, ob ihm diese Stille möglich sei, und eine etwaige Feststellung, dass die erreichte Stille unvollständig sei, aufgefangen.

Der Klient wird angewiesen, *»genau das … zu hören, was auch andere Menschen hören«* – und offenbar nichts sonst. Es wird also in einer Weise vom Hören geredet, die impliziert, dass der Klient seine Ohrgeräusche nicht mehr wahrnimmt. Auch dadurch werden die Skepsis des Klienten und gegebenenfalls ein Erleben von unvollständiger Heilung aufgefangen, sodass diese nicht dazu beitragen, dass er dem Gesagten widerspricht.

Auf die Ausschließlichkeit der normalen Außenwahrnehmung zielt auch der Ausdruck *»in vollkommener Klarheit«* hin.

Die Tinnitusgeräusche werden nicht als etwas Hörbares angesprochen, sondern als *»Dinge«*. Das Verdinglichen von Geräuschen entspricht einer Visualisierung und behindert das Gehirn bei deren Hören. Die Beschreibung von Geräuschen als Dinge entspricht dem Paradox: »Schau mal, wie viel Stille du schon hörst!«

Mit der Formulierung, dass *»du den elften Stock der Stille gleich auch auf ebener Erde haben wirst«*, wird eine Such- und Erwartungshaltung in Bezug auf das angestrebte Ziel aufgebaut. Die Aussage ist insoweit unbestreitbar, als das angekündigte Ergebnis in der Zukunft liegt und nur visuell und metaphorisch beschrieben wird.

»Und dein Gehirn wird alles so für dich regeln, wie es am besten für dich ist und äußerst angenehm …«

Sollte der Therapeut etwas gesagt haben, was nicht dem Besten des Klienten dient, wird dessen Unbewusstes angewiesen, dies anzupassen.

Mit *»alles … regeln«* wird impliziert, dass das Unbewusste des Klienten die Stärke des Symptoms und aller damit zusammenhängenden Parameter wie mit einem Regler einstellen kann.

Es wird eine positive Erwartung in Bezug auf das künftige Wohlbefinden des Klienten geschaffen. Falls völlige Stille für den Klienten nicht die beste Lösung sein sollte, wird dieser indirekt dazu aufgefordert, nicht die geringste Lautstärke, sondern die größte Annehmlichkeit als Ziel zu verfolgen. Dies könnte der Fall sein, wenn das Symptom eine Funktion hat, die berücksichtigt werden soll – etwa, wenn es den Klienten von einer traumatischen Belastung ablenken (also diese verdrängen helfen) soll.

Du kommst nun auf der ebenen Erde an. Du verlässt die Plattform und begibst dich auf einen schönen kleinen Rundgang, auf dem sich alles für dich vervollkommnet, so wie du es brauchst.

Impliziert wird, dass der Klient den Stillegrad des elften Stockes nun ebenerdig, also in seinem normalen Alltag, erleben kann.

Mit dem *»schönen kleinen Rundgang«* wird der Klient vom akustischen zum visuellen Erleben hin abgelenkt, während sein Unbewusstes gebeten wird, das bereits Erreichte zu vervollkommnen.

Diese Fokussierung auf das visuelle Erleben beim *»schönen kleinen Rundgang«* kann mit Hand- und Kopfbewegungen verstärkt werden.

Wenn sich auf diesem Rundgang *»alles für dich vervollkommnet, so wie du es brauchst«* drückt das offenbar aus: Nicht der Klient gestaltet diesen Prozess, sondern es geschieht von selbst mit ihm. Das heißt, dass sein Unbewusstes den Prozess unabhängig von seinem bewussten Erleben umsetzt und er die Stille sozusagen passiv empfängt. Das dient dazu, eine Tendenz zu unterbrechen, dass der Klient zwanghaft versucht, die Geräusche zu kontrollieren, und dabei die Symptomatik stabilisiert.

7.3 Das Leben entschlammen – Innerpsychische Prozesse und Zeiterleben räumlich anordnen

Ich hatte eine Frau in Therapie, mit der ich im Vorjahr an der Auflösung ihrer Depressionen gearbeitet hatte. Die letzten Monate war es ihr ausgezeichnet gegangen. Jetzt hatten familiäre und berufliche Belastungen dazu geführt, dass sie wieder ganz im Sumpf des Unglücklichseins steckte. Sie saß vor mir als ein Häufchen Elend, bewegte sich kaum und sprach ganz leise. Ihr Partner, der sie hergebracht hatte, saß ratlos neben ihr. »Wie kam denn das?«, fragte ich. Sie erzählte von ihrer Mutter, die nicht mehr mit ihr sprechen wollte, von Schwierigkeiten mit ihrer Tochter und davon, dass zuletzt der Hinweis eines Kunden, dass ihr Angebot »nicht das Richtige« für ihn sei, genügt habe, um sie ganz zusammenbrechen zu lassen. Die Kritik, die sie darin empfunden habe, erinnere sie an die Art, wie ihr Vater sie früher kritisiert habe … Ich fragte die Klientin, was ich für sie tun könne, und sie antwortete, sie wisse es nicht. Was ihr Ziel sei? Das wisse sie auch nicht. Ob sie möchte, dass ich tue, was **ich** für sie für richtig halte? Ja, das sei gut, antwortete die Frau. So sagte ich zu ihr: »Mir scheint, da ist etwas aus Ihrer Kindheit in Ihre aktuelle Zeit hereingeschwappt. Als Erstes machen wir mal einen Korken auf das Loch, wo dieser Schlamm herausgeschwappt ist.«

Die Bewegung weg vom konkreten Erleben auf eine metaphorische Ebene lässt die Frau ihr aktuell erlebtes Leid ein wenig aus dem Blick nehmen und bringt damit eine gewisse Entlastung.

Die Metapher vom »Hereinschwappen« von Kindheitsdingen ins aktuelle Leben greift das Leid der Frau sowohl ernsthaft als auch mit einem Augenzwinkern auf. So wird es akzeptabel, in einer größeren Leichtigkeit über das Geschehen zu sprechen.

Das Bild vom »Hereinschwappen« klingt plausibel: Was *»hereingeschwappt«* ist, muss woanders »herausgeschwappt« sein. Wenn das unerwünscht ist, kann man annehmen, dass das Gefäß, aus dem die Substanz entwichen ist, ein »Loch« hat. Löcher wiederum verweisen auf die Möglichkeit, dass man sie stopfen kann. So bereitet die Metapher, das Leid der Frau sei aus der Kindheit *»hereingeschwappt«*, die durchaus gewagte Idee vor, man könne den Ursprung ihres depressiven Erlebens mit einem Korken verschließen.

Nonverbal kann man das »Verkorken« der Quelle depressiven Erlebens durch eine entsprechende Handbewegung und ein passendes Geräusch verstärken.

Um die Korkenthese nicht weiter zu diskutieren, sie jedoch gleichzeitig scheinlogisch zu begründen, erfolgt ein Themawechsel – hin zu einer anderen Metapher.

»Wissen Sie, in der Schweiz gibt es manchmal solche Hochwasser, oft am Ende des Winters, wenn der Schnee schmilzt und alles ganz matschig ist. Bäche werden zu Flüssen und tragen den Schlamm durch ein ganzes Tal. Wenn dann die Schlammflut zu Ende ist, machen sich die Schweizer an die Arbeit.«[37]

Apropos *»hereingeschwappt«:* Das Leid der Frau wird jetzt als Schlammflut (Mure) materialisiert, die über ihr Ich – in Form eines Bergdorfs – hereingebrochen ist. Wenn die Frau die Metapher akzeptiert, hat sie auch deren Implikationen mit angenommen. Zum Beispiel: Jede Schlammflut geht zu Ende. Die Schlammflut der Frau haben wir zuvor verkorkt, also definieren wir sie als beendet. Um diese Frage, ob dem depressiven Einbruch wirklich die Grundlage entzogen ist, nun nicht weiter zu diskutieren, wenden wir uns dem Schweizer Aufräumtrupp zu:

»Die sind für so was ausgerüstet, die haben Gerätschaften und Aufräumtrupps, um ihr Land wieder in Ordnung zu bringen.«

Dass es um ein Schweizer Bergdorf ging, war vorher belanglos, nun aber ist es nützlich: Schweizer bürgen für Qualität, Gründlichkeit, gute Organisation und Ordnung, und natürlich haben sie viel Erfahrung mit Rettungsaktionen in ihrer Bergwelt … wer wollte bestreiten, dass sie auch mit einer solchen Flut umzugehen wissen?

»Stellen Sie sich einmal vor, wie das aussieht, wenn Ihr Aufräumtrupp den ganzen Schlamm, der da in Ihren Alltag geschwappt ist, beseitigt.«

Schweiz hin, Schweiz her: Nun ist es doch der **innere** Aufräumtrupp der Frau, inzwischen eben ausgestattet mit schweizerischer Professionalität.

Diskutiert wird nicht, ob die Aufräumer mit dem Schlamm zurechtkommen, sondern nur, *»wie das aussieht, wenn«* sie das tun. Allerdings nicht in der Schweiz, sondern in der Frau.

»Ganz« in der Rede vom *»ganzen Schlamm«* kann als Kraftwort

37 Zur Metapher vom Bergdorf vgl. auch das Fallbeispiel bei Hammel 2013, S. 55 f.

empfunden werden, das betont, wie unerwünscht der Schlamm ist. Das wird die Frau annehmen, da damit das Gewicht ihres Leidens gewürdigt wird. Auf einer zweiten Bedeutungsebene akzeptiert sie dann gleichzeitig, dass der Schlamm, also ihr Leid, **vollständig** beseitigt werden wird.

Nonverbal kann die Botschaft vom Wegräumen des depressiven Schlamms durch entsprechende Handbewegungen verstärkt werden.

»Wie machen die das? Haben die Wasserschläuche? Leiten die einen Bach um?« – »Ja, die haben Schläuche. Damit machen die das sauber.«

Die Frau wird eingeladen, das bisher Gesagte implizit zu bestätigen, indem sie das Bild mit eigenen Beiträgen ausgestaltet.

»Gucken Sie mal, wie sorgfältig und akkurat die arbeiten. Wo spülen die denn den ganzen Schlamm hin?« – »Da hinten ist ein Loch, wie so eine Höhle, da spülen die das rein.« – »Ja, und da fließt das auch alles ab, und ist weg, oder?« – »Ja.«

Der Therapeut tut so, als ob er und die Klientin sich auf eine reale gemeinsame Wahrnehmung beziehen. Indem die Klientin das akzeptiert, wird alles, was der Therapeut sieht, auch zu ihrer Realität.

»Gucken Sie mal, …« stellt es als unbestreitbare Wirklichkeit dar, dass das Leiden gut und gründlich aus der Seele der Frau entfernt wird.

Wieder geht es nicht darum, »ob«, sondern nur »wie« Leid entfernt wird.

Und das ist keine Frage der Zukunft, sondern geschieht bereits. Die Frau braucht nur zuzuschauen. Der Reinigungsprozess geschieht ohne eigenes Zutun und damit ohne Möglichkeit für das Bewusste der Frau, das Geschehen zu verhindern.

Das *»denn«* stellt den Umstand, dass das Leid am Ende tatsächlich weg ist, als unbestreitbar dar. Dieses *»denn«* drückt implizit aus, dass das in der Frage Behauptete bereits als gemeinsam anerkannte Wirklichkeit vorausgesetzt werden kann.

Die Frau greift unwillkürlich das Thema *»Loch«* wieder auf – aus einem *»Loch«* kam der Schlamm anfangs »herausgeschwappt«, in einem *»Loch«* verschwindet er nun wieder. Vermutlich landet der Schlamm dort, wo er hergekommen ist, in jener Welt, die am Anfang verkorkt wurde. Therapeut und Klientin bestätigen einander gegenseitig, dass der Schlamm nun entsorgt ist.

»Ich glaube, da gibt es zwei Trupps: Einen für das Entschlammen und den anderen für die Feinheiten. Damit das wieder richtig glänzt! Gucken

Sie mal, wie der zweite Trupp arbeitet, der da hinterherkommt! Wie der die Farben wieder rausbringt!« – »Das ist schön.« – »Das wird wieder richtig bunt hier. Die machen das gut!«

Das Schlimme aus dem Erleben der Frau zu bringen, ist **eine** Sache. Nun soll aber auch das Schöne und Wertvolle im Leben der Frau zur Geltung gebracht werden: Aufräumtrupp 1 hat schon das Defiziterleben reduziert, Trupp 2 baut nun ein Ressourcenerleben auf …

Im scheinbar gemeinsamen Betrachten des Bergdorfs wird das, was der Therapeut sieht, wieder zu dem, was die Klientin sieht. Therapeut und Klientin bestätigen sich ihre »Wahrnehmung« von den wiederkehrenden Ressourcen gegenseitig.

»Wie weit ist denn der erste Trupp mit seiner Arbeit?« – »Na, die haben schon noch was zu tun. Die haben jetzt vielleicht drei Viertel entschlammt.«

Die Frage dient der Zwischenanamnese. Die Frau teilt in bildhafter Sprache mit, dass ihr depressives Erleben bereits um 75% reduziert ist.

Wenn man das Wort *»ist«* betont, wird die Klientin nach meiner Einschätzung ein weiter reichendes Ergebnis mitteilen, als wenn man etwa das Wort *»Arbeit«* betont. Das liegt daran, dass es bei der Betonung von *»ist«* als Tatsache erscheint, dass der Trupp schon *»weit«* gekommen ist (die Frage ist nur noch, *»wie weit«* bereits). Betont man *»Arbeit«*, liegt der Akzent eher auf der Mühe und Anstrengung und damit auf dem, was das Vorankommen erschwert.

»Ja, die arbeiten jetzt weiter, während wir uns etwas anderem zuwenden. Nachher gucken wir wieder, wie weit die inzwischen sind.«

Das *»Ja«* erzeugt ein Gefühl von Einvernehmen: Die Klientin und ich, wir meinen das Gleiche. Das ist nützlich, nicht nur, weil die Klientin sich verstanden fühlt, sondern auch, weil sie sich – eben da wir das Gleiche meinen – dann wohl die Meinung des Therapeuten, der sie im Erreichen ihrer Ziele unterstützt, verstärkt zu eigen macht.

Die Äußerung stellt sicher, dass das Unbewusste den Prozess intensiviert, während wir die Metapher nicht weiter bearbeiten.

Ich machte einige andere Übungen mit ihr. Zum Beispiel ließ ich sie sich vorstellen, dass sie alles, was sie belastete, in einem Korb sammelte. »Wie voll ist der jetzt?« – »Der quillt über. Das passt gar nicht alles rein.«

Beim *»Korb«* hört die Frau offenbar die Implikation mit, dass von einem kleinen, handlichen Gefäß die Rede ist – viel kleiner als sie selbst und zu klein für die Belastungen, die sie überwältigt haben.

»Machen Sie den Korb so groß, bis es reinpasst. Das hier ist Kopf-Kino.«

Um die Metapher für die Bedürfnisse der Klientin anzupassen, gehe ich in eine Trickfilmlogik über: *»Das hier ist Kopf-Kino«* – jetzt sind plötzlich beliebig große Körbe möglich.

»Was machen wir jetzt damit? Bringen wir es zum Wertstoffhof oder in die Vergangenheit, aus der es stammt?« – »Nein.« – »Wo möchten Sie es denn gerne hintun?« – »In das Loch.« – »Ah, Sie meinen, wo der Schlamm reingespült wird?« – »Ja, dahin.« – »Gute Idee! Da passt das ja ausgezeichnet hin. Schauen Sie mal, wie die Einsatzkräfte das wegspülen.«

Die Frau hat die Kopf-Kino-Intervention akzeptiert, verwirft die Ideen des Therapeuten und verfolgt ihre eigenen Pläne. Die Phase, in der die Frau nicht weiß, was sie braucht und der Therapeut tun soll, was er für sie für richtig hält, ist offensichtlich vorbei.

Wir sprachen noch eine Weile darüber, wie sie atmen, sprechen, sich bewegen würde, wenn es ihr in einiger Zeit wieder gut gehen würde. Ich ließ mir alles genau beschreiben.

Während die Frau das Wohlergehen in ihrer guten Zukunft beschreibt, kommt sie – da ihr Unbewusstes das Beschriebene simuliert, um es zu verstehen – in denselben Zustand, den sie beschreibt.

»Wie weit sind denn jetzt die Einsatzkräfte?«, fragte ich schließlich. »Ziemlich weit. Die machen jetzt den Rest noch sauber.« – »Dann kann ich Sie ja jetzt gehen lassen, oder?« – »Ja, das können Sie.« Fröhlich lachend verließ sie mit ihrem Partner die Praxis.

Die Klientin braucht offensichtlich keine weitere Unterstützung. Wir vereinbaren auch keine Folgestunde.

7.4 Gottes Garderobe – Die radikale Wirkung von Bildern und Ritualen erkennen

Vor einiger Zeit wurde ich in meiner Funktion als Klinikpfarrer ins Krankenhaus gerufen, zu einem schwer kranken Mann. Die Ärzte sagten, dass er in den nächsten Tagen oder Wochen sterben werde. Seine Frau, die sehr gläubig war, hatte mich gebeten zu kommen. Als ich mit den beiden sprach, wurde bald deutlich: Er wollte kein Gebet, das Abschied bedeuten könnte. Er wollte leben. »Verstehen Sie«, sagte er, »Beten ist gut, aber jetzt geht es nicht. Jetzt ist nicht die Zeit. Vielleicht später.« Ob ich aus der Ferne um Leben, um ein Wunder für ihn beten sollte, fragte ich. »Das ist gut«, antwortete er.

Am anderen Tag lag er im Koma. Er atmete in kurzen Stößen, und es war zu sehen, dass er im Sterben lag. Ich las ihm den Psalm vom guten Hirten vor, sprach ein Gebet, das Vaterunser und einen Segen. Wenn ich den Eindruck hatte, dass ihm eine Zeile des Psalms guttat, las ich die Zeile zweimal oder dreimal. Ich las die Zeilen ruhig und mit Pausen vor, und wir hatten den Eindruck, dass darüber auch sein Atem immer ruhiger wurde. Sein Atem folgte meinem, und wenn ich sehr langsam sprach, setzte der Atem manchmal für eine Weile aus, um danach doch wieder ruhig weiterzufließen.

Alles, was ihm Kummer oder Angst machen könnte, möge er ablegen, wie an einer Garderobe Gottes, so bat ich ihn, wie an einer Garderobe Gottes. Was mit Schuld oder Vorwürfen zu tun hätte, alle Gedanken, die ihm nicht guttäten, und alles, was er nicht brauchte, möge er wie Kleider ablegen bei Gott.

Nach diesen Worten von meiner Seite sprach auch seine Frau mit ihm über das Loslassen: Davon, dass sie ihn nicht festhalte, dass sie ihn loslasse, dass er loslassen dürfe, und davon, dass er seine Liebe zu ihr auch von der anderen Seite aus ausdrücken könne. Eine Viertelstunde später starb er ruhig, ohne Kampf.

Wie spricht man mit Menschen im Koma? Und was kann man zu einem sterbenden Menschen sagen? Grundsätzlich meine ich, wir sollten

- so reden, dass etwas Ermutigendes, Stärkendes sofort spürbar ist und wir zugleich ehrlich sind,
- den Sterbenden als Lebenden respektieren,
- weder so tun, als gäbe es kein Sterben, noch so, als wäre der andere schon nicht mehr da,
- so reden, dass das Mitdenken leichtfällt: Ganz anschaulich, in Bildern, in Tagträumen und möglichst in Worten, die dem anderen Menschen schon längst etwas bedeuten.

Für den Mann in der dargestellten Situation hätte Beten offenbar die Bedeutung gehabt, mit seinem Leben abzuschließen. An diesem Punkt waren die Ärzte und vielleicht auch seine Frau, aber er selbst noch nicht. Der Mann hatte wohl weder gegen den Pfarrer noch gegen das Beten etwas einzuwenden, sondern gegen die Implikationen eines Rituals, das man als Reisesegen für den Weg in eine jenseitige Welt auffassen konnte.

Die Situation am nächsten Tag ließ mich annehmen, dass auch er damit rechnete zu sterben. Seine Worte vom Vortag »Beten ist gut, aber jetzt geht es nicht … Vielleicht später« schienen zu beinhalten, dass ihm das Beten unter veränderten Umständen willkommen wäre. Da er ein Gebet, das ihn aufs Sterben vorbereitete, nicht wollte, solange er um sein Leben kämpfte, konnte man ihn so verstehen, dass der Fall für ihn anders läge, wenn sein Sterben unmittelbar bevorstünde. Sein *»vielleicht«* hieße in diesem Fall: »Wenn ich es doch nicht schaffe zu überleben …«. So entschloss ich mich, für ihn zu beten, auch wenn ich ihn nicht nochmals fragen konnte.

Der Psalm vom Guten Hirten[38] wird oft bei Taufen, Konfirmationen und Beerdigungen gesprochen, ist also Teil eines Schwellenrituals. Seine zentrale Botschaft ist, dass ein Mensch sich Gott anvertraut, wie Schafe ihrem Hirten vertrauen. Im Kontext des Sterbens heißt das natürlich auch, sich dem Hinübergehen in eine andere Welt zu überlassen.

Die Garderobenmetapher würde ich bei einem Menschen ohne religiösen Bezug gebrauchen, ohne von Gott zu sprechen. Wenn aber Gott selbst Wächter der Garderobe für unerledigte emotionale Angelegenheiten ist, steht fest, dass der Patient die Werte, an denen er grundsätzlich festhalten möchte und die ihn noch am Gehen hindern könnten, in wahrhaft vertrauenswürdige Hände gibt. Eine Formulierung ohne ausdrückliche Bezugnahme auf Gott könnte so klingen:

»Sehen Sie: Ich stelle mir vor, da ist eine Tür. Wenn es Zeit dafür ist, können Sie da durchgehen. Neben der Tür ist eine Garderobe. Da ist jemand, der passt auf die Sachen auf, die Sie an der Garderobe ablegen. Das ist eine besondere Garderobe. Sie können alles da abgeben, was Sie beschwert.

- Wenn Sie Angst haben – legen Sie die Angst da ab. Sie brauchen die Angst da drüben nicht mehr.
- Wenn Sie traurig sind – legen Sie's ab. Wozu? Sie brauchen das jetzt nicht.

38 Die Bibel, Ausgabe nach Martin Luther, Ps. 23.

- Wenn Sie jemandem grollen oder noch nicht verziehen haben – legen Sie's an der großen Garderobe ab.
- Wenn Sie sich zu etwas verpflichtet fühlen – legen Sie's ab.
- Wenn Sie meinen, noch bleiben zu müssen – Sie müssen gar nichts!
- Wenn Sie möchten, geben Sie's dem, der da steht und darauf aufpasst.
- Wenn Sie meinen, dass noch etwas fehlt – legen Sie's da ab.
- Wenn etwas körperlich unangenehm ist – legen Sie's da auch ab.
- Wenn es ein Problem mit dem Atem gibt – wenn Sie wollen, geben Sie das auch ab.
- Wenn es noch irgendetwas gibt, was Sie an der großen Garderobe abgeben möchten, geben Sie alles da ab, was Sie nicht mehr brauchen. Geben Sie alles ab, was Sie beschwert hat. Geben Sie ab, was Ihnen zur Last geworden ist. Sie brauchen das nicht mehr. Geben Sie's ab.

Und wenn Sie merken, dass es Zeit für Sie ist, dann gehen Sie durch die Tür.«[39]

Das Bild vom Hirten und der Herde impliziert die Erfüllung vieler Bedürfnisse, die im Sterben infrage gestellt sein können:

- Schmerzfreiheit (»mir wird nichts mangeln«)
- Genügend Luft (»er weidet mich auf grüner Aue«)
- Kein Durst (»führt mich zum frischen Wasser«, »du schenkst mir voll ein«)
- Freiheit von Erschöpfung und Depression (»er erquickt meine Seele«)
- Orientierung (»er führt mich auf rechter Straße«)
- Sicherheit, Angstfreiheit (»fürchte ich kein Unglück«)
- Trost (»dein Stecken und Stab trösten mich«)
- Annehmlichkeit, Zufriedenheit (»salbst mein Haupt mit Öl«)
- Sättigung (»du bereitest vor mir einen Tisch«)
- Freundlichkeit, Mitgefühl (»Gutes und Barmherzigkeit«)
- Dauer, Bestand (»werde bleiben im Hause des Herrn«).

Das Sprechen im Atemrhythmus des Patienten ermöglicht es nach kurzer Zeit, dessen Rhythmus zu regulieren und dadurch zum Wohlbefin-

39 Hammel 2013, S. 129.

den des Patienten beizutragen. Zusammen mit dem Atem des Patienten wird unwillkürlich auch seine Gefühlslage beruhigt.

Immer wieder habe ich es erlebt, dass an einem Sterbebett in positiver Weise vom Loslassen geredet wurde – in direkter Weise oder in Metaphern, vonseiten des Pfarrers oder von den Angehörigen – und die Patienten innerhalb von Sekunden, Minuten oder allenfalls einer halben Stunde starben.

Das Bild, dass der Mann seine Frau von der anderen Seite aus weiter lieben könne, beendet Vorstellungen wie die, dass sein Tod das Ende ihrer Liebe sei und dass die Frau ihn hier oder er sie dort vermissen werde. Man könnte es geradezu so verstehen, dass er sie von dort drüben, befreit von den Leiden des Sterbens, leichter und unbeschwerter lieben kann als zuvor.

7.5 Die Ekelleute – Die Ambivalenzen des Klienten respektieren

Eine Kollegin fragte, was sie tun könne mit einem siebenjährigen Jungen – nennen wir ihn Marcel. Seit zwei Jahren habe sich Marcel entschieden, kein Fleisch mehr zu essen. An sich sei das kein Problem, auch aus Sicht der Eltern nicht. Seit etwa einem halben Jahr reagiere er aber mit starker Übelkeit auf Fleisch. Er müsse vom Tisch weg und sich auf den Boden legen, wenn jemand am selben Tisch oder neben ihm Fleisch auf dem Teller habe. Das störte ihn selbst, weil er im Fußballclub sei und im Frühling ins Fußballferienlager möchte, wo natürlich Fleisch auf dem Teller der Tischnachbarn liegen würde. Die Eltern sagten, ihr Sohn sei bis auf das beschriebene Symptom ein zufriedenes, vollkommen normal entwickeltes Kind. Sie hätten auf ihr Anliegen, dieses Symptom isoliert zu behandeln, von mehreren Therapeuten Absagen bekommen, da hier eine längere, regelmäßige psychotherapeutische Behandlung nötig sei. Dies wiederum sahen die Eltern nicht als notwendig oder sinnvoll an. Der Junge selbst sei motiviert, etwas für eine Veränderung zu tun.

Ich schrieb der Kollegin:

»Ich denke, dass man die Störung als eine Phobie betrachten kann, nur, dass die ausgelöste Emotion Ekel statt Angst ist. Ich meine daher, dass Sie die Störung auf jede Art behandeln können, die auch bei einer Phobie funktionieren würde, etwa mit einer systematischen Desensibilisierung oder Neukonditionierung des zugrunde liegenden Reiz-Reaktions-Schemas. Eine längere Therapie würde ich nicht erwarten.

Sie könnten ihm einen Vortrag darüber halten, wie wertvoll Ekel und Übelkeit sind, wie nützlich etwa als Warnung und zur Entgiftung. Sie können ihm erzählen, dass die Ekelleute in ihm Freunde sind, die Gutes für ihn wollen und die es vor lauter guter Absicht wirklich übertreiben.

Sie können diese Freunde immer mehr wertschätzen und loben. Sie können anerkennen, wie viel sie für ihn getan haben, und sie schließlich – in Anerkennung dieser Fürsorge und harten Arbeit – in die Osterferien schicken. Besprechen Sie mit dem Jungen, wo die Ekelleute Ferien machen, und klopfen Sie gründlich fest, dass sie ›leider‹ nicht bei ihm sein können. Fragen Sie ihn, ob er die Ekelleute denn nicht vermissen wird, seien Sie skeptisch, wenn er das verneint, und provozieren Sie mit viel Zweifel immer mehr Reaktanz, dass er wirklich kein Heimweh nach ihnen haben wird. Ganz am Schluss lassen Sie sich überzeugen und bestätigen ihm, dass es so ist, wie er gesagt hat.

Eine andere Methode wäre, mit dem Jungen oder mit den Ekelleuten darüber zu sprechen, dass da ein ›Missverständnis unter Freunden‹ stattgefunden habe und Sie es jetzt gemeinsam aufklären. Sie können mit den Ekelleuten aushandeln, da sie ja das Wohl des Jungen wollen, probeweise ihre Reaktion zu halbieren und, falls das ein gutes Ergebnis ergibt, sie immer weiter zu halbieren.«[40]

Einige Zeit später schrieb die Therapeutin zurück, sie habe den Jungen zweimal zusammen mit seiner Mutter gesehen und einmal vor dem Camp mit ihm telefoniert. Sie habe mit ihm darüber nachgedacht, seine »Ekelleutchen«, die so äußerst aufmerksam und gut auf ihn aufpassen, müssten ihn vielleicht im Fußballcamp etwas in Ruhe lassen, damit er sich auf den Fußball konzentrieren könne, und habe ihn gefragt, ob er sich vorstellen könne, einige während dieser Zeit in die Ferien zu schicken. Der Junge schilderte beim zweiten Termin, dass er 20 solche Leutchen habe, kleine, große, männliche, weibliche, auch junge. Davon wolle er 17 in die Ferien schicken, und zwar nach Zürich (er sagte, die sollen mit der Tram in der Stadt herumfahren oder auf dem See Boot fahren). Drei nehme er mit ins Camp, und wenn es mal wirklich grauslich werde, sollen sie ihm etwas raten, ihm zum Beispiel ins Ohr flüstern: »Marcel, mach

40 Möglich ist es, dazu die Geschichte vom »Bürgerkrieg und Bürgerfrieden« zu verwenden, Hammel 2006, S. 54 f.

doch einen Moment die Augen zu«, oder: »Marcel, geh doch mal kurz auf die Toilette und atme ein paarmal tief durch!« Das dritte Ekelpersönchen, das er mitnimmt, sei ein Baby, »das sowieso die ganze Zeit pennt«. Die Ekelleute trügen alle große, nach oben gebogene goldene Schuhe, die niemals schmutzig werden dürfen. Die Mutter des Jungen habe erzählt, dass er nach dem zweiten Gespräch mit einem Freund auf dem Vorplatz beim Bauernhof Fußball gespielt habe. Der Ball sei auf dem Misthaufen gelandet, und Marcel sei hinaufgestiegen und habe ihn geholt – was er früher niemals getan hätte …

Kurze Zeit später schickte der Junge seiner Therapeutin eine Karte. Dabei lag eine Zeichnung mit einem seiner »Ekelmännchen« und dem Kommentar: »Es hat gut geklappt, von Marcel«, darunter die Zeichnung von einem Torwart, der einen Hechtsprung nach einem Ball macht.

Phobien, die mit Nahrungsmitteln zu tun haben, gehen fast immer mit Ekel statt mit Angst einher. Ekel ist die Angst des Mundes.

Der *»Vortrag darüber …, wie wertvoll Ekel und Übelkeit sind«*, dient dazu, nicht mehr gegen das Symptom, sondern mit dem Symptom zu arbeiten – ebenso wie das Bild vom Symptom als einem Freund, der eine gute Absicht hat und nur etwas missverstanden hat oder übertreibt.

Indem das Symptom personifiziert wird, entsteht ein Rollenmodell, das die Störung einschließlich möglicher Lösungsansätze veranschaulicht und das es dem Unbewussten erleichtert, mithilfe von Träumen kreative eigene Lösungen zu finden.

Warum sollte die Therapeutin einen Machtkampf mit einem Symptom versuchen, das einen unbekannten, sicher gut gemeinten Zweck verfolgt und das vermutlich stärker ist als sie? Besser als das Symptom zu bekämpfen wäre es doch, mit diesem zu kooperieren, um gemeinsam dem Wohl des Jungen zu dienen. Dazu ist es sicher hilfreich, die Nützlichkeit des Symptoms grundsätzlich anzuerkennen – also dessen Werte zu teilen und nur für einen Strategiewechsel bei deren Umsetzung zu plädieren. So sind das *»Missverständnis unter Freunden«* und seine Aufklärung im Gespräch mit den Ekelleuten als Modell für die Symptomentstehung und für Möglichkeiten seiner Auflösung zu verstehen.

Symptome sind hartnäckig, wenn ein Teil des Organismus diese für notwendig hält, um die Gesundheit, das Leben, die soziale Zugehörigkeit und seelische Unversehrtheit eines Menschen zu erhalten. Hartnäckige Symptome sind Leibwächter. Sie wollen etwas beschützen, und sie tun ihre Aufgabe zuverlässig. Darum lassen sie sich nicht leicht wegschicken und noch weniger wegprügeln. Wenn man ihnen aber Respekt erweist und geeignete Vorschläge macht, wie sie das, was sie erreichen wollen, besser, sicherer, energiesparend und womöglich nebenwirkungsfrei erzielen können, setzen sie das in der Regel um.

Ambivalenzen innerhalb des Kindes, die bisher zu einer Blockade führten (nicht mit anderen am Tisch essen können, obwohl der Junge sich das wünscht), können in einem solchen Rollenmodell aufgelöst werden, indem die Protagonisten verschiedene Lösungswege für sich finden.

Wahrscheinlich würde jede Weise, das Symptom wegzuschicken, weil man es ablehnt, scheitern. In einer Welt, in der Ferien viel besser sind als Schule, könnte ein Osterurlaub für das Symptom aber akzeptabel sein. Ein Urlaub impliziert zwar, dass das Symptom nach den Ferien (und nach dem Fußballcamp) wiederkommt, wenn aber der Junge und das Symptom während der Ferien bemerken, dass sie einander gar nicht brauchen, ist zu erwarten, dass sich die Bindung löst.

Bei wertschätzenden Gesprächen mit personifizierten Symptomen von Klienten ist zuweilen zu beobachten, dass diese es akzeptieren, für eine begrenzte Zeit probeweise nicht aufzutreten, um herauszufinden, ob dies dem Wohl der Klienten besser dient, als wenn sie da sind, – während sie sich auf ein unbegrenztes Verschwinden nicht einlassen möchten. Auch daher kann es nützlich sein, dass eine Abwesenheit des Symptoms nur für die Zeit der Osterferien vereinbart wird.

Bald schon wird nicht mehr darüber gesprochen, ob, sondern nur noch, *»**wo** die Ekelleute Ferien machen«*. Das Unbewusste wird also gebeten, Lieblingsmöglichkeiten für eine räumliche Dissoziation des Ich-Erlebens vom Symptom zu finden und deren Durchführung zu planen.

In eine ähnliche Richtung wie der zeitlich begrenzte Urlaub zielt der Vorschlag, mit den Ekelleuten zu verhandeln, das Symptom probeweise zu halbieren und, solange sich das bewährt, immer wieder zu halbieren.

Danach wird mit der Erzeugung von Reaktanz gearbeitet. Die Therapeutin bedauert, dass die Ekelleute aufgrund ihres eigenen Urlaubs *»leider«* während der Ferien nicht bei dem Jungen sein können. Diese Provokation führt den Jungen dazu, zu protestieren und zu sagen, dass ihn das nicht stört – implizit hat er damit aber anerkannt, dass die Symptome weg sein werden. Die häufige Wiederholung des Vorgehens tragen dazu bei, dass der Junge nicht mehr hinter seine viele Male bestätigte Aussage zurückgehen kann oder will.

Bei Fragen wie der, *»ob er die Ekelleute denn nicht vermissen wird«*, kommt hinzu, dass Fragen fast unwiderstehlich auf eine Antwort drängen, sodass wichtige Implikationen im Hintergrund der Frage leicht übersehen werden (hier die Implikation, dass die Ekelleute weg sind, wenn zur Debatte steht, ob er sie vermisst).

Dass sich die Therapeutin am Schluss doch *»überzeugen«* lässt, dient dazu, zweifelsfrei klarzustellen, dass nun auch sie nicht mehr daran glaubt, dass das Symptom während der Ferien auftreten werde. Dadurch wird die neu gefundene Überzeugung des Jungen, ohne das Symptom sein zu können, mit der Autorität eines Standpunkts aus therapeutischer Erfahrung verstärkt.

Aus dem, was die Therapeutin über die Gespräche mit dem Jungen berichtet, ist zu ersehen:

Die *»Ekelleute«* werden zu *»Ekelleutchen«* verkleinert. Das könnte dazu beitragen, ihre Größe und Bedeutung zu verringern.

Sie werden wertgeschätzt als Personen, *»die so äußerst aufmerksam und gut auf ihn aufpassen«*. Das dürfte dazu beitragen, dass eine Lösung **mit** den Bestrebungen des Jungen, die das Symptom hervorbringen, statt gegen sie, gefunden wird. Auf diese Weise könnten Blockaden vermieden und Verbesserungen der Symptomatik gefördert werden.

Beim Vorschlag, *»die Ekelleutchen müssten ihn vielleicht im Fußballcamp etwas in Ruhe lassen«*, greift die Therapeutin mit *»vielleicht«* und *»etwas«* die Seite der Ambivalenz auf, die skeptisch gegenüber einer Veränderung ist, und lässt den Jungen die Gegenseite der Ambivalenz einnehmen. Man kann auch sagen, sie greift den Ekelleutchen nicht vor, um ihnen selbst Gelegenheit zu geben, sich für die Reduktion des Symptoms einzusetzen. Auch die Anregung, dass die Ekelleutchen das speziell beim Fußballcamp (also nicht immer und überall) tun könnten, ist ein Verhandlungsangebot, das die andere Seite der Ambivalenz (also die möglichen Vorteile einer Aufrechterhaltung des Symptoms) berücksichtigt.

Die Begründung, es gehe darum, dass der Junge *»sich auf den Fußball konzentrieren könne«*, führt weg von der Bekämpfung der Ekelleute zu einer positiven Motivation, die auch die Ekelleute unterstützen können.

Die Frage, ob der Junge *»sich vorstellen könne, einige während dieser Zeit in die Ferien zu schicken«*, respektiert ihn in seiner Autonomie, Entscheidungen zum Umgang mit dem Symptom selbst zu treffen.

Gleichzeitig impliziert die Formulierung, dass es in der Macht des Jungen steht, das Symptom zeitweise zu reduzieren.

Die Mitteilung des Jungen, *»dass er 20 solche Leutchen habe, kleine, große, männliche, weibliche, auch junge«*, könnte ausdrücken, dass die Hintergründe des Symptoms komplex sind.

Die Angaben, wonach er 17 der 20 in Ferien schickt und 3 mit ins Camp nimmt, könnte man wie eine Prozentskala zur Bewertung der unterschiedlichen Teile der Ambivalenz auffassen: Der Junge drückt aus, dass er das Symptom um 85% reduzieren und 15% davon behalten möchte. 5 von diesen 15% sind ruhig und stören ihn nicht, die restlichen 10% kann er als hilfreiche Berater nutzen.

Dass der Junge sie nach Zürich schickt, wo *sie »mit der Tram in der Stadt herumfahren oder auf dem See Boot fahren«* sollen, könnte ausdrücken, dass er wertschätzend mit den symptomerzeugenden Anteilen umgeht und ihnen gönnt, was er selbst mag.

In jedem Fall drückt er aus, dass ihm eine räumliche Dissoziation von dem, was das Symptom hervorbringt, gelingen wird und dass die symptomerzeugenden Anteile gut beschäftigt sein werden, sodass sie ihn nicht vermissen und ihn auch nicht besuchen wollen.

Die Mitteilung des Jungen, *»die Ekelleute trügen alle große, nach oben gebogene goldene Schuhe, die niemals schmutzig werden dürfen«*, macht deutlich, dass das Symptom für etwas Wertvolles – also wohl für die Werte des Jungen im Umgang mit dem Leben – eintritt. Vielleicht haben diese etwas mit Ästhetik, vielleicht mit Achtung vor dem Leben, vielleicht auch mit ethischer oder religiöser Reinheit zu tun. Für den letzten Gedanken spricht auch die Mitteilung der Mutter des Jungen, Marcel sei beim Fußballspielen auf einen Misthaufen gestiegen, um den Ball zu holen, was früher undenkbar gewesen wäre. (Exkremente und Straßenschmutz, nicht rituell Geschlachtetes und Blut sind in Bibel und Koran kultisch unrein. Schuhe werden ausgezogen, wenn man ein Heiligtum oder ein Heim betritt. Gold ist Symbol höchster Werte und ziert Kirchen- und Tempeldächer. Die Biegung der Schuhe nach oben entzieht die Fußspitze dem Schmutz und weist zum Himmel.)

7.6 Die Laserpointerscheibe – Unerwünschte Implikationen des Therapeuten entkräften

»Meine Frau bringt öfter solche Spitzen, die mich sehr verletzen. Darauf bin ich dann nicht vorbereitet. Ich bräuchte so etwas wie einen Schutzschirm dagegen«, erklärte ein Mann in der Therapie.

»Ich weiß nicht, ob Sie davon gelesen haben«, sagte ich. »Das ist sehr interessant: Neulich hat eine 16-jährige Schülerin, die bei ›Jugend forscht‹ mitgemacht hat, ein Spezialglas entwickelt, das Piloten gegen die Strahlen von Laserpointern schützt. Das ist ein ganz raffiniertes Verfahren. Die großen Unternehmen der Luftfahrtindustrie haben jahrelang ohne Erfolg geforscht, um so etwas zu entwickeln. Das Mädchen hat zwei Glasscheiben genommen und eine Schicht Flüssigkristalle dazwischengelegt, so ähnlich wie bei einem Handybildschirm, und hat Strom darauf geleitet. Wenn nun ein Laserpointer auf die Flüssigkristallschicht trifft, verdunkelt sich die an der betreffenden Stelle sofort.« – »Ah, jetzt weiß ich, worauf Sie hinauswollen«, lachte der Mann. »Stellen Sie sich vor, Sie haben eine Pilotenkanzel mit genau dieser Art von Schutzglas, angepasst für Ihren Bedarf«, fuhr ich fort. »Wie ist das für Sie?« Der Mann schloss für einen Augenblick die Augen. »Es funktioniert«, sagte er. »Aber es ist noch nicht perfekt. Ich glaube, ich muss noch ein bisschen üben.«

»Entschuldigen Sie, ich habe vergessen, Ihnen etwas zu sagen«, erwiderte ich. »Inzwischen haben Airbus, Lufthansa und andere große Unternehmen das Mädchen eingeladen, um ihre Erfindung vorzustellen. Stellen Sie sich vor, wenn das Verfahren in einigen Jahren so ausgefeilt ist, dass es perfekt funktioniert, und stellen Sie sich vor, dieser Zeitpunkt ist jetzt, und Sie sitzen in Ihrer Pilotenkanzel – wie ist das jetzt?« Der Mann schloss noch einmal die Augen. »Jetzt ist es super!« sagte er.

Je nachdem, wie das Bild eingeleitet und ausgeführt wird, so wirkt es. Metaphern enthalten neben Chancen für ein wertvolles neues Arrangement des Erlebten immer auch Risiken, Nebenwirkungen und Grenzen. Für mich war das Glas, so wie die Schülerin es entwickelt hatte, schon perfekt. Dem Klienten aber war klar, dass die Schülerin nur das Prinzip eines solchen Glases erfunden haben kann und die Entwicklung einer solchen Scheibe in genau der Art, wie sie die Piloten benötigen, noch etwas Zeit in Anspruch nehmen wird.

Wenn Metaphern nicht die erwünschte Wirkung haben, liegt es meistens daran, dass sie – wie hier – unbeabsichtigte negative Implikationen haben oder dass die Verwirklichung dessen, was das Bild ausdrückt, dem Unbewussten des Klienten als zu riskant erscheint.

In beiden Fällen hat es sich als hilfreich erwiesen, die Bilder nachzubessern. Im ersten Fall geht es darum, die Metapher weiterzuspinnen bis zu dem Zeitpunkt oder Sinnzusammenhang, wo die anfängliche Begrenzung oder Nebenwirkung des Bildes nicht mehr besteht. In unserem Beispiel ist es das Einfachste, die Zeit weiterlaufen zu lassen, bis die Erfindung des Mädchens serienreif ist, und das als *»jetzt«* zu definieren. Man könnte stattdessen auch erzählen, dass die Luftfahrtingenieure staunten, dass der Schirm Laserpointerstrahlen, gleich welcher Stärke, sofort und vollständig abfing, und dass, egal aus welchem Winkel und bei welcher Beleuchtung oder Verdunkelung, die Ingenieure die Scheibe testeten. Dann wäre das gute Ergebnis bereits mit dem Experiment des Mädchens erreicht und der Klient könnte – wenn man ihn noch einmal um ein Erproben der Glasscheibe bittet – zufrieden feststellen, dass sie jetzt vollständig funktioniert.

Wenn man fragt, *»wie ist das jetzt?«*, könnte man die Satzmelodie beim *»jetzt«* steil aufsteigen lassen, wird breit lächeln, die Augenbrauen hochziehen – kurzum, man kann den Klienten glücklich und voll großartiger Erwartung anstrahlen.

Es ist möglich, Symptome durch unbeabsichtigte Implikationen – beispielsweise von Metaphern – zu stabilisieren oder zu verstärken.

Eine Mutter kam mit ihrem siebenjährigen Sohn namens Noah in Therapie, weil dieser tags wie nachts regelmäßig volle Hosen hatte. Die Mutter erklärte, der Junge sei oftmals so tief in sein Spiel vertieft, dass er oft nicht oder erst zu spät bemerke, dass er auf die Toilette müsse. Bis vor Kurzem sei ihm das egal gewesen und ihre Bemühungen seien an seiner Gleichgültigkeit gescheitert, nun aber wolle er den Missstand beheben.

Vielleicht hatte mich der Name des Jungen dazu inspiriert, auf Seefahrergeschichten zu setzen. Ich erzählte ihm, wie er einmal als U-Boot-Kapitän die Tiefsee erforschen könnte, und wies ihn darauf hin, dass die Mannschaft natürlich auch ihren Stuhl regelmäßig entsorgen müsse, sonst sei das U-Boot ja irgendwann vollgekackt. Auch sonst müssten sie ihren Müll loswerden. Dafür müssten sie ab und zu auftauchen und ihren Müll an Land bringen. Ansonsten könnten sie alles, was nicht umweltschädlich ist, natürlich auch durch eine doppelte Luke (ähnlich einer Schleuse) ins Meer hinablassen. Das entspräche der Möglichkeit, dass der Junge auch ganz in seine Spielideen versunken auf die Toilette gehen könnte. Welche Methode die Seeleute auch wählen, Hauptsache wäre, das Zeug verschwindet und das Boot bleibt sauber.

Später erzählte ich ihm von den Südseeinseln, auf denen seit Jahrtausenden nur Möwen leben, die sich von Fischen ernähren. Ob der Junge sich vorstellen könnte, wie die Inseln aussähen, nachdem sich dort tausend Jahre lang Möwen ausgeruht haben? Das konnte er. Ich erzählte, dass ein findiger Geschäftsmann herausgefunden hatte, dass die Möwenkacke noch viel besser düngte als Kuhdung und dass man von da an die meterhohen Schichten von Guano – wie man das Material nannte – mit Baggern abbaute und mit Schiffen nach Europa brachte.

Gemeinsam malten wir die Noah-Insel (mit den Umrissen eines Menschen) mit Baggern und Schiffen und mit Flugzeugen, die den Guano auf die Schiffe brachten. Auf jedes Schiff oder Flugzeug oder jeden Bagger malten wir eine Uhr, damit das Personal seinen Zeitplan einhalten konnte und der Abtransport ökonomisch vonstatten ginge. So arbeiteten wir zwei Sitzungen lang miteinander. In der dritten Sitzung klagte die Mutter, dass der Junge so oft einnässte. Da sei gar nichts besser geworden, sie habe sogar den Eindruck, es habe sich etwas verschlechtert. Bis dahin hatte ich nur davon gehört, dass der Junge einkotete. Vom Einnässen war nie die Rede gewesen. Zu seinem Umgang mit den großen Geschäften berichtete die Mutter, dass es hier nur noch selten, bei besonderen psychischen Belastungen, zu Missgeschicken käme. Er bemerke jetzt viel früher, wenn es Zeit sei, zur Toilette zu gehen.

In dieser Stunde erzählte ich dem Jungen davon, wie er an sein Unterseeboot Flügel und Räder machte, sodass er direkt aus dem Wasser heraus starten und die Lüfte durchkreuzen konnte. Der Flugwind würde das Wasser an seinem Flug-U-Boot trocknen. Er könnte den Ozean durchqueren und in Amerika landen, beispielsweise in einer Wüste. Auch erzählte ich davon, wie sie den Guano-Abbau auf der Insel modernisiert haben und nun nur noch Flugzeuge verwenden, weil das schneller und effektiver ist.

Der Mutter sagte ich in Gegenwart ihres Sohnes: »Ich wusste nicht, dass das Einnässen auch ein Problem ist. Mit den Flugzeugen wird das Problem behoben sein.« So war es denn auch.

Was haben U-Boote und Inseln gemeinsam? Sie sind von allen Seiten mit Wasser umgeben. Das ist normal und muss so sein.

Wenn ich einem Klienten mehrere Geschichten zur Behebung desselben Problems erzähle, werden Unterschiede zwischen den Geschichten vom Unbewussten als alternative oder komplementäre Lösungsmöglichkeiten oder – wenn sie als Lösung nicht taugen – als irrelevant angesehen werden. Was aber den Geschichten gemeinsam ist, wird als deren gemeinsame Botschaft angesehen werden und dürfte beim Unbewussten, das diese Geschichten in ihrer Bedeutung für den Klienten auswertet, besondere Beachtung finden. Neben den therapeutisch intendierten Aspekten einer Metapher können auch die nicht intendierten eine Wirkung haben. Das gilt besonders dann, wenn sie versehentlich hervorgehoben werden, und das geschieht beispielsweise durch eine Wiederholung ebendieser Aspekte in mehreren Metaphern.

Daher war es nötig, die Geschichten vom U-Boot-Kapitän und von der Guano-Insel so weiterzuerzählen, dass die Metaphern keine Empfehlung mehr darstellen, sich mit Wasser zu umgeben, als gäbe es dazu keine Alternative. Hätte der Junge die Geschichten in einem Buch gefunden, hätten sie wahrscheinlich nicht diese Wirkung gehabt. Gerade weil es aber im Kontext der Therapie darum ging, dass der Junge seinen Umgang mit dem Toilettengang veränderte, wurde mit der einen Botschaft – dem besseren Entsorgen der Feststoffe – auch die andere – dass es in Ordnung ist, immer nass zu sein – umgesetzt.

Hier wird eine Metapher vom Unbewussten durchaus wirkungsvoll umgesetzt, einschließlich der therapeutisch unerwünschten Implikationen. Es kann auch sein, dass Metaphern ihre Wirkung verfehlen, weil die Umsetzung des darin Angebotenen für die Klienten nicht sicher ist. Diesen Fall hatten wir im Kapitel »Die Ahnen aus der Steinzeit« (7.5), bei der kauernden Elfe, die sich zunächst nicht aus ihrem Verließ getraute, und ähnlich ist es auch im Kapitel »Spinnenphobie« (11.3), wo die Klienten süße Spinnen nicht in hässliche Krebse verwandeln möchte. Mit etwas Geduld können wir das Arrangement der angebotenen Bilder so lange verändern, bis es für die Klienten sicher ist, einen Schritt weiterzugehen. Wir können Helferpersonen einführen, die die Elfe begleiten und beschützen. Wir könnten Steinmauern in unsichtbare Zaubermauern verwandeln, die sich, schneller als man denken kann, genau dem Bedarf der Elfe anpassen. So geht es auch mit den Krebsen. Wenn ein innerer Trickfilm nicht geeignet ist, um die grässlichen Spinnen mit schönem Krebsgefühl zu füllen, so wählt man eben einen anderen, oder man findet eine plausible Erklärung, warum so ein Film funktioniert und sicher ist, obwohl die Klientin es zuvor nicht dachte.

7.7 Die Hölle! – Unerwünschte Implikationen des Klienten entkräften

Ich begrüßte einen Klienten:

»Guten Tag. Ich habe gehört, Sie möchten gerne ein gut funktionierendes Immunsystem. Habe ich das richtig verstanden?«

»Ja, das wäre schön.«

»Also, wenn Ihr Immunsystem ab jetzt gut funktioniert, **ist** das schön. Wie ist es denn bisher gewesen?«

»Es ist die Hölle. Ich habe solche Allergien, dass ich immer wieder ins Krankenhaus muss. Dort geben sie mir die Medikamente, die andere Leute bekommen, die auf Bienenstiche allergisch sind und so ganz extrem reagieren …«

»Darf ich Sie unterbrechen? Entschuldigen Sie, wenn ich das tue … ich fragte Sie, wie es bisher war. Sie erzählen mir von Ihrer Vergangenheit, sodass ich gar nicht weiß, ob es die Vergangenheit oder Gegenwart oder Zukunft ist. Wenn Sie zwischen Ihrer Erinnerung und Ihrer Erwartung nicht unterscheiden, könnte es sein, dass Ihr Unbewusstes das auch tut. Dann erwarten Sie, was Sie erinnern, und dann ist es auch kein Wunder, wenn Sie bekommen, was Sie hatten. Dann sagen Sie zu mir: ›Es ist die Hölle.‹ Was ich bisher von der Hölle verstanden habe, ist, dass sie nie aufhört und es keine Hoffnung gibt …«

»Da haben Sie natürlich recht. Ich hoffe natürlich, dass es besser wird. Sonst wäre ich ja nicht hier …«

Die Hölle ist keine besonders hilfreiche Metapher, wenn man ein Leiden beschreiben will, das verändert werden soll. Wenn man positive Dinge in der Therapie erreichen möchte, ist es gut, auch über positive Dinge zu sprechen und dafür Begriffe zu gebrauchen, die Hoffnung beinhalten. Auch über eine belastende Vergangenheit in Worten zu sprechen, als handle es sich um eine Art ewige Gegenwart, ist nicht förderlich. Über die Wünsche und Ziele der Klienten, überhaupt über ihre positiven Lebensmöglichkeiten, möchte ich auf die Dauer nicht als etwas Irreales und Unerreichbares sprechen, sondern als etwas, das im Begriff ist, sich in ihrem Leben zu verwirklichen.

Spricht ein Klient von seinen Symptomen als »*Hölle*«, suggeriert er sich selbst:

- Das Leiden ist maximal.
- Es handelt sich um eine Strafe für begangene Fehler.
- Es ist wissenschaftlich nicht fassbar und hat eine religiöse Dimension.
- Es hat eine Beziehungsdimension, mit einem Richter und Vollstreckern.
- Es wird nie enden.
- Es gibt nichts, was man selbst dagegen tun kann.
- Es gibt auch niemanden, der helfen kann.
- Es gibt keinen Sinn und keine Gemeinschaft in diesem Leiden.

Wahrscheinlich wiederholt der Klient die Metapher in seinen Gedanken und Worten gerade wegen ihrer Anschaulichkeit in musterhafter Wiederholung immer wieder. Wenn wir sagen, dass therapeutische Interventionen umso wirksamer sind, je anschaulicher und je emotional intensiver sie sind, dann ist die Beschreibung der Symptome als »*Hölle*« sicher eine effektive Methode, um das eigene Leiden zu chronifizieren. Dazu kommt, dass zum Konzept »*Hölle*« Veränderungen, Lösungen oder sinnstiftende Deutungen nicht passen.

Ich schlage vor, solche destruktive Metaphern von Klienten aufzugreifen und sie zu pointieren, sodass die Klienten sich von ihren Bildern selbst distanzieren. Im dargestellten Fall geschieht das sehr einfach, indem dem Klienten die naheliegenden Implikationen seiner Metapher dargelegt werden und er gefragt wird, ob er diesen Implikationen wirklich zustimmt. Möglich wäre es auch, sie als »Trickfilm« seines Gehirns zu bezeichnen. Damit ist die Beschreibung in den Bereich der Fiktion verschoben, wo ein »innerer Regisseur« alle wünschenswerten Veränderungen vornehmen kann.

8 Zwischen den Zeilen von Wirklichkeit und Unwirklichkeit – Mach aus dem Leben einen Film und aus einem Film das Leben!

Über Anliegen, die für die Klienten höchst wünschenswert sind, an deren Erreichbarkeit sie aber große Zweifel haben, wird der Therapeut vielleicht zunächst im Konjunktiv sprechen: »Einmal angenommen, Sie wären am Ziel Ihrer Träume …« Je mehr es dem Klienten gelingt, das Erleben und Verhalten, die Körperreaktionen und Glaubenshaltungen hervorzubringen, die benötigt werden, um sein Ziel zu erreichen, desto konsequenter kann der Therapeut zum Indikativ übergehen: »Wie ist das für Sie? Nehmen Sie diese neue Seinsmöglichkeit mit nach Hause oder möchten Sie sie noch mal hier in der Praxis lassen und dann beim nächsten Mal abholen?« Egal, für welche Option sich der Klient entscheidet, hat er beschlossen, etwas, was er vorher für unmöglich hielt, jetzt als möglich zu behandeln und danach zu leben.

Etwas, was dem Klienten zunächst als unmöglich und unwirklich gilt, wird so in den Bereich des Möglichen und Wirklichen verschoben. Gleichzeitig werden natürlich auch vermeintlich unumstößliche Wirklichkeiten infrage gestellt oder außer Kraft gesetzt. »Ich bin halt schnell auf 180«, könnte ein Klient sagen. »Porsche hat ja nicht nur Sportwagen gebaut, sondern auch Traktoren, wie Sie vielleicht wissen. Und Daimler baut auch sehr gute Lastwagen. In der Welt der Möglichkeiten ist vieles möglich. Wenn Sie sich vorstellen, Sie wären eine Zugmaschine, die enorme Lasten aufnehmen und transportieren könnte …« Wieder beginnen wir im Konjunktiv, und wieder geht es im Indikativ weiter: »… dann sind Sie nicht mehr schnell auf 180, und trotzdem haben Sie Ihre Kraft gut genutzt. Enorm gut sogar.« Aus der vorherigen Realität, der Klient sei leicht reizbar und daran ließe sich nichts ändern, ist – auf der Ebene der Sprache und in der Bilderwelt der Träume – eine Irrealität geworden. Der Abschluss mit »enorm gut sogar« dient dazu, den Klienten vom Protestieren abzulenken. Der Mann wird mit seinem neuen Erleben gelobt, sodass er die ungewohnte neue Sicht von sich nicht als verunsichernd zu erleben braucht. Dabei wird die Aufmerksamkeit von einer Verlustperspektive (»nicht mehr schnell auf 180«) in eine Gewinnperspektive (»haben Sie Ihre Kraft gut genutzt«) überführt. Um die Klienten dorthin zu führen, wohin sie gelangen möchten, wird das für die Skepsis Unmögliche in erlebte Möglichkeiten verwandelt und das vermeintlich Wirkliche, das der Veränderung entgegensteht, in eine erlebte Unwirklichkeit umgestaltet.

8.1 Einmal angenommen … – Vermeintlich Unwirkliches wirklich werden lassen

Eine Frau könnte erzählen, ihr verstorbener Vater habe sie nie gelobt. Der Therapeut kann sie daraufhin im Konjunktiv ansprechen: »Ich weiß nicht, woran Sie glauben, aber angenommen, es gäbe so etwas wie einen Ort der Verstorbenen, eine Art Himmel vielleicht, und Ihr Vater wäre dort, und in diesem Himmel hätten sie alle Weisheit Gottes zur Verfügung, um daraus zu schöpfen, könnte man sich dann vorstellen, dass die Menschen dort – unter aller Weisheit Gottes – noch weiter reifen? Und angenommen, Ihr Vater würde so auch weiter reifen, vielleicht jahrhundertelang, könnte man sich dann vorstellen, dass er dort irgendwann einmal tatsächlich gelernt haben würde, Sie als seine Tochter für das, was Sie sind und erreicht haben, anzuerkennen?«

Der Konjunktiv macht es für den Therapeuten leichter, Dinge anzusprechen, von denen er nicht weiß, ob der Klient sie glaubt, oder von denen er erwartet, dass der Klient sie nicht glaubt. Für den Klienten macht es dieser Konjunktiv leicht, sich auf die geäußerten Vorstellungen einzulassen, wenn sie für ihn zwar wünschenswert sind, aber nicht seinen gewohnten Erwartungen entsprechen. Um innere Bilder, Stimmen, Körpergefühle und Emotionen zu erzeugen, von denen der Klient profitieren kann, ist es nicht nötig, dass das beschriebene Geschehen einen hohen Realitätsbezug hat. Nachdem die Inhalte im Konjunktiv vom Klienten angenommen wurden, kann der Therapeut (womöglich mit anfänglichen Schwankungen) zum Indikativ überwechseln:

»Könnte man sich dann auch vorstellen, dass er Sie vom Himmel aus sozusagen mit unhörbarer Stimme lobt? Was würde Ihr Vater dann, mit

der Weisheit des Himmels begabt, zu Ihnen sagen? Und was sagt er noch? Tut es gut, Ihren Vater so zu hören? Wie können Sie das in Ihrem Herzen bewahren?«[41]

Natürlich weiß die Klientin, dass die Beziehung zu ihrem Vater in der Vergangenheit nicht so war. Es ist aber ohnehin fraglich, ob wir je eine Beziehung zu realen Personen »so, wie sie sind« haben – oder ob wir doch eher eine Beziehung zu unserem Bild dieser Personen haben. Wenn ein Mensch reift und sich verändert, heißt das nicht, dass unser Zorn auf ihn, der uns früher Verletzungen zugefügt hat, sich legt – denn unser Bild verändert sich nicht unbedingt mit diesem Menschen. Wenn das so ist, verändert sich unsere Beziehung zu diesem Menschen (oder zu unserem Bild von ihm) auch nicht. Wenn die Beziehung, die wir zu unserem inneren Bild von einem Menschen haben, von der realen Entwicklung dieses Menschen relativ unabhängig ist, obwohl wir das Empfinden haben, doch den Menschen selbst zu meinen, können wir – gerade bei verstorbenen Menschen – auch umgekehrt das Bild des vermeintlich realen Menschen verändern und mit dem veränderten Bild auch unsere Beziehung zu dem Menschen (beziehungsweise dem Bild des Menschen) verändern. Sicher kann das mit einer Verunsicherung darüber einhergehen, was denn überhaupt real ist. Aber wenn wir schon nicht wissen, was real ist, können wir die Klientin einladen, aus ihrer belastenden irrealen »Realität« zu einer entlastenden neuen, ebenso irrealen »Realität« hinüberzugehen. Mithilfe des Konjunktivs führen wir sie aus dem bisherigen inneren Bild des Vaters, der sich noch nach dem Tod nicht zum Lob entschließt, hin zu einem Bild eines gereiften Vaters, der sich hilfreich verhält. Mithilfe des Indikativs halten wir das, was stärkend ist, als neue »Realität« fest, eine Realität, der Vorrang gebührt vor den bisherigen, schwächenden Realitäten oder Irrealitäten. Mit dem Konjunktiv umgehen wir die Selbst-Beschränkungen des bewussten Denkens, mit dem Indikativ festigen wir ein Erleben, das im vorherigen beschränkten Rahmen nicht erreichbar war, inzwischen aber als befreiend erlebt wird.

41 Vgl. Hammel 2013, S. 46 f.

8.2 Wer war schon in der Zukunft … – Vermeintlich Wirkliches unwirklich werden lassen

Ich hatte von dem Mann berichtet, der in einer E-Mail gefragt hatte, ob ich ihm und seiner Frau helfen könne, einander wieder zu vertrauen, nachdem er Jahre zuvor fremdgegangen war (2.1.3). Das Paar kam in die Therapie. Ich bat die beiden – nennen wir sie Herr und Frau Heinze –, nebeneinander auf zwei Stühlen Platz zu nehmen, und fragte nach ihren Zielen für die gemeinsame Arbeit. Herr Heinze sagte, wenn es möglich sei, wünsche er sich, dass seine Frau ihm wieder vertrauen könne und sie als Paar nochmals gute Zeiten miteinander verleben könnten. Frau Heinze erklärte, sie wisse nicht, warum sie überhaupt hier sei. Das sei doch Unsinn. Es habe keinen Zweck, etwas verändern zu wollen. Ihr Mann habe ihr gezeigt, dass sie Dreck für ihn sei. Das müsse sie wohl akzeptieren. Zum Putzen sei sie für ihn gut. Sonst brauche er sie nicht. Sie frage sich, warum sie so dumm sei, sich das gefallen zu lassen. Wahrscheinlich habe sie es nicht anders verdient. Wahrscheinlich wäre es besser, sie wäre gar nicht da. Dann könnte ihr Mann sich eine andere Frau suchen und mit der glücklich werden …

Da die Frau mit in Therapie gekommen ist, scheint sie doch irgendein Anliegen zu haben. Ich deute ihre Anwesenheit bei gleichzeitigem Bestreiten der Sinnhaftigkeit ihrer Anwesenheit als Ausdruck einer Ambivalenz. Vielleicht so: Ein Teil von ihr wünscht sich mehr Glück in der Partnerschaft, ein anderer hält das nicht für möglich oder nicht für erlaubt.

»Ich verstehe, dass Sie wütend, enttäuscht und frustriert sind«, sagte ich zu Frau Heinze. »Ich verstehe, dass Sie im Moment auch nicht glauben, dass Ihnen irgendwer oder irgendwas helfen kann. Ich habe mehr Hoffnung für Sie als Sie für sich. Deswegen brauchen Sie ja meiner Hoffnung noch nicht zu glauben. Aber wenn ich mich nach Ihnen richte, kann ich Sie jetzt schon heimschicken, und dann ist alles beim Alten. Nun weiß keiner von uns alles, Sie nicht und ich nicht. Keiner von uns war in der Zukunft. Wir können uns irren. Jeder von uns hat sich schon unzählige Male geirrt, selbst wenn wir uns sicher waren. Das ist normal.«

Die angenommene Ambivalenz bei der Frau spiegele ich, indem ich ihre Gefühle, wie ich sie verstehe, wertschätzend in Worte fasse und von meiner Hoffnung spreche, ohne Hoffnung bei ihr vorauszusetzen.

Sie wird vor die Wahl gestellt, die eigene Hoffnungslosigkeit absolut zu setzen oder zumindest eine theoretische Möglichkeit anzuerkennen, dass meine Hoffnung begründet sein könnte, obwohl ihr das nicht vorstellbar ist.

Die erste der beiden Optionen wird mit *»jetzt schon heimschicken«* und diese wiederum mit der Vorstellung, es bleibe *»alles beim Alten«*, identifiziert. Das ist nun gewiss keine zwingend nötige Verknüpfung, aber sie klingt – gerade für einen negativ gestimmten Menschen – plausibel.

Die zweite Option wird mit Gemeinplätzen untermauert: *»Nun weiß keiner ... alles«, »keiner ... war in der Zukunft«, »wir können uns irren ...«*[42]

Mit Floskeln wie *»jeder von uns«, »schon unzählige Male«* und *»das ist normal«* wird die Unbestreitbarkeit der Gemeinplätze nochmals verstärkt.

»Wenn Sie erlauben, dass ich mit Ihnen etwas probiere, weil ich etwas hoffe, obwohl Sie mir sagen, dass Ihnen nicht zu helfen ist, dann könnte es immerhin so sein, dass Sie sich einmal geirrt haben und etwas Besseres für Sie möglich ist, als was Sie bisher für möglich hielten. Verlieren können Sie dabei nichts. Schlimmstenfalls bleibt es, wie es war. Wäre es auf dieser Grundlage in Ordnung, wenn ich etwas mit Ihnen probiere?« Zögernd stimmte sie zu.

»Wenn Sie erlauben ...« ist höflich. Eine so formulierte Bitte wird selten abgewiesen, erst recht, wenn der Bittsteller mit allem Respekt auf die Gefühle des Gefragten eingeht.

Der erste Satz ist allerdings so kompliziert formuliert, dass die Frau ihn bewusst wohl kaum nachvollziehen kann und daher nicht widersprechen wird. Man könnte von einer »Tranceinduktion durch Konfusion« sprechen.

Die Ambivalenz der Frau wird weiterhin gespiegelt, und zwar zu-

---

42 Ein solcher Gemeinplatz ist »eine einfache Tatsachenfeststellung in Bezug auf Verhalten, das der Patient so oft erlebt hat, dass er es nicht leugnen kann ... De facto können diese verbalen Beschreibungen als indirekte Suggestion wirken, wenn sie durch Assoziationen und gelernte Muster ... im Patienten ... Reaktionen auslösen. Erickson, Rossi 1981b, S. 41. Zu Gemeinplätzen (»truisms«) in der Hypnotherapie s. Hammond 1990, S. 15f.

nehmend einseitig: Ihre Hoffnungslosigkeit und die Hoffnung des Therapeuten werden nebeneinandergestellt, doch überwiegen mehr und mehr die Formulierungen der Hoffnung: *»weil ich etwas hoffe, obwohl …«, »könnte es immerhin so sein …«, »etwas Besseres für Sie möglich ist …«*

Der Therapeut führt seine Hoffnung mit *»könnte«* ein, um Widerspruch vonseiten der Frau zu vermeiden. Dann geschieht eine unauffällige Verschiebung: Er spricht im Indikativ weiter, wobei er voraussetzt, dass sich seine Hoffnung bewahrheitet *(»… dass Sie sich geirrt haben und etwas Besseres für Sie möglich ist …«).*

Der Satz *»Verlieren können Sie dabei nichts«* stellt in den Raum, dass die Möglichkeit besteht, etwas zu gewinnen. Um Widerspruch zu vermeiden, wird dies jedoch nicht thematisiert. Mit der erwartbaren Zustimmung zum zweiten Satz *»Schlimmstenfalls bleibt alles, wie es war«* erkennt die Frau den ersten Satz mit seiner positiven Implikation mit an.

Die abschließende Frage ist im Konjunktiv formuliert und mit dem Ausdruck *»in Ordnung«* so gehalten, dass nur eine geringstmögliche Zustimmung erbeten wird. Eine Formulierung mit *»Ist es Ihnen recht …«* oder *»Möchten Sie …«* hätte wohl geringere Aussichten, mit *»Ja«* beantwortet zu werden. Die Worte *»auf dieser Grundlage«* stellen für Frau Heinze sicher, dass ich nicht mehr von ihr erwarte als die Zustimmung, dass ich um meiner Hoffnung willen etwas *»probieren«* darf, ohne dass sie deswegen zu hoffen braucht. Für mich stellt ihre Zustimmung sicher, dass sie den weiteren Weg probeweise mit mir geht – wenn auch mit Zögern.

Dann bat ich Frau Heinze, diejenige, die sie sei, wenn sie so wütend und frustriert sei, aus sich heraus auf einen Stuhl zu setzen und die Frau Heinze, die um die frühere Beziehung mit ihrem Mann trauere, auf einen anderen, und die, die schon vor langer Zeit, vielleicht als Kind, in ihrem Selbstbewusstsein als Frau geschwächt worden sei, auf einen dritten Platz. Um sicher zu sein, dass sie die Schritte mitvollzog, und um ihre Dissoziation von den belastenden Seiten zu verstärken, ließ ich mir von ihr das Aussehen der verschiedenen Frau Heinzes beschreiben. Ich hob den Unterschied zwischen den Frau Heinzes »dort« und »hier« hervor.

Beim Herausnehmen von belastenden Teilpersönlichkeiten verlieren die Klienten die emotionalen und körperlichen Stressreaktionen, die jeweils zu diesen Persönlichkeiten passen. Das heißt, ohne dass

Frau Heinze das wohl anfangs merkt, wird ihr Atem freier, ihre Muskulatur lockerer, sie wird emotional schwingungsfähig und kann zunehmend klare und differenzierte Gedanken fassen.

Diese Prozesse sind wenig bekannt und geschehen auch für die Klientin unerwartet. So lässt sie sich auf das Vorgehen ein, auch wenn ein Teil von ihr meint, es könne oder dürfe keinen therapeutischen Erfolg geben.

Neben die Tür bat ich sie diejenige zu stellen, die als Leibwächterin dafür sorgte, dass sie nicht hofft und nicht vertraut, weil, wer hofft oder vertraut, immer wieder enttäuscht werden könne. Wahrscheinlich sage ihre Leibwächterin: »Ich passe auf, dass dir das, was dir damals passiert ist, diese Enttäuschung – als der Mann fremdgegangen ist und vielleicht auf andere Art irgendwann in der Kindheit – nie mehr wieder passiert!«

Indirekt spreche ich meinen Eindruck aus, dass Frau Heinze sehr bemüht ist, keine Hoffnung zuzulassen wohl weil sie darin eine Gefahr für sich sieht. Meine Idee ist, dass neue Hoffnung für sie mit der Vorstellung einer anschließend umso größeren Enttäuschung verbunden sein muss. Weil sie hoffnungsvolle Impulse so rigide abwehrt, denke ich, dass diese Konditionierung nicht durch ein einmaliges Geschehen, sondern durch viele Enttäuschungen entstanden sein muss, wahrscheinlich in ihrer Kindheit, als sich ihr Weltbild ausgeformt hat. Sie könnte Serien von Enttäuschungen erlebt und sich dazwischen immer wieder Hoffnungen gemacht haben, die dann in umso größeren Schmerz mündeten. Vielleicht haben auch andere ihr Mut zugesprochen, und vielleicht hat sie genau diesen Zuspruch als nicht verlässlich erlebt. So könnte sie gelernt haben, jeden Versuch der Ermutigung (als innere Stimmen wie auch von anderen) abzuwehren, weil Hoffnung den Schmerz der darauffolgenden Enttäuschung vergrößern kann. Die Belastungen durch die Ehekrise könnten also durch Enttäuschungen in der Kindheit verstärkt worden sein.

Mit dem Begriff »*Leibwächterin*« wird dem Anteil, der die Hoffnung abwehrt, Respekt ausgedrückt. Die gute Absicht dieses Anteils, Frau Heinze zu schützen, wird gewürdigt.

Indem gesagt wird, dass die »*Leibwächterin*« seit der Kindheit auf die Frau aufpasst, wird die Beziehung der beiden entlastet. Die Krise ist möglicherweise nicht nur durch das Handeln des Mannes begründet, sondern auch durch das, was die Frau als Kind erlitten hat. Diese Überlegung wird so eingeführt, dass sie weder das Leiden der Frau bagatellisiert noch ihr eine Schuld dafür gibt.

Wenn die Leibwächterin herausdissoziiert wird, heißt das: Die Frau braucht das Verhalten, keine Hoffnung und kein Vertrauen zuzulassen, nicht mehr zu zeigen – die Leibwächterin draußen tut es ja für sie.

Dann redete ich eine Zeit lang mit der Leibwächterin so, als könnte ich sie neben der Tür stehen sehen. Ich sagte ihr, dass sie gute Gründe habe, um auf Frau Heinze aufzupassen, schließlich habe Frau Heinze wirklich schlimme Dinge erlebt, und sie habe aufzupassen, dass sich so etwas nicht wiederhole. Ich sagte der Leibwächterin, dass sie mit ihrer Strategie in allerbester Absicht versehentlich das Leben, das sie schützen wolle, beschädigte, und fragte, ob ich ihr zeigen dürfe, wie sie ihre gute Intention, Frau Heinzes Glück zu schützen, wirkungsvoller umsetzen könne. Ich schlug ihr vor, dass wir gemeinsam an Frau Heinzes Glück arbeiten, dass dies absoluten Vorrang vor allem anderen haben solle und wir dafür, wenn nötig, sogar in Kauf nähmen, dass Herr Heinze unverdientermaßen auch glücklich sei. Ich erkundigte mich bei Frau Heinze, die mir mitteilen konnte, die Leibwächterin sei damit einverstanden.

Die Dissoziation zwischen der Leibwächterin und Frau Heinze wird verstärkt, die Leibwächterin wird für ihre guten Absichten wertgeschätzt, und die Leibwächterin mit den guten Absichten wird von ihrer missglückten Strategie getrennt. Die Leibwächterin, die nun ohne die Strategie, Hoffnung und Vertrauen abzuwehren, weiter auf Frau Heinze aufpasst, wird nun für eine Kooperation mit dem Ziel, Frau Heinzes Glück auf bessere Weise als bisher zu gewährleisten, gewonnen. Mit dem Einsatz für Frau Heinzes Glück kommt erstmals Herr Heinze in den Blick – wenn es ihrem Wohl dient, für das die Leibwächterin sich einsetzt, darf *»sogar«* er glücklich sein. Das war bisher nicht möglich, da die Leibwächterin mit Bekundungen von Bitterkeit, Wut und Verachtung seine Bemühungen um Versöhnung (also neuer Hoffnung oder Vertrauen, die in Enttäuschung münden könnten) eine Abfuhr erteilt hatte. Dass die Leibwächterin damit einverstanden ist, eröffnet also die Chance, dass sich die Partner begegnen.

Frau Heinze teilte ich mit, dass sie, seitdem einige Leute aus ihr herausgenommen seien und wir mit der Leibwächterin ein gutes Ergebnis hätten, tiefer und freier atmete, ihr Gesicht und ihre Bewegungen lebendiger auf mich wirkten und sie auch sonst gelöster zu sein scheine. Sie wisse auch nicht, woran das liege, sagte Frau Heinze und lachte.

Indem ich Frau Heinze meine Beobachtungen zur veränderten Körpersprache mitteile, sie sie bewusst wahrnimmt und indirekt auch bestätigt, werden die Veränderungen mitsamt dem dazugehörigen Wandel ihrer geistig-seelischen Verfassung ratifiziert und stabilisiert.

Dann bat ich Frau Heinze, sich auf dem Stuhl daneben eine Frau Heinze aus der Welt der unbegrenzten Möglichkeiten vorzustellen, der es auf eine unbekannte Art, die sie bisher für unmöglich gehalten hatte, gut gehe, auf eine Art, sodass sie sich selbst, ihrem Mann, der Beziehung und dem Leben vertrauen könne, sodass sie und ihr Mann mit sich und miteinander glücklich sein können und auch die Leibwächterin, die sie vor Enttäuschungsschmerz schütze, damit auch einverstanden sei.

Eine solche Äußerung ist für das Bewusste nur schwer aufzunehmen, da sie zu viele, teils schwer vorstellbare, teils auch schwer zu bewertende Aussagen auf engem Raum vereinigt. So geht die Frau in Trance, und das Unbewusste kümmert sich um die Bearbeitung des vielschichtigen Materials. Ich trage einen solchen Satz in zügigem Tempo, ohne viele Pausen vor und lasse weitere, teils verwirrende, teils klare Äußerungen folgen. Viel Raum für Widerspruch oder Diskussion bleibt da nicht.

Frau Heinze wird gebeten, ihr Unbewusstes zu veranlassen, sich selbst als diejenige vorzustellen, die ein bisher für unmöglich oder verboten gehaltenes Glück verwirklicht hat. Zu diesem Glück gehört ein neuartiger Schutz vor Enttäuschungsschmerz, der vereinbar ist mit Vertrauen auf sich, ihren Mann, die Beziehung und das Leben, außerdem ihre Unterstützung für das Glückserleben ihres Mannes mit sich und ihr.

Diese Frau Heinze auf dem Stuhl gegenüber wisse, dass die Frau Heinze vom bisherigen Stuhl nicht an sie glaube, aber es mache ihr nichts aus, denn sie sei froh, dass es ihr gut gehe. Ich sagte, ich stellte sie mir vor als eine, die gefühlt schon lange so sicher, stark, geschützt und froh sei, sodass sie auch für die Zukunft genau das erwartete.

Die neue Frau Heinze akzeptiert, dass die bisherige Frau Heinze nicht an sie glaubt. Das hilft der bisherigen Frau Heinze, die neue Frau Heinze als irgendwie real, wenn auch für sie nicht erreichbar, zu akzeptieren. Indem sich die bisherige Frau Heinze hierauf einlässt, glaubt sie, dass es eine Frau Heinze geben kann, an die sie nicht glaubt. Auf einer höheren Ebene ist ihre Skepsis gegenüber der Möglichkeit der neuen Frau Heinze aufgelöst und behindert die Möglichkeit, eine solche neue Frau Heinze zu entdecken, nicht mehr.

Die neue Frau Heinze lässt sich von der Skepsis der bisherigen Frau Heinze nicht beeindrucken. Wenn sich Frau Heinze in einem nächsten Schritt auf den Platz der neuen Frau Heinze setzen wird, akzeptiert sie implizit, dass diese Haltung, für die bisherige Skepsis unerreichbar zu sein, dort die gültige Realität ist.

Die Haltung der neuen Frau Heinze, die mit den bisherigen Glaubenssätzen von Frau Heinze unvereinbar ist, wird mit Ausdrücken wie *»nichts ausmachen«, »froh sein«, »gut gehen«, »sicher«, »stark«, »geschützt«* attraktiv gemacht. Um diesen positiv empfundenen Begriffen nicht zu widersprechen, wird die bisherige Frau Heinze wahrscheinlich die ganze neue Frau Heinze akzeptieren, obwohl für sie im hergebrachten Glaubenssystem eigentlich kein Platz ist.

»Ich stelle sie mir vor …« lässt sich für Frau Heinze nicht bestreiten. Mit dieser Formel lassen sich neue Ideen einführen, ohne sie der Diskussion auszusetzen, ob sie denn möglich seien.

Was *»schon lange«* der Fall ist, wird als solide Grundlage für die Konstruktion von Zukunftserwartungen erlebt. Dasselbe gilt natürlich, wenn es *»gefühlt schon lange«* währt, obwohl es erst seit Minuten gemessener Zeit erlebt wird. Auf diese Weise wird erreicht, dass Frau Heinze auf dem neuen Stuhl weitgehend frei von Skepsis ist, was die Haltbarkeit ihres neuen Erlebens betrifft.

Herrn Heinze bat ich, sich auf dem Stuhl gegenüber, neben der unsichtbaren Frau Heinze, den Herrn Heinze aus dem Reich der unbegrenzten Möglichkeiten vorzustellen, dem es mit sich, seiner Frau und dem gemeinsamen »Wir« ihrer Partnerschaft besser gehe, als er wusste, dass es ihm gehen könne, und der darüber erleichtert und glücklich sei, der sich wieder vertrauensvoll auf seine Frau einlassen könne, der das Schlimme der letzten Jahre gefühlt schon lange hinter sich gelassen habe und sich sicher sei, dass ihre gemeinsame Zukunft so gut und noch besser sei als das, was er jetzt schon erlebe.

Auch dieser Satz ist so komplex, dass er mit dem Bewussten wohl nicht mehr aufgenommen werden kann. Herr Heinze wird wohl in Trance gehen, und sein Unbewusstes, das weit weniger als das Bewusste in Einwänden und Begrenzungen denkt, wird sich mit der Interpretation des Inhaltes befassen. Aus diesem Grund und vielleicht auch wegen der vielen wünschenswerten (aber vage formulierten) Inhalte, die mit dem neuen Herrn Heinze assoziiert werden, ist nicht damit zu rechnen, dass er infrage stellt, ob es diesen Herrn Heinze geben könne.

Wenn der bisherige Herr Heinze akzeptiert, dass der neue Herr Heinze »*aus dem Reich der unbegrenzten Möglichkeiten*« kommt, bahnt das eine Situation an, in der er alle erdenkliche Hoffnung willkommen heißt und die positiven Erwartungen nicht beschränkt werden, um Herrn Heinze vor Enttäuschungen zu bewahren. So werden negative selbst erfüllende Prophezeiungen unterbunden, die vielleicht bisher am Wirken waren, wenn Herr Heinze belastende Erinnerungen aus den letzten Ehejahren als Erwartungen in die Zukunft projizierte.

Das »*Wir*« als eine Art dritte Person neben den beiden Partnern kommt wieder ins Spiel. Indem die Partner dessen Realität anerkennen, schaffen sie Raum für die Idee, dass etwas Gutes zwischen ihnen existieren kann, das über die individuellen Gestaltungsmöglichkeiten von Herrn und Frau Heinze hinausreicht.

Ähnlich wie zuvor bei Frau Heinze wird der neue Herr Heinze imaginiert als jemand, dem es »*besser gehe, als er wusste, dass es ihm gehen könne*«. Indem Herr Heinze das akzeptiert, lässt er sich paradoxerweise darauf ein zu glauben, dass es ihm besser gehen kann, als er glaubt (respektive »*wusste, dass es ihm gehen könne*«).

Wenn Herr Heinze gelten lässt, dass der neue Herr Heinze »*erleichtert und glücklich*« darüber ist, dass es ihm besser geht, als der bisherige Herr Heinze es für möglich hielt, akzeptiert er, dass der neue Herr Heinze einen Zustand erreicht hat, in dem etwaige Einwände gegen solche Möglichkeiten vollständig überwunden sind. Erleichterung verträgt sich nicht mit Skepsis.

Natürlich werden all diese Worte in Gegenwart von Frau Heinze ausgesprochen. Diese wird möglicherweise weniger Einwände erheben, weil sie nicht die Angesprochene ist. Wenn sie jedoch diesen Herrn Heinze mitimaginiert, ermöglicht das auf ihrer Seite Vertrauen – und wenn nicht für sie, dann doch gewiss für die neue Frau Heinze, die ihr gegenüber an der Seite des neuen Herrn Heinze sitzt.

Wenn die Frau ein Vertrauensproblem hatte, wird auch der Mann bald eines bekommen haben. Wenn der neue Herr Heinze ihr nun wieder vertraut, wird auch sie sich (die neue Frau Heinze) ihm gegenüber vertrauenswürdig verhalten. Diese implizite Botschaft hören beide, und beide haben unbewusst akzeptiert, dass auch das gemeinsame »Wir«, das sie eint und ihre individuellen Begrenzungen überschreitet, den Prozess mitgestaltet – vielleicht als ein Raum, in dem Vertrauen als ein gemeinsames Erleben heimisch ist.

Auch der neue Herr Heinze hat die schlimmen Erinnerungen »*gefühlt schon lange hinter sich gelassen*«, was bedeutet, dass er aus negativen Erinnerungen keine negativen Erwartungen mehr zu konstruieren braucht.

Dann sprach ich davon, dass sich nicht nur jeder Einzelne der beiden so verändert habe, dass es ihm besser gehe, als sie es für möglich gehalten hätten, sondern dass auch ihr »Wir« ein anderes sei, sodass sie unwillkürlich ihre Partnerschaft als eine andere erlebten, dass sie in Sekundenbruchteilen, schneller als sie denken könnten, angenehm anders aufeinander reagierten als zuvor und dadurch eine schnelle Interaktion wohltuender Wechselreaktionen stimuliert werden, ein Kreislauf des unwillkürlichen Vertrauens und Sich-aufeinander-Einlassens.

Das »*Wir*« wird als eine Art kollektives Unbewusstes vorgestellt und mit der Anweisung verbunden, dafür zu sorgen, dass vertrauensbildende Gesten, Worte und Interpretationen derselben sich »*in Sekundenbruchteilen, schneller als sie denken können*« zwischen ihnen etablieren und stabilisieren. Das heißt, das vertrauensvolle Miteinander wird dem kritischen Denken entzogen, indem es sich in beiden Partnern jeweils schneller festigt, als sich Einwände und Zweifel bilden können.

Nicht nur Herr und Frau Heinze werden von beiden als andere Personen gesehen, sondern auch die Partnerschaft wird als eine andere als die vorherige gesehen und unterliegt daher nicht mehr den vorherigen Erwartungen. Das dürfte auch heißen, Erinnerungen, die das Miteinander beeinträchtigten, sind nicht mehr relevant.

Auch das zweimalige »*unwillkürlich*« entzieht das Vertrauenkönnen dem kritischen Verstand und dem vermuteten bisherigen Muster der Frau, Vertrauen zu unterbinden, um Enttäuschung zu vermeiden. Was unwillkürlich, also unbewusst, erzeugt ist, lässt sich bewusst nicht steuern.

Ich fragte die beiden, ob es dem Paar ihnen gegenüber, einzeln und gemeinsam betrachtet, besser gehe als ihnen und ob es in ihrem Sinne sei, sie sich so vorzustellen. Sie stimmten dem zu. Ich bat sie, mir ihr jeweiliges Alter Ego eingehend zu beschreiben: Welche Körperhaltung haben die Leute, die Sie sind, wenn es Ihnen so gut geht wie den beiden dort drüben? Wie ist ihr Gesichtsausdruck, ihr Atem, ihre Stimme, ihre Art, sich zu bewegen? Ich bat sie, auch ihren jeweiligen Partner auf der unsichtbaren Seite auf diese Weise zu beschreiben, und ergänzte eigene Be-

obachtungen zu dem Paar. Es waren tatsächlich »Beobachtungen«, denn während die beiden über die Mimik und Gestik, den Atem und die Beweglichkeit des unsichtbaren Paares nachdachten, glichen sie sich bereits mehr und mehr den beiden an, die sie dort vor ihrem inneren Auge sahen.

Scheinbar geht es nur um eine Beschreibung des Paares gegenüber, wie die Heinzes sie vor ihrem inneren Auge sehen. Impliziert und von den Heinzes angenommen wird aber, dass sie Leute sein können und werden, denen es *»so gut geht wie den beiden dort drüben«*.

Mehrdeutig und unklar bleibt, ob *»Ihre«* oder *»ihre«* Körperhaltung beschrieben wird, und ebenso, ob vom Atem, der Stimme und Bewegung der aktuell angesprochenen Heinzes oder der imaginierten Heinzes die Rede ist. Indem die angesprochenen Heinzes die Frage in ihrer Mehrdeutigkeit beantworten, sprechen sie unwillkürlich nicht nur von den vorgestellten Heinzes, sondern auch von sich in ihrem aktuellen Erleben.

Da die aktuellen Heinzes in Beziehung (»Rapport«) zu den unsichtbaren Heinzes treten, verschmelzen ihr Erleben und ihr Körperverhalten mit dem des Paares ihnen gegenüber. Ihr unwillkürliches Verhalten entspricht zunehmend dem des unsichtbaren Paares.

Schließlich bat ich die beiden, sich auf die Plätze des Paares zu setzen, dem es gut gehe, besser, als sie es bisher für möglich hielten, und sich angenehm überraschen zu lassen von dem, was sie dort vorfänden. »Schauen Sie einander nun einmal an«, sagte ich. Herr Heinze schaute seiner Frau sanft und fest in die Augen. Frau Heinze sah sehr glücklich aus. Sie lachte, schaute weg, schaute ihren Mann wieder an, prustete vor Vergnügen, schaute wieder weg … »Lachst du mich jetzt aus?«, fragte Herr Heinze. »Nein, überhaupt nicht«, sagte seine Frau und strahlte ihn an. »Ich glaube, sie freut sich nur«, sagte ich. »Ja«, sagte sie, »ich muss einfach lachen. Aber ich lache dich nicht aus. Es ist nur so eigenartig«, sagte sie. Sie schaute ihren Mann freundlich an und legte ihm die Hand auf die Schulter. »Ist es Ihnen ungewohnt?« – »Ja, sehr. Das geht eigentlich gar nicht.« – »Was würde denn die Frau Heinze Ihnen gegenüber dazu sagen?«, fragte ich und wies auf den Platz, wo sie vorher gesessen hatte. »Die würde das nicht glauben. Die kann sich das überhaupt nicht vorstellen.« – »Und was sagt Ihre Leibwächterin dazu?« – »Der geht's damit gut. Die ist einverstanden.« – »Was sagt denn Ihr Gegenüber dazu?«, fragte ich Herrn Heinze. »Der freut sich, mich hier so zu sehen.« – »Wenn ich

Sie so sehe, meine ich, dass es auch Ihrem ›Wir‹ gut geht, also dem, was Sie als Paar einzigartig macht.«

Als die Partner gebeten werden, auf die Seite des bisher unsichtbaren Paares zu wechseln und sich körperlich mit ihnen zu identifizieren, wird die Idee, dass es dem Paar gegenüber besser gehe, als sie es bisher für möglich hielten, weiter gefestigt.

Mit der Formel, sie sollten »*sich angenehm überraschen lassen, was sie dort vorfänden*«, wird nochmals impliziert, dass es den beiden drüben besser geht, als sie es für möglich hielten. Gleichzeitig wird auch die Erwartung erzeugt, dass das Erleben dort für sie selbst überraschend schön sein wird, dass sie also erleben, was das vorgestellte Paar dort erlebt. Mit der Passivformulierung »*sich … überraschen lassen*« und dem Ausdruck, sie fänden dort etwas vor, wird signalisiert, dass das Gute ihnen dort unwillkürlich widerfährt und nicht geglaubt oder irgendwie erzeugt werden muss.

Die Dissoziation zwischen dem vorherigen und dem neuen Ehepaar Heinze wird zwischen Frau Heinze und dem Anteil, der bisher Vertrauen und Hoffnung vermieden hatte (der »*Leibwächterin*«), vertieft, indem sie aus dem neuen Blickwinkel heraus bestätigt wird.

Zunehmend wird von den »neuen« Heinzes im Indikativ gesprochen *(»Ist es Ihnen ungewohnt?«)* und von den »alten« Heinzes im Konjunktiv. *(»Was würde denn die Frau Heinze Ihnen gegenüber dazu sagen?«)* Implizit werden also die »neuen« Heinzes als die realen Personen und die »alten« als fiktive Persönlichkeiten behandelt. Das heißt, die bisher angenommene Persönlichkeit wird derealisiert, die bislang imaginierte realisiert.

Das auf den neuen Plätzen erlebte Wohlergehen wird beschrieben und (mit Bezügen zu ihren vorherigen Erwartungen und jetzigen Erinnerungen) im Leben des Paares verortet, um es als neue Realität zu stabilisieren.

»Möchten Sie lieber als die Leute von hier mit den Möglichkeiten von hier nach Hause gehen, oder soll ich Sie wieder auf Ihre Plätze von vorhin setzen, damit Sie mit den Möglichkeiten von denen da drüben nach Hause gehen?« – »Lassen Sie mal, wir bleiben lieber die von hier«, meinten sie.

Indem sie entscheiden, dass sie als das Paar von den neuen Plätzen nach Hause gehen, akzeptieren sie, dass das möglich ist. Ausgeblendet wird die Frage nach der Wirklichkeit und Haltbarkeit der neuen Erfahrung.

»Indem Sie die von hier bleiben, könnten Sie sich bitte einmal dorthin stellen, wo Ihre Leibwächterin steht, damit die sich aus erster Hand informieren kann, wie es Ihnen geht, und noch mal genau guckt, dass sie mit allem einverstanden ist?«, fragte ich Frau Heinze. Sie stellte sich dorthin. »Wie findet die Leibwächterin das?« – »Die ist zufrieden. Der geht's gut damit.« – »Ist es in Ordnung, wenn Sie zu den anderen Frau Heinzes hier im Raum, denen es nicht so gut geht, eine unsichtbare Zwillingsschwester von Ihnen schicken, die denen beibringt, wie man eine wie Sie wird?« – »Ich glaube, das lernen die nicht.« – »Oder möchten Sie den anderen Frau Heinzes sagen, sie sind nur Seinsmöglichkeiten von Ihnen. Sie dürfen sich in Luft auflösen wie Geister aus der Flasche, und wenn Sie sie ganz unwahrscheinlicherweise einmal brauchen sollten, dann rufen Sie sie …?« – »Das mache ich!« – »Und was machen wir mit dem Herrn Heinze vom Anfang der Sitzung da gegenüber?«, fragte ich Herrn Heinze vom glücklichen Stuhl. »Der kann auf Reisen gehen. Der wird nicht mehr gebraucht«, war die Antwort. So beendeten wir die Sitzung.

Um den möglichen Einfluss der früheren Seinsmöglichkeiten auf die aktuell verwirklichten Heinzes zu reduzieren, werden diese mit den Überzeugungen, den körperlichen und emotionalen Reaktionen der neuen Heinzes versehen. Die alten Heinzes werden sozusagen im Stil der neuen Heinzes eingefärbt und dann wertschätzend entlassen.

In der folgenden Sitzung wirkten die beiden auf mich viel freier als zu Beginn der ersten Sitzung, wenn auch nicht so froh wie zu deren Ende. Sie berichteten aber, die gute Wirkung der letzten Stunde habe nur einen halben Tag angehalten, seitdem gehe es ihnen wieder schlecht. »Der Weg von der Hölle zum Himmel ist weit«, sagte ich. »Eine halbe Hölle ist immer noch sehr heiß und eine viertel oder achtel Hölle auch. Außerdem ist der Übergang von der Hölle zum Himmel nicht so, als ob man über eine Landesgrenze ginge, sondern eher so, wie die Tundra zur Taiga wird oder der Busch zur Savanne. Es sind allmähliche Übergänge.«

Das Leiden der Klienten wird anerkannt und utilisiert, indem es als positiver Ausdruck eines Therapieprozesses verstanden wird. Die Deutung, es gehe den Klienten *»wieder schlecht«*, wird verändert zurückgespiegelt im Sinne einer Deutung, es gehe ihnen *»noch schlecht«*, aber weniger als zuvor. Der therapeutische Prozess wird als eine fortlaufende Halbierung des Leidens mit einem anschließenden Übergang in den Bereich des Wohlbefindens gedeutet. Zur Ankündigung einer allmählichen Veränderung hin zu einer besseren Zukunft werden einprägsame

Bilder gewählt, die sich nicht leicht diskutieren lassen und die im Unbewussten besser haften bleiben als abstrakte Begriffe.

Ich fragte sie, ob sie einmal ein Haifischgebiss gesehen hätten. Ein Haifischgebiss habe mehrere Zahnreihen hintereinander. Jedes Mal, wenn die vordersten Zähle ausfallen, rücken die aus der nächsten Reihe nach. So, erklärte ich, sei es mit dem Problemerleben in einer Depression. Wenn man eine Reihe Probleme gelöst hat, kommen die nächstkleineren von hinten nachgeklappt. Es sieht womöglich so aus, als hätte man nichts erreicht. Dabei sind schon viele Problemzähne ausgefallen. Nur sind die Lücken von hinten wieder geschlossen worden. Wenn wir aber so weiterarbeiten, Reihe um Reihe, dann fallen die Zähne der Depression vorne schneller aus, als sie hinten nachwachsen können.

Die Metapher vom »*Haifischgebiss*« dient als weitere Veranschaulichung für die Idee, es gehe den Klienten schon besser, auch wenn sie das bewusst noch nicht bemerken. An sich wachsen Haifischzähne lebenslang nach. Die Idee wird eingeführt, dass der Fisch die Zähne auch schneller verbrauchen als erzeugen könne und entsprechend in der Therapie das Problemerleben schneller aufgelöst als nachproduziert wird. Das impliziert, dass ein unbelasteter Zustand erreicht werden könnte, auch wenn es zuerst so aussieht, als habe sich nichts verändert.

Ich erklärte den beiden, dass ich zwar ihre Wahrnehmung respektiere, es hätte sich nichts getan, zugleich aber sehe, wie ihre Körperhaltungen, ihre Blicke, ihr Atem, ihre Beweglichkeit und ihr ganzer Umgang miteinander viel lebendiger wirkten als zu Beginn der vorigen Sitzung. Außerdem bemerkte ich, dass wir jetzt, statt über Sinnlosigkeit, Schmerz und Bitterkeit zu reden, über Sinn und Wirkung der Arbeit sprächen.

Eine Vielzahl kleiner Veränderungen in den Lebensäußerungen der Klienten wird beschrieben. Da diese Veränderungen wahrnehmbar sind, sind sie als Indikatoren für eine Veränderung des Erlebens wahrscheinlich auch unbestreitbar für die Klienten. Die Beschreibung dieser Veränderungen dient der Stabilisierung des Erreichten gegen skeptische innere Stimmen und dazu, die Idee (und die dafür eingeführten Bilder) zu untermauern, es gehe ihnen besser, obwohl sie sagten, es gehe ihnen »*wieder schlecht*«.

Wir gestalteten ein zweites Arrangement mit Stühlen. Ich setzte »denjenigen Herrn Heinze, der Sie waren, als Sie damals fremdgegangen sind«, auf einen Stuhl und unterschied diesen von »Ihnen jetzt«.

Aus Frau Heinze dissoziierten wir »diejenige, die wütend und frustriert ist über den Herrn Heinze dort, der fremdgegangen ist«. Für den unsichtbaren früheren Herrn Heinze organisierten wir eine respektvolle Entlassung mit dem Kommentar, wenn er so einer sei, könne er sich eine passende andere Frau suchen, zu Frau Heinze passe er nicht.

Mit der unsichtbaren Frau Heinze, die frustriert und wütend über den fremdgehenden Mann war, wurde vereinbart, da dieser fort sei, werde sie nicht mehr gebraucht und könne sich in Luft auflösen.

Mit der Trennung des aktuellen Herrn Heinze von dem, der früher fremdgegangen war, wird bei Herrn Heinze viel an Scham (schlechtem Gewissen) und bei Frau Heinze eine Menge Beschämung, Ohnmacht und Wut unnötig. Entsprechendes gilt für die Trennung der aktuellen Frau Heinze von der, die »*wütend und frustriert ist*«.

Mit der Leibwächterin vereinbarten wir, sie werde von jetzt an als Leibwächterin auf das Glück von Herrn **und** *Frau Heinze aufpassen, könne dabei aber ein besonderes Augenmerk auf Frau Heinzes Wohlergehen behalten. Ich fragte Herrn und Frau Heinze, ob ihnen das recht sei. Beide bejahten das. Dann schlug ich vor, sie mögen auf zwei Plätzen sich gegenüber diejenigen Menschen sehen, die sie seien, wenn sie als Paar glücklich seien, und wollte wissen, wie ihnen diese gefielen.*

Plötzlich brach Frau Heinze in heftiges Weinen aus. Ich schlug ihr vor, diejenige, die traurig, vielleicht verletzt oder trauernd sei, aus sich heraus auf einen anderen Stuhl zu setzen. Frau Heinze beruhigte sich.

»Vielleicht war es nicht gut, wenn wir uns die Frau Heinze, der es besser geht, so ausschließlich glücklich vorstellen?«, fragte ich. »Wäre es besser, wenn sie frei dazu ist, hin und wieder, dann, wenn sie es braucht, um das zu trauern, was zu betrauern ist?« – »Ja, das ist besser!«, sagte sie und klang erleichtert. »Wenn also dort zweie sitzen, die für sich und miteinander als Paar glücklich sind, die aber auch frei dazu sind, manchmal traurig zu sein über die Dinge, die vorher nicht geglückt waren, wäre es dann für Sie in Ordnung, sich einmal dorthin zu setzen und herauszufinden, wie es dort ist?« Die beiden erprobten den Platz. Dieses Mal verfiel Herr Heinze in eine tiefe Traurigkeit. Er erzählte von dem Schmerz, den er empfinde, wenn er den Herrn Heinze von vorher auf seinem Platz sitzen sähe. Frau Heinze hörte ihm aufmerksam zu und sah sehr mitfühlend aus. »Vielleicht haben wir Ihrem Leid noch überhaupt nicht genug Aufmerksamkeit gewidmet, Herr Heinze. Sie haben in diesen Jahren so viel gelitten, und es ist wenig Raum dagewesen, um darüber zu sprechen.

Was mir aber auffällt, ist, wie mitfühlend und aufmerksam Ihre Frau Sie anschaut, während Sie darüber sprechen. Hätten Sie das vorhin auch so gemacht, Frau Heinze?« – »Nein, vorher hat mich das nicht interessiert. Das habe ich gar nicht mitbekommen«, sagte Frau Heinze.

Wir vereinbarten, dass sie als das Paar auf diesen Stühlen nach Hause gehen und jeder manchmal, wenn es nötig ist, traurig sein kann, aber noch viel mehr Raum ist für neu entstehendes Glück.

Das recht ausschließliche Fokussieren auf das Ziel-Paar als den Eheleuten Heinze, die glücklich mit sich selbst und miteinander sind, wurde von Frau Heinze als eine Art Verbot, über das Vergangene zu trauern, aufgefasst. Nachdem auch Trauer erlaubt und willkommen ist, fällt es ihr leichter, sich auf ein neues Glück einzulassen.

In dieser Haltung kann Frau Heinze sich erstmals empathisch ihrem Mann mit seinem Leiden an der Situation zuwenden. Es entsteht ein Raum, in dem auch sein Schmerz wichtig ist und zählt. Um diese neue Entwicklung zu stabilisieren, erfrage und beschreibe ich die Veränderungen zwischen den beiden.

Zu Beginn der dritten Sitzung lächelten die beiden einander und mich entspannt und freundlich an. Sie saßen relativ weit auseinander, was auf mich distanziert wirkte. Frau Heinze sagte, das alltägliche Miteinander sei okay, und ihr gehe es »ganz gut«, sie hätten allerdings noch viel emotionalen Abstand. Herr Heinze sagte, das Zusammenleben sei eindeutig ruhiger geworden. Als sie am vergangenen Sonntag eine Diskussion hatten, die früher in einen großen Streit gemündet wäre, seien sie miteinander eine Zigarette rauchen gegangen und hätten danach recht schnell ihre Differenzen beigelegt. Zu Beginn der Sitzung teile ich ihnen mit, da sie nun wüssten, dass diese Therapie bei ihnen funktioniere, würde der Effekt, dass ein Teil ihres Wohlbefindens kurz nach der Therapie zurückfedere, nachlassen. Die therapeutischen Effekte würden nun immer schneller und vollständiger umgesetzt. Die Veränderung werde daher immer weniger einer elastischen und immer stärker einer plastischen Verformung gleichen. Die Sitzung verlief in der Struktur und im Ergebnis ähnlich wie die beiden vorigen, jedoch auf einem wesentlich höheren Gesamtniveau von Vertrauen, Zuversicht und Hoffnung.

Unsere Erwartungen generieren wir aus Erinnerungen. Die Erwartung an die Wirkung einer Therapiestunde speist sich aus der Erinnerung an die vorigen oder bei einer ersten Stunde aus den Erzählungen derer, die uns empfohlen haben, diese Therapie zu machen. Dieses

Muster können wir verstärken, um positive Erinnerungen noch mehr in positive Erwartungen umzusetzen, oder wir können es unterbrechen, um die Wirkung negativer Erinnerungen aufzuheben oder abzuschwächen. Mit dem Bild der plastischen statt elastischen Verformung wird die Erwartung, dass der therapeutische Effekt nun immer besser erhalten bleibe, veranschaulicht.

Dahinter steht die Regel: Je mehr ein Gedanke sinnlich erlebt wird – als Versinnbildlichung in Gegenständen, Handlungen, äußeren Stimmen oder auch als reine Imagination in Bildern, Klängen und Körpergefühlen –, desto wirksamer ist er. Das heißt auch: Je emotionaler eine Lernerfahrung ist (und daher, je dramatischer sie präsentiert wird), desto besser prägt sie sich ein. (Allerdings ist bei emotionaler Überlastung kein differenziertes Lernen möglich.)

Am Ende der Stunde sagte ich zu ihnen: »Wenn wir uns wiedersehen, setzen Sie sich bitte nicht auf Ihre bisherigen Stammplätze, sondern vielleicht lieber auf die Plätze, auf denen Sie zuletzt gesessen haben. Es könnte sein, dass auf Ihren Anfangsplätzen noch Reste des Paares der Ausgangssituation vom letzten Mal sitzen und Sie beeinflussen. Sie möchten sicher lieber dort sitzen, wo Sie beim letzten Mal aufgehört haben. Sie können aber auch eine Kopie der Menschen, die Sie hier sind, auf die vorigen Plätze schicken, damit die den Heinzes von vorher zeigen, wie man zu Leuten wie Sie wird – sodass Sie, egal, wohin Sie sich beim nächsten Mal setzen, die Leute vom Schluss dieser Stunde als Ausgangs-Paar haben.« Die beiden lachten und waren mit beiden Varianten einverstanden.

Es kann vorkommen, dass Klienten, die sich auf einen Stammplatz setzen, der der »Problemplatz« vom vorigen Mal ist, plötzlich nicht mehr in Richtung auf ihr Ziel vorankommen. Der Effekt wird hier genutzt, indem die Klienten aufgefordert werden, die Plätze vom Ende der Stunde als Ausgangspunkte für die nächste Stunde zu nutzen. Außerdem werden die Ausgangsplätze mit der Information der Zielplätze neu eingefärbt. Dabei werden die vorhandenen Ressourcen vervielfältigt (sozusagen geklont), um die erreichten Ergebnisse mit Blick auf mögliche Wiederholungen früherer Muster zu stabilisieren.

8.3 Grüßen Sie Ihr Traum-Ich! – Der Weg vom Wahn zur Wirklichkeit

In der Psychiatrie erzählte eine Frau von ihrem Kummer, dass sie aufgrund eines richterlichen Beschlusses nun bis zu sechs Wochen hinter den Türen der Psychiatrie verbringen müsse. Sie teilte mit, sie habe gegen das Urteil Einspruch erhoben. »Ich habe dem Arzt gesagt: ›Ich will meine Träume behalten. Ich lebe seit zwanzig Jahren damit und bin immer zurechtgekommen.‹ Jetzt wollen die mich hier einsperren. Sagen Sie: Ist das gerecht?« Wir sprachen eine Weile miteinander. Es stellte sich heraus, dass sie mit intensiven und anhaltenden Halluzinationen lebte, die sie von der Realität anderer Menschen nicht unterscheiden konnte – oder vielleicht auch nicht wollte. Meistens liebte sie dieses Traumleben, manchmal wurde daraus aber auch eine schier unentrinnbare Albtraumwelt. »Vor zwanzig Jahren … wie alt waren Sie damals?« – »Achtunddreißig.« – »Was war denn in dieser Zeit?« – »Mein Mann hatte sich von mir getrennt. Es war so furchtbar. Es war die Hölle.«

Die erste Psychose oder deren Vorläufer entstand offenbar in einer Zeit der Traumatisierung. *»Die Hölle«* impliziert nicht nur, dass der Schmerz maximal war, sondern auch, dass sie ihn als endlos und unentrinnbar erlebte.

»Und dann haben Sie diese Träume gefunden als eine Welt, in der es Ihnen besser geht. Kann das sein?« – »Ja, in meiner Welt ist es schöner. Aber deswegen bin ich doch nicht verrückt …?« – »Die Ärzte sehen das offenbar anders als Sie. Die haben eben ihre Welt, und in ihrer Welt nennen sie das eine Psychose. Darf ich Ihnen erklären, wie ich das sehe?« – »Ja, gerne.«

Was ist das Gute an einer Psychose? Wenn sie angenehm ist, ist sie viel besser zu ertragen als eine sonst unentrinnbare schmerzliche Wirklichkeit. Meiner Beobachtung nach entstehen Psychosen häufig erstmals unmittelbar nach traumatischen Erlebnissen.

»Ich denke, Sie haben eine besondere Begabung entwickelt. Sie haben die Begabung entwickelt, die Wirklichkeit, wenn sie zu schlimm ist, um sie auszuhalten, mit Träumen zu überdecken, die schön sind, und das so intensiv, dass Sie die schlimme Wirklichkeit gar nicht mehr zu bemerken brauchen. Man kann sagen, Sie haben gelernt, Nachtträume am Tag zu haben und sie auf Dauer zu stellen. Und wie man bei Nachtträumen gar

nicht bemerkt, dass sie nicht die Tagwirklichkeit sind, weil sie so wirklich wirken, genauso ist es auch bei Ihren auf Dauer und Tagbetrieb gestellten Nachtträumen. Gelegentlich schwappt etwas Schlimmes aus der wirklichen Welt in Ihre Traumwelt hinein, und dann wird daraus Ihre Albtraumwelt. Die gute Absicht Ihrer Träume ist also, die unangenehmen Seiten der Wirklichkeit von Ihnen fernzuhalten. Nur ab und zu verselbständigt sich die Traumwelt, und wie bei nächtlichen Albträumen merken Sie erst hinterher, dass es ein Traum war.«

Das Symptom wird als *»Begabung«* wertgeschätzt. Ihm wird eine gute Motivation zugeschrieben, nämlich die Frau vor Schmerz zu schützen. Die Psychose wird entpathologisiert, entdramatisiert und als Variante von etwas Normalem beschrieben.

Belastende Halluzinationen werden so verstanden, dass die Strategie ihres Organismus, sie vor Überlastung zu schützen, nur unvollständig gelingt – vielleicht auch, weil ein Teil von ihr andere Werte und Ziele verfolgt als derjenige, der die Träume erzeugt (zum Beispiel eine Auseinandersetzung mit der belastenden Ausgangssituation).

Die Darstellung ihrer halluzinatorischen Welt als Dauer-Nachtträume (bei großer Wertschätzung dieser Träume) dient dazu, eine Unterscheidung zwischen der psychotischen Realität (»Nachtrealität«) und der Realität der anderen Menschen (»Tagrealität«) plausibel zu machen. Wenn das gelingt, könnte man ihr später anbieten, das Beste von beiden Realitäten miteinander zu kombinieren.

Die Frau wird auf die Einsicht eingestimmt, dass ihre psychotische Realität wenig von der außerpsychotischen Welt weiß, die dennoch existiert.

»Diesmal bin ich freiwillig in die Psychiatrie gegangen und weiß auch, wie ich hierhergekommen bin. Das letzte Mal hat mich die Polizei gebracht, aber daran habe ich überhaupt keine Erinnerung.« – »Wie das bei Träumen so ist, nicht wahr … man erinnert sich oft nicht daran, was war, während man geschlafen hat.« – »Das stimmt.«

Die Frau ist mit dem Thema »Amnesie« beschäftigt. Der Therapeut stimmt sie nun auf den Gedanken ein, dass oft auch (umgekehrt wie der eben beschriebene Vorgang) ihre außerpsychotische Realität nichts von ihrer psychotischen Realität weiß. Es sind zwei Welten, die oft getrennt voneinander existieren, wie die nächtlichen Träume und das Tagerleben.

»Ich möchte, dass Sie Ihre schöne Welt behalten können, und Ihnen

helfen, dass Sie hier rauskommen und nicht wieder hereinkommen. Darf ich Ihnen dazu etwas sagen?« – »Gerne.« – »Sagen Sie bitte Ihrem Traum-Ich einen schönen Gruß: Es darf gerne weiter gut für Sie sorgen. Wir wollen seine Arbeit nur so optimieren, dass Sie hier möglichst bald herauskommen und nicht wieder hereinkommen. Das ist Ihrem Traum-Ich doch sicher recht, oder?« – »Natürlich.«

Vorbereitet wird das Angebot an die Klientin, das Beste ihrer beiden Realitäten – also ihrer halluzinatorischen Wirklichkeit und derjenigen, die sie mit anderen teilen kann – miteinander zu kombinieren. Das geschieht auf der Grundlage der Überzeugung, dass das psychotische Erleben für sie einen wichtigen Schutz darstellt, den sie nicht ohne Weiteres abgeben wird. Es soll darum gehen, diesen Schutz möglichst ohne seine bisherigen Nebenwirkungen (der kommunikativen Isolation durch die Psychose und des Freiheitsentzugs durch die geschlossene Unterbringung) verfügbar zu machen.

Nochmals wird Wertschätzung für die Symptome und deren gute Intention ausgedrückt.

Die symptomerzeugenden Anteile werden nicht bekämpft, sondern zur Kooperation eingeladen. Ihre Ziele sollen nicht verhindert, sondern verstärkt verfolgt werden – nur in einer Weise, dass zusätzlich das Ziel, in Freiheit zu leben, erreicht wird.

Der *»schöne Gruß«* dient als Vehikel für eine Kommunikation zwischen der psychotischen und außerpsychotischen Welt, die normalerweise durch eine weitgehende Amnesie voneinander getrennt sind.

Gleichzeitig impliziert dieser Gruß Wertschätzung für die psychotische Welt der Frau: Man grüßt im Allgemeinen nicht seine Gegner, sondern Leute, die man mag und mit denen man kooperieren möchte.

Die Fragen dienen dazu, sich der Aufmerksamkeit und Kooperation der Frau zu versichern, Einvernehmen zu erzeugen und Hinweise auf ein Auseinanderdriften der Kommunikation zu erhalten – das Risiko, bei einem solchen Gespräch aneinander vorbeizureden, ist hoch. Man kann auch sagen: Es wird Neugier erzeugt und es werden Aufträge generiert.

»Sehen Sie, wenn Ihr Traum-Ich so ausschließlich da ist, dass scheinbar nur Ihre Träume da sind, kann es sein, dass Sie Dinge sagen, die die Pfleger und Ärzte, den Richter oder auch andere Leute beunruhigen, weil das nicht zu deren Wirklichkeit gehört und sie sich Sorgen um Sie machen. Dann wollen sie Sie zur Sicherheit noch eine Weile dabehalten. Da-

mit Sie das Personal und den Richter nicht beunruhigen, ist es wichtig, dass Sie einerseits Ihr Traum-Ich in der Weise behalten, die Sie brauchen, damit es Ihnen gut geht und Sie andererseits immer genügend von der Wirklichkeit, die für alle gilt, mitbekommen, sodass Sie diesen Leuten nicht mit Ihrem Traum-Ich, sondern mit der Wirklichkeit antworten, mit der die etwas anfangen können. Verstehen Sie das?« – »Ja, natürlich.«

Die Pfleger, Ärzte und der Richter werden nicht als Feinde dargestellt, auch nicht als Leute, die besser als die Frau wüssten, was für sie gut ist, sondern als Leute, die sich um sie sorgen, weil sie das Verhalten der Frau nicht verstehen und die daher ihrer Unterstützung bedürfen. Nicht die Frau, sondern das Personal ist hilfsbedürftig und unverständig. Sie brauchen die Unterstützung der Patientin. Damit wird sie aus der Entmündigung entlassen und in die Verantwortung genommen. Sie wird gebeten, dem Personal zu helfen, das nicht weiß, wie es mit ihr umzugehen hat – und sich damit indirekt um ihre eigene außerpsychotische Wirklichkeit zu kümmern.

Die Patientin wird gebeten, das Traum-Ich, das sie schützt, zu erhalten – aber nicht in der bisherigen Weise, sondern *»in der Weise …, die Sie brauchen, damit es Ihnen gut geht und Sie andererseits immer genügend von der Wirklichkeit, die für alle gilt, mitbekommen«*. Hierfür muss sie den Teil ihrer außerpsychotischen Realität, durch den sie *»diesen Leuten nicht mit Ihrem Traum-Ich, sondern mit der Wirklichkeit antworten [kann], mit der die etwas anfangen können«*, gleichzeitig mit dem Teil ihrer psychotischen Realität etablieren, den sie braucht, um vor Schmerz geschützt zu sein.

»Sagen Sie doch dem Teil Ihrer Seele, der weiß, was für alle wirklich ist, einen schönen Gruß, dass er immer genügend von der ›Wirklichkeit-für-Alle‹ zur Verfügung stellt, sodass Sie den anderen in deren Wirklichkeit antworten können, damit die beruhigt sind und Sie hier nicht einsperren. Ihr Traum-Ich kann gerne parallel die Träume weiterproduzieren, die Sie haben möchten, um glücklich zu sein, nur eben auf eine Art, damit immer genügend Wirklichkeit für den Umgang mit den anderen Leuten zur Verfügung steht. Ist das in Ordnung?« »Ja, das ist in Ordnung.«

Nachdem zuvor das psychotische Ich *(»Traum-Ich«)* gegrüßt und mit der außerpsychotischen Realität in Kontakt gebracht wurde, wird nun das außerpsychotische Ich als *»Teil ihrer Seele, der weiß, was für alle wirklich ist«*, gegrüßt und gebeten, gleichzeitig mit dem psychotischen Erleben da zu sein. Insbesondere wird dieser Teil dazu aufgefordert, die Frau in den Stand zu versetzen, anderen Menschen in deren Realität antworten zu können, um eine geschlossene Unterbringung überflüssig zu machen.

Um eine gute Balance zu halten, wird gleich wieder der psychotische Anteil der Patientin angesprochen. Er wird, wie schon zuvor, gebeten, die Frau weiterhin zu schützen – allerdings existiert jetzt nicht mehr das außerpsychotische Ich neben dem psychotischen, sondern umgekehrt das psychotische *»parallel«* zum außerpsychotischen. Das macht einen Unterschied: Das psychotische Ich orientiert sich nun am Nichtpsychotischen, nicht umgekehrt.

Das psychotische Ich **soll** nun auch nicht mehr, sondern *»kann gerne«* weiter Träume erzeugen – wenn es ihm denn beliebt. Es geht auch nicht mehr um etwas, was die Frau braucht, sondern was sie haben *»möchte«*, um glücklich zu sein. Das impliziert, dass sie so viel psychotisches Erleben wie bisher angenommen gar nicht braucht.

Die Veränderung wird mit *»nur eben«* beiläufig eingeführt und implizit als harmlos und sicher dargestellt.

Entsprechend wird nicht von einem tief greifenden existenziellen Erleben gesprochen, es wird nur etwas *»zur Verfügung gestellt«*. Damit wird eine psychische Veränderung materialisiert beschrieben. Die existenziellen Auswirkungen für die Frau werden ihrer kritischen Überprüfung entzogen.

Wer sollte etwas dagegen haben, dass *»genügend«* von etwas Nötigem vorhanden ist? *»Genügend«* impliziert wie das »Zur-Verfügung-Stellen«, dass Bedürfnisse befriedigt werden. Dabei dürfte die zur Verfügung gestellte *»Wirklichkeit-für-Alle«* aber einen Teil des psychotischen Erlebens, das die Frau zu ihrem Schutz entwickelt hat, verdrängen.

Mit der Frage, ob das in Ordnung sei, wird die Patientin veranlasst, den Weg aktiv mitzugehen und zu bestätigen. Die Frage ist leichter zu bejahen als zu verneinen, denn eine Verneinung bräuchte eine Begründung. Nicht zuletzt deswegen wird die Frau der Frage wahrscheinlich zustimmen und das Gesagte damit für sich als gültig in Anspruch nehmen.

»Es könnte zum Beispiel so sein, dass der Teil von Ihnen, der gut weiß, was für alle wirklich ist, Ihnen die Traumwelt bei Bedarf herunterdimmt und mehr Wirklichkeit einblendet, wie mit einem Schiebeschalter, so, wie es gerade gebraucht wird, oder dass Sie auf eine andere gute, sichere Art beides gleichzeitig haben können.«

Eingeführt wird die Metapher eines Schiebeschalters, der die Anteile psychotischer und außerpsychotischer Realität in ihrem Verhältnis zueinander reguliert. Indem die Frau diese Metapher annimmt, akzeptiert ihr Unbewusstes auch deren Implikation, dass es, flexibel an den jeweils aktuellen Bedarf angepasst, über den Grad an benötigter beziehungsweise erwünschter Psychose entscheiden kann.

Die Rede ist nur davon, dass das psychotische Erleben der Frau herunterreguliert werden kann. Impliziert ist damit zwar auch das Gegenteil (wodurch Widerstände vermieden werden), betont wird aber die Reduktion des psychotischen Erlebens.

Für den Fall, dass eine andere Art von Gleichzeitigkeit des psychotischen und außerpsychotischen Wirklichkeitserlebens für die Frau günstiger ist als der *»Schiebeschalter«* (das heißt, eine reziproke Abhängigkeit der Werte voneinander: 90% außerpsychotisches bedingt 10% psychotisches Erleben usw.), wird noch die offene Formulierung eingefügt, *»dass Sie auf eine* ***andere*** *gute, sichere Art beides gleichzeitig haben können«.*

»Dann kann der Teil, der für die Wirklichkeit zuständig ist, auch beobachten, wann aus Ihrer Traumwelt eine Albtraumwelt wird, die sich gar nicht lohnt, und Ihnen immer bei den Vorzeichen einer solchen Albtraumwelt stattdessen die Wirklichkeit einblenden. Können Sie derjenigen, die in Ihnen gut über die Wirklichkeit aller Leute Bescheid weiß, einen schönen Gruß ausrichten, dass sie das für Sie macht?« – »Das mache ich!«

Vorgeschlagen wird, dass das außerpsychotische Wirklichkeitserleben der Patientin als Wächter darüber fungiert, wann ihr angenehmes psychotisches Erleben in ein belastendes umschlägt, und die Halluzinationen dann zu unterbrechen. So erhält das außerpsychotische Erleben eine positive Funktion, die es zur Zeit der Symptomentstehung (und wahrscheinlich auch sonst bisher) noch nicht hatte. Das könnte zur Stabilisierung ihres außerpsychotischen Erlebens beitragen.

Die Unterbrechung von belastendem psychotischen Erleben durch das außerpsychotische Erleben wird automatisiert, indem (im Sinne einer Konditionierung) mit dem Unbewussten vereinbart wird, dass *»immer bei den Vorzeichen einer solchen Albtraumwelt«* die Wirklichkeit aller Menschen eingeschaltet wird.

Die Patientin wird gebeten, dies wiederum per *»Gruß«* einer inneren Instanz auszurichten, die mit allen betroffenen Anteilen und mit der Realität anderer Menschen in Kontakt steht und sich in deren Welt auskennt.

Acht Tage später begegnete ich ihr wieder. »Darf ich Ihnen einmal etwas erzählen?«, sagte sie. »Das ist ganz seltsam. So etwas ist mir in meinem ganzen Leben noch nie passiert. Ich schaue dort hinüber, und dort steht ein schöner Blumenstrauß, und während ich ihn anschaue, verschwindet er und ist einfach weg.«

Die Frau drückt aus, dass ihr Unbewusstes die Aufforderung, halluzinatorisches Erleben bei Bedarf wegzuregulieren, umgesetzt hat.

»Das ist schön«, sagte ich. »Das heißt ja, dass Ihr Traumerleben und diejenige in Ihnen, die weiß, was für alle wirklich ist, gut zugehört haben und dass sie das, was wir besprochen haben, für Sie so umsetzen. Sagen Sie denen einen Gruß, dass sie das, was sie schon so gut machen, immer besser machen, sodass Sie außer der Traumwelt immer genügend Wirklichkeitswelt zur Verfügung haben für das, was Sie brauchen, und für die Menschen, denen Sie begegnen.«

Den Instanzen in der Frau, die das Gesagte umgesetzt haben, wird Anerkennung ausgesprochen. Indem bestätigt wird, dass sie damit das Besprochene verwirklicht hat, wird sie in dem, was sie bereits tut, bestärkt. Mit einem der schon etablierten *»Grüße«* werden diese Instanzen gebeten, mehr desselben zu tun.

Nun ist die Rede, dass sie nicht mehr *»parallel«* zur Traumwelt, sondern *»außer«* dieser *»immer genügend«* Realität bereitstellen solle – nicht nur für sich, sondern ebenso für alle anderen. Die Balance zwischen Traumwelt und der Wirklichkeit aller wird weiter zugunsten der Realität, die andere teilen, verschoben.

Nochmals vier Tage später sah ich die Frau wieder. Sie berichtete, der Arzt habe ihr heute gesagt, sie könne, wenn sie wolle, die Klinik verlassen, und das werde sie jetzt tun. Ich traf den Arzt, der für ihre Beurteilung zuständig war, und fragte ihn nach ihr. Er sagte, sie habe sich in den letzten Tagen so positiv entwickelt, dass er zwar befürworte, dass sie sicherheitshalber noch für eine kurze Zeit bleibe, aber die Voraussetzungen für eine Zwangsbehandlung nicht mehr gegeben wären. Er habe die für den Nachmittag angesetzte richterliche Anhörung nach Rücksprache mit ihr abgesagt und ihr den Verbleib in der Klinik freigestellt. Die Frau verließ die Klinik am selben Tag.

9 Zwischen den Zeilen des Körpers – Den Körper auf neue Arten hören und mit ihm reden

Natürlich schreiben und lesen beide zwischen den Zeilen, der Klient und der Therapeut. Beide sind sich zuweilen dessen bewusst, dass sie das tun, zuweilen nicht. Beide gebrauchen Implikationen in ihren Worten, in Klang, Melodie, Lautstärke, Geschwindigkeit und Pausensetzung ihrer Sprache, in ihrer Mimik, Gestik und in all ihrem Körperverhalten.

Die ersten drei der folgenden Unterkapitel befassen sich beispielhaft mit der Körpersprache des Klienten und mit möglichen Reaktionen auf ihr unwillkürliches Verhalten, die folgenden mehr mit den unbewussten verbalen Äußerungen des Klienten und Strategien zum Umgang damit.

9.1 Torticollis – Das Verhältnis von Körpersprache und verbaler Sprache

Eine Freundin litt an Torticollis. Ihr Hals schmerzte bei jeder Bewegung so sehr, dass sie sich fast nicht mehr rühren konnte. Nach diversen schul- und komplementärmedizinischen Behandlungsversuchen verbesserte sich die Symptomatik. »Komisch«, sagte sie. »Ich kann jetzt den Kopf schütteln, aber das Nicken tut immer noch sehr weh. Meinst du, das hat etwas mit meinem Verhältnis zu ›Ja‹ und ›Nein‹ sagen zu tun?« – »Eher nicht. Aber wir können es leicht testen. Stell dir vor, du bist eine Griechin. Dort schütteln sie den Kopf, um ›Ja‹ zu sagen, und nicken, um ›Nein‹ auszudrücken ...« – »Tatsächlich? Ich war in der Türkei. Dort machen sie es genauso!« – »Also, dann stell dir vor, du bist eine Türkin ... Jetzt schüttle mal den Kopf ... und dann nicke ...« – »Das ist sehr komisch«, sagte sie. »Jetzt tut das Kopfschütteln weh, und das Nicken geht gut ...«

Wenn man annimmt, dass ein Symptom eine symbolische oder metaphorische Bedeutung hat, heißt das auch, dass sich das Symptom verändert, wenn den Symbolen oder Metaphern eine neue Bedeutung zugewiesen wird.

Hier wird ein neuer Bedeutungsrahmen geschaffen, indem die Freundin in die Türkei versetzt wird, wo dem Nicken und Kopfschütteln die jeweils umgekehrte Bedeutung zukommt wie bei uns. Vermutlich hätten wir die Symptomatik weiter reduzieren können, indem ich von einem Kulturkreis berichtet hätte, wo dasselbe durch das Schnalzen der Finger an der rechten oder linken Hand ausgedrückt wird …

Konversionssymptome (also Körpersymptome, die in symbolischer Weise psychische Belastungen ausdrücken) sind häufiger, als wir es üblicherweise annehmen. Der Erklärungsansatz der Freundin erscheint mir zu einfach, um wahr zu sein. Aber die Erklärungsmodelle von Patienten sind oft besser als die der Behandelnden, da sie von deren eigenen Lebenserfahrung und aus der Weisheit eines kundigen Unbewussten hervorgebracht werden.

Ob es sich um ein Konversionssymptom handelt, lässt sich testen, indem ich die Person bitte, sich eine Situation vorzustellen, in der das Symptom sich anders ausdrücken müsste, und zu beobachten, was sich verändert.

Grundsätzlich besteht ein enger Zusammenhang zwischen nonverbaler und verbaler Sprache. Soweit die ausgesprochenen Worte allerdings nicht mit den Gedanken (oder emotional wichtigen unbewussten Inhalten) übereinstimmen, wird die Körpersprache überwiegend den Gedanken und nicht den Worten folgen. Ebenso werden emotional wichtige unbewusste Inhalte mehr Einfluss auf die Körpersprache haben als vorgeschobene bewusste Inhalte, die etwa zur Ablenkung von Belastungen dienen sollen.

In unserer Situation scheint das Symptom auszudrücken, dass es der Freundin leichter fällt, alle angebotenen Optionen zu kritisieren und abzuweisen als »*Ja*« zu den bestehenden Denk- und Handlungsoptionen zu sagen. Das könnte einer depressiven Symptomatik entsprechen.

9.2 Die Sache mit dem Daumen – Der Umgang mit Sucht- und Gewohnheitsstörungen

Vor einiger Zeit begegnete ich in einem Café einem jungen Mann, den ich aus der Psychiatrie kannte. Er sagte: »Ich bin jetzt vier Wochen ohne Drogen. Ich verstehe nicht, was Sie neulich mit mir gemacht haben, aber das hat mir viel gebracht. Ich weiß nicht, was Sie sind. Sie sind irgendwie ein spezieller Pfarrer …« – »Das weiß ich auch nicht. Aber vergessen Sie nicht Ihr Geheimzeichen!«, sagte ich mit einem Augenzwinkern. Ich stützte den Kopf nachdenklich auf meine locker geschlossene Hand, mit dem Daumen neben dem Mundwinkel. Er lachte. »Darf ich Ihnen etwas zu trinken bringen«, fragte er. »Ein Mineralwasser vielleicht?«

Ein paar Wochen zuvor hatte ich ihn in der Psychiatrie getroffen. Ich war ihm im Jahr davor schon einmal begegnet. Damals durchlebte er eine drogeninduzierten Psychose und erzählte, er habe Angst, Gott werde sein Herz stillstehen lassen, um ihn für seine Sünden zu bestrafen[43]. Jetzt berichtete er mir: »Ich bin von selbst hierhergekommen, weil ich kurz davor war, wieder Drogen zu nehmen. Ich möchte keine Drogen mehr nehmen. Meinen Sie, dass ich das schaffe?« – »Ich denke schon, dass Sie das schaffen können«, sagte ich. »Wann haben Sie denn angefangen, Drogen zu nehmen?« – »Als ich 21 war. Das war, nachdem meine Schwester gestorben ist. Sie war erst 17. Sie hatte Bulimie. Sie hat sich die Speiseröhre so verätzt, dass sie daran gestorben ist. Können Sie mir sagen, warum Gott so etwas zulässt? Das ist nicht gerecht. Sie war doch erst 17. Ich verstehe das nicht, sie war viel zu jung! Sie war gut. Vielleicht bestraft mich Gott jetzt, weil ich ihr nicht helfen konnte. Und dann ist meine Oma gestorben, die mich großgezogen hat. Und davor meine Mutter. Sie hat mich zwar weggegeben, aber dafür konnte sie nichts. Sie hatte Alkoholprobleme. Sie war meine Mutter, und sie wird immer meine Mutter sein. Und jetzt ist vor zwei Wochen auch noch meine Tante gestorben!« Der Mann brach in Tränen aus. »Das war zu viel für Sie …« »Ja, das ist zu viel! Ich habe Angst, dass ich jetzt wieder anfange mit den Drogen. Aber ich will das nicht.« »Haben Sie eine Idee, warum Sie Drogen genommen haben? Ist das zum Beispiel, um sich zu trösten oder um sich zu bemuttern und für sich zu sorgen oder um den Schmerz nicht mehr zu spüren?« »Ja.« »Was

43 Zur Vorgeschichte siehe Hammel 2011, S. 164 ff.

denn davon?« – »Das alles.« – »Darf ich Ihnen etwas sagen? Ich verstehe Sie so, dass Sie Drogen genommen haben, damit es nicht so wehtut, dass diese Menschen, die Sie geliebt haben, weg sind. Vielleicht tut es Ihnen ja gut, wenn Sie zu Ihrer Schwester und Ihrer Mutter und Ihrer Oma und Ihrer Tante sagen: ›Für mich seid ihr gar nicht weg, weil – im Himmel seid ihr da, und ich bin noch eine Zeit lang hier, und dann komme ich auch[44]. Und außerdem, in meinem Herzen seid ihr sowieso da. Ich trage euch in meinem Herzen, da seid ihr überhaupt nicht weg, sondern immer bei mir.‹ Wir müssen ja nicht sagen: ›Tot, aus, alles vorbei!‹ Wir können auch sagen: ›Ihr bleibt immer bei mir‹, und vielleicht tut das ja besser. Wie ist das für Sie?« – »Das ist viel besser«, sagte der Mann, und seine Augen leuchteten ein bisschen. »Und Ihre Schwester können Sie in Gedanken mit sich herumspazieren lassen und ihr sagen: ›Ich zeige dir die Welt. Benutze einfach meine Augen und schaue dir durch sie alles an.‹ Und so könnte sie durch Sie sozusagen weiterleben. Ich weiß nicht, ob das eine Vorstellungsübung ist, die guttut, oder eine spirituelle Sache, aber ich glaube, es macht einen Unterschied.« – »Ja, das ist gut.« – »Wenn Sie auf diese Weise Ihre Schwester, Ihre Tante, Ihre Oma und Ihre Mutter immer da haben können, dann brauchen Sie die Drogen ja vielleicht nicht mehr, um sich zu betäuben … und auch nicht, um sich zu bemuttern?« – »Ich habe ja auch immer Daumen gelutscht, noch bis ich erwachsen war.« – »Wann haben Sie denn mit dem Daumenlutschen aufgehört?« – »Als ich 21 war.« – »Dann haben die Drogen also das Daumenlutschen ersetzt. Darf ich Ihnen einen Vorschlag machen?« – »Welchen denn?« – »Fangen Sie mit dem Daumenlutschen wieder an. Das ist besser als Drogen und erfüllt ja offensichtlich den gleichen Zweck. Sie brauchen es ja nicht so zu machen, dass es jeder sieht. Sie können es machen, wenn Sie allein sind, und wenn Ihnen in der Öffentlichkeit einmal danach ist, dann machen Sie eine lockere Faust und legen sie mit dem Daumen obenauf neben den Mund … etwa so, genau … das ist völlig unauffällig, das können Sie überall machen … Merken Sie sich diese Handhaltung und sagen Sie Ihrem Körper: ›Das bedeutet dasselbe wie Daumenlutschen, und es könnte auch bedeuten: Mama ist da, alle sind da, und es ist gut für mich gesorgt.‹« – »Vielen Dank für das Gespräch«, sagte der Mann. »Das hat mir viel gebracht, wirklich …« Er bedankte sich viele Male. Er sah wirklich sehr glücklich aus.

44 Vgl. die Formulierung: »Du bist tot, ich lebe noch ein bisschen, dann sterbe ich auch« bei Hellinger 1994, S. 62, 375 und Weber 1997, S. 34, 305.

Das Anliegen des jungen Mannes ist herauszufinden, wie er in einer Zeit besonderer Belastung frei von Drogen bleiben kann. Zwischen den Zeilen sagt er, dass der Drogenkonsum von Anfang an eine Reaktion auf den Verlust seiner nächsten weiblichen Angehörigen war.

Um das aktuelle Rückfallrisiko zu vermindern, sollte das Gespräch darauf zielen, die Belastung durch den Tod der Verwandten für ihn zu reduzieren. Das könnte erreicht werden, wenn der Tod der Angehörigen neu gedeutet wird oder wenn eine nebenwirkungsarme Alternative zum Drogenkonsum gefunden wird, die dieselbe Funktion erfüllt. Der erste Schritt besteht darin, das, was schmerzt, weniger schmerzlich zu machen, der zweite darin, das, was betäubt oder tröstet, zu ersetzen.

Zunächst wird also der Tod der Verwandten umgedeutet: Sie sind nicht weg, sondern unsichtbar. Da der Mann die Frage nach der Gerechtigkeit Gottes stellt (und schon bei einer früheren Begegnung von Gott gesprochen hat), liegt der Gedanke nahe, dass sie *»im Himmel«* sind. Das heißt, sie sind noch vorhanden, und die Wege verlaufen nur so lange getrennt, bis er wieder bei ihnen ist. Zum anderen kann er sie in seinem Herzen bei sich tragen, in Gedanken mit ihnen reden, sie vor seinem inneren Auge bei sich sehen und dies als spirituelle Realität betrachten. Das Erleben, verlassen und ausgeliefert zu sein, wird reduziert. Auch die Endgültigkeit des Todes verliert viel von ihrem Schrecken.

Dass der Mann mit dem Drogenkonsum begonnen hat, als er mit dem Daumenlutschen aufhörte, scheint zu zeigen. Beide Male geht es um dasselbe. Daraus zieht der Therapeut den Rückschluss, dass der Mann, statt Drogen zu nehmen, auch wieder Daumen lutschen könne.

Es liegt nahe, dass beides, Drogen und Daumenlutschen, Strategien für den Umgang mit Gefühlen von Verlassenheit und Ausgeliefertsein sind. Daher wird nun das Daumenlutschen mit den vorher eingeführten Gedanken verknüpft, dass die Verstorbenen nicht wirklich weg sind, sondern den jungen Mann unsichtbar weiter begleiten. Diese Botschaft wird mit einer Geste, die dem Daumenlutschen ähnelt, identifiziert (Ankertechnik). Durch die Verknüpfung wird diese Geste zu einem wirkungsvolleren Mittel, um den Trost der Mutter und der anderen weiblichen Verwandten zu vergegenwärtigen, als es Drogen sein können.

Die Formulierung *»Sagen Sie Ihrem Körper …«* wurde gewählt, damit nicht nur das bewusste Ich-Erleben, sondern vor allem das unwillkürliche Erleben die Entscheidungen trifft, Drogenkonsum durch Daumenlutschen zu ersetzen, reales Daumenlutschen durch diese Geste zu ersetzen und die Geste mit dem Erleben, die Angehörigen seien da, zu verbinden.

9.3 Augenreiben – Körpersprache als Körpererinnerung

Ein achtjähriger Junge kam in Therapie. Er sagte: »Ich habe das Gefühl, ich bin nicht ich« und »Ich kann mich nicht fühlen«. Seine Eltern sagten, er wirke auf sie in den letzten Monaten sehr bedrückt. Ich fragte: »Abgesehen davon, dass es in letzter Zeit besonders schlimm war – seit wann kennst du das?« – »Schon immer.« – »Was heißt schon immer? Hattest du das schon im Kindergarten?« – »Ja.« – »Hattest du das schon vor der Kindergartenzeit?« – »Ja.« – »Was war denn um die Zeit seiner Geburt?«, fragte ich die Eltern, die dabeisaßen. »Er und sein Zwillingsbruder waren frühgeboren, aber nicht so extrem. Sie waren halt noch zwei bzw. zweieinhalb Monate im Krankenhaus.« Der Junge wischte sich mit beiden Händen durch die Augen: »Das ist doch Quatsch! Damit hat das nichts zu tun!« Er rieb sich die Augen immer weiter, eine halbe Minute lang. Ich sagte: »Du musst mir das nicht glauben; ich habe aber festgestellt: Wenn Menschen sich die Augen so reiben, dann heißt das, dass ihre Seele weint.« – »Ich denke nicht, dass das damit zu tun hat.« – »Na, ich muss ja nicht recht haben. Wenn es für dich recht ist, würde ich in der nächsten Stunde aber gerne testen, ob es so einen Zusammenhang gibt. Weil … wenn es so wäre, könnte es uns weiterbringen, das herauszufinden. Ist das für dich in Ordnung?« – »Ja, das können wir machen.« Er rieb sich weiter mit beiden Händen die Augen, hielt kurz inne, als ob er nachdächte, rieb sich weiter die Augen, hielt wieder inne … und rieb sich weiter die Augen.

Fast immer, wenn sich Klienten in der Therapie die Augen reiben, wurde vorher über etwas geredet, worüber sie in der Vergangenheit traurig waren. Es gibt noch eine zweite Bewegung des Augenreibens, die typischerweise dann zu beobachten ist, wenn man Klienten an Situationen von Müdigkeit oder Schläfrigkeit erinnert. Wiederum machen manche Klienten mit dem Finger unter der Nase eine Wischbewegung, wenn man sie an traurige Zeiten in ihrer Kindheit erinnert. Beide Male erinnern wir uns unbewusst daran, Tränen abzureiben. Die Tränen des Schlafes laufen zur Seite hin, weil wir liegen, wenn wir schlafen. Die Tränen der Traurigkeit laufen nach unten, sofern wir sitzen oder stehen, wenn wir weinen. Tränen des Schlafes werden in eine andere Richtung weggewischt als Tränen der Traurigkeit – außer, wir denken an eine Zeit, als wir im Liegen weinten. Die Richtung dieses Wegwischens unterscheidet sich nicht nur in der jeweils aktuellen Situation, sondern auch bei der unwillkürlich wiederholten Reibebewegung, während wir uns an Situationen dieser Art erinnern.

Direkt auf diesen Zusammenhang angesprochen, antworten viele Klienten: »Es hat mich da gerade gejuckt.« Die Ursachen dieser unwillkürlichen Bewegungen sind ihnen nicht bewusst. Einen solchen Zusammenhang gegenüber dem Klienten zu behaupten, impliziert also auch, dass der Therapeut für sich beansprucht, das Verhalten des Klienten besser deuten zu können als er selbst. Das kann von Klienten als anmaßend empfunden werden und ihn in eine Haltung des Protests führen. Hinzu könnte kommen, dass Jungen ab dem Schulalter Weinen häufig als unmännlich ansehen und der Junge sich nicht bloßgestellt sehen sollte. Um dem Jungen nicht zu nahe zu treten und nicht rechthaberisch zu wirken, sage ich: *»Du musst mir das nicht glauben«*, *»ich muss ja nicht recht haben«* und *»wenn es so wäre«*. Ein Duell ums Rechthaben wird nicht geführt. Dafür können wir uns darauf einigen, dass wir in der nächsten Stunde herausfinden, ob ein solcher Zusammenhang besteht.

Natürlich steht die Frage nicht erst für die nächste Stunde im Raum. Der Junge wird sie gleich klären wollen. Er reibt sich weiter heftig und anhaltend beide Augen, fragt sich vermutlich, warum er das weiterhin tut, wenn doch dazu kein Anlass besteht und sein Verhalten meiner (von ihm bestrittenen) These recht zu geben scheint. Der Drang zu dieser Geste ist größer als das (mutmaßlich vorhandene) Bedürfnis, recht zu behalten. So fährt er fort mit Augenreiben und nachdenklichem Innehalten.

Körperreaktionen wie diese können regelmäßig zur Anamnese der Entstehung eines Problems verwendet werden.

Eine Frau kam in Therapie, weil sie sagte, sie verhalte sich in ihren Beziehungen zu Männern regelmäßig so, dass sie diese »vertreibe«. Sie sprach zunächst von einer größeren Anzahl Probleme, die sie belasteten.

Beim Erstellen eines »Karteischranks« (vgl. »Der Aktenschrank«, 5.2) kam sie zu der für sie selbst äußerst überraschenden Feststellung: »Eigentlich gibt es nur eine Schublade, die mir wirklich Probleme macht: Das ist die mit meinem Vater.« Wir arbeiteten an ihrer Beziehung zu ihrem Vater und dem daraus resultierenden Verhalten gegenüber Partnern. In einer späteren Stunde bat sie darum, etwas zur Reduzierung ihrer Allergien zu tun. Als sie sich vorstellte, am Meer zu sein, hustete sie heftig und anhaltend. »Am Meer gibt es keine Allergien«, behauptete ich. »Doch, als ich mit meiner Mutter am Mittelmeer war, hatte ich Allergien.« – »Auf den Seychellen waren Sie allein. Ich nehme an, dort hatten Sie keine Allergien, oder? Stellen Sie sich einmal vor, dort am Meer zu liegen und den Wind zu spüren. Wie ist das?« – »Das ist schön ...« – »Ihre Stimme klingt traurig, als wäre da ein kleiner Schluchzer drin. Ist das so, oder bilde ich mir das nur ein?« – »Da ist etwas traurig, aber ich weiß nicht was ...« – »Wenn ich das sagen darf, Sie haben eben Ihr Auge gerieben, nach außen – nach der Seite laufen die Tränen, wenn man liegt. Vielleicht geht es um etwas aus ihrer früheren Kindheit?« – »Da muss ich an meinen Vater denken«, sagte sie und erzählte davon, wie sie nicht protestieren und auch nicht weinen durfte, wenn er sie schimpfte oder schlug, weil seine Wut sich sonst noch steigerte.

Hätte man die Anamnese für die Allergietherapie gemacht, ohne auf die Körperbeobachtungen einzugehen, hätte man den Zusammenhang mit einer Traumatisierung wahrscheinlich nicht gefunden. Offenbar handelt es sich um eine Konversionsstörung, die sich mit den Symptomen einer Allergie äußert. Meiner Vermutung nach wäre die Therapie weniger wirkungsvoll, wenn der Zusammenhang zur traumatischen Entstehung der Symptomatik nicht berücksichtigt würde.

Um Informationen über die ursächlichen Zusammenhänge einer Symptomatik zu erhalten, ist es oft der schnellste und sicherste Weg, im Anamnesegespräch bei jeder Veränderung der Stimme, des Atems, der Mimik und Gestik, die eine Stressreaktion sein könnte, darauf zu achten, was zuvor gesagt wurde.

Fragt man den Klienten oder die Klientin, was sie zu diesem Gesprächsinhalt assoziiert, folgt im Allgemeinen eine Antwort, die näher am Ausgangsproblem liegt und von noch mehr nonverbal gezeigten Stresssymptomen begleitet wird. Körpersprache ist etwas Intimes; sie anzusprechen kann so verstanden werden, dass der Therapeut vorgeblich oder wirklich besser als die Klientin weiß, was in ihr vorgeht. Man kann natürlich die Klientin direkt fragen, warum ihre Stimme traurig klingt. Eine weiterführende Antwort auf solche Fragen (also nicht: »es hat mich gerade gejuckt« oder »ich habe eine Erkältung«) erhält man als Therapeut vor allem, wenn man sich bescheiden ausdrückt und der Klientin nicht zu nahe tritt[45].

9.4 Trichotillomanie – Körpersprache als Ausdruck von Protest und Kooperation

In Therapie kam ein zwölfjähriges Mädchen, das sich, seit sie acht war, regelmäßig alle Augenbrauen- und Lidhaare auszupfte.

Das Mädchen möchte das Haarezupfen aufgeben und hat es doch bisher nicht getan. Darin ist eine Ambivalenz zu erkennen: Ein Teil von ihr möchte aufhören, ein Teil von ihr möchte weitermachen.

Nachdem ich mich nach den Hintergründen erkundigt hatte, keine auslösenden Ereignisse oder chronischen Belastungen finden konnte und erfahren hatte, dass sie sich ausschließlich am Badezimmerspiegel zupft, sagte ich ihr und den Eltern, es gebe mehrere mögliche Therapieansätze. Meine bevorzugte Herangehensweise sei die: Sie müssten für etwa zwei Wochen den Badspiegel und vorsichtshalber auch alle anderen Spiegel im Haus entfernen. Dem Mädchen gefiel das gar nicht, und auch die Eltern schienen zu zögern.

Da das Mädchen sich ausschließlich vor dem Badezimmerspiegel zupft, dürfte das Handlungsmuster unterbrochen sein, wenn dieser entfernt wird. Das Zögern des Mädchens zeigt möglicherweise seine Ambivalenz, das Symptom aufzugeben. Das Vorgehen wurde von Milton Erickson entwickelt, der auf diese Weise einen Jungen von einer sehr ausgeprägten Akne befreite[46].

So sagte ich, es gebe noch eine zweite Möglichkeit. Ich bat das Mädchen, sich bis zur nächsten Woche entweder nur noch die Lidhaare auszuzupfen und die Augenbrauenhaare dafür konsequent wachsen zu lassen, oder umgekehrt, oder nur die linke Seite auszuzupfen und dafür die rechte wachsen zu lassen oder umgekehrt.

---

45 Zur Anamnese durch die Beobachtung von Veränderungen der Stimme und anderer nonverbaler Äußerungen vgl. Hammel 2009, S. 203 ff.

46 Rosen, S. 104.

Das selbstverletzende Handeln des Mädchens wird respektiert. Die Ambivalenz wird jedoch umorganisiert. Während sie sich bisher einmal die Brauen- und Lidhaare auszupfte und ein andermal nicht mit dem Ergebnis, dass die Haare letztlich doch verschwinden, wird die Ambivalenz nun räumlich organisiert: An einer Stelle wird gezupft, an einer anderen nicht. Die Autonomie des Mädchens wird respektiert, indem sie selbst die Methode und den Ort des Zupfens wählen kann[47].

Ich bat sie, sie sollte bitte das Zupfen auf der erlaubten Seite noch intensivieren, dafür aber auf der anderen Seite genauso konsequent unterlassen.

Die Ambivalenz »zupfen – oder nicht zupfen« wird respektiert, indem das Mädchen aufgefordert wird, diese noch verstärkt zu zeigen[48].

Indem sie das Zupfmuster verändert, erkennt sie an, dass es in ihrer Macht steht zu entscheiden, wie sie sich zupft. Das Zupfen wird von einem unwillkürlichen zu einem bewussten Tun, für das sie sich entscheiden kann.

Wann immer sie versehentlich im verbotenen Bereich zupfe, müsse sie zum Ausgleich doppelt so viel im erlaubten Bereich zupfen.

Die Rigidität des Verhaltens wird verstärkt, um dem Mädchen Gelegenheit zu geben, des Symptoms überdrüssig zu werden.

Indem das Symptom befohlen wird, verliert es den Charakter einer autonomen Handlung oder eines Protests, den es vorher für sie gehabt haben mag.

Indem das Symptom als »Strafe« für nicht regelkonformes Zupfen eingesetzt werden kann, verliert es ebenfalls an Attraktivität.

Das Mädchen entschied sich dafür, die rechten Augenbrauen und

---

47 Das Vorgehen ähnelt dem von Milton Erickson gegenüber einem jungen Mann, der sich die Fingernägel blutig kaute. Seine Mutter zwang ihn, trotz der blutigen Finger Klavier zu üben, damit er Pianist werden sollte. Sein Vater verlangte, er solle Medizin studieren, und befürchtete, das werde mit solchen Fingernägeln nicht möglich sein. Erickson ließ den Mann probieren, erst neun, dann immer weniger Nägel zu kauen, um herauszufinden, wie viele blutige Nägel er brauchte, um den Eltern zu widerstehen. Ibid., S. 168.

48 Ein solches Intensivieren, Ritualisieren und Reglementieren des Fingernagelkauens hat Erickson bei seiner Tochter angewandt. Er trug ihr auf, dass »du dreimal am Tag deine Nägel fünfzehn Minuten lang kaust, jeden Tag (ich gebe dir eine Uhr) zu einer ganz bestimmten Zeit«. Ibid., S. 178. Ein Mädchen, das seine Eltern und Mitschüler mit schmatzendem Daumenlutschen provozierte, forderte er auf, ihr Verhalten (ebenfalls mithilfe einer Uhr) zu ritualisieren und für bestimmte Ziele zu instrumentalisieren. Ibid., S. 197.

Wimpern weiter kräftig auszuzupfen und die linken dafür wachsen zu lassen.

Die meisten von uns hätten ihre Wahl anders getroffen. Es scheint, als ob das Mädchen (oder der zupfende Teil von ihr) entstellende Effekte eher begrüßt als fürchtet.

Außerdem schlug ich ihr vor, sich eine Glaskugel vorzustellen, die ihren Kopf umgibt. Wann immer ihre Hand die unsichtbare Kugelwand durchdringt, solle sie sich ein Alarmsignal vorstellen, das ihr die Entscheidung ermögliche, die Hand nochmals zurückzuziehen. Wenn sie aber weiterhin zupfe, solle sie sich ganz auf die rechte Seite konzentrieren. Eine Weile übten wir, den Signalton möglichst genau in ihrer Vorstellung zu hören.

Die Kugelintervention zielt darauf, unerwünschte unbewusste Prozesse durch eine Konditionierungstechnik ins Bewusstsein zu bringen und das Mädchen zu befähigen, das Zupfen bewusst zu stoppen.

Nach einer Woche teilte sie mir in einer E-Mail mit, das einseitige Zupfen funktioniere gut, die Sache mit der Glaskugel aber gar nicht.

Die Aufteilung ist nun so, dass der Teil von ihr, der zupfen will, die eine Körperhälfte zur Domäne hat, der Teil, der nicht zupfen will, die andere. Die Glaskugelintervention funktioniert nicht, weil der Teil, der zupft, nun auf **seiner** Seite **wirklich** zupfen will – ohne Ambivalenz.

Nach einigen Wochen kam sie wieder in Therapie und hatte säuberlich die eine Seite ausgezupft und die andere wachsen lassen. Ich gab ihr wieder mehrere Möglichkeiten zur Auswahl, was sie als Nächstes üben könne. Sie könne sich zum Beispiel die Armhaare zupfen oder probieren, sich Zähne zu ziehen. Oder sie könne sich die Brauen wachsen lassen und eine Wimpernseite auszupfen oder auch umgekehrt die Wimpern wachsen lassen und die Haare der einen Braue entfernen. Sie entschied sich schließlich dafür, diesmal genau die andere Seite auszuzupfen und dafür diejenige wachsen zu lassen, an der sie vorher gezupft hatte.

Egal, wofür sich das Mädchen entscheidet, flexibilisiert sie ihr Muster. Möglichkeiten, die weniger entstellend wirken, wählt sie allerdings nicht.

Nach weiteren zwei Wochen kam sie wieder und berichtete, sie habe noch an zwei Tagen der Woche an den Haaren auf der einen Seite gezupft, ansonsten aber beide Seiten wachsen lassen. Ich erklärte etwas irritiert, dies entspreche nicht unserer Vereinbarung und ich hätte eigentlich erwartet, dass sie sich an unsere Absprache halte. Da sie aber das Pro-

gramm von sich aus geändert habe, müssten wir überlegen, wie wir jetzt fortfahren könnten.

Zusätzlich zur räumlichen Aufteilung der Ambivalenz hat das Mädchen eine zeitliche Aufteilung eingeführt: Es gibt Zupftage und Nichtzupftage.

Das Mädchen weicht möglicherweise dem Autonomieverlust aus, der sich aus dem Einhalten der Vereinbarung mit dem Therapeuten ergibt. Sie tut mehr für ihre Therapie, als die rigiden Vereinbarungen mit dem Therapeuten es vorsehen. Drückte das Zupfen vorher einen Protest aus, so wendet sich der Protest des Mädchens nun gegen die Anweisung, sie solle sich nach bestimmten Regeln zupfen. Der Therapeut nutzt das Muster des Protests, indem er sich über die »Regelverletzung« des Mädchens empört, selbstironisch seine Niederlage als »Macher« der Therapie anerkennt und das Mädchen einlädt, noch mehr Widerstand gegen seinen Führungsanspruch zu leisten.

Von mehreren Möglichkeiten wählte sie die, an einem statt an zwei Tagen der Woche zu zupfen und dies nur zu den ungeraden Stunden zu tun (also in den sechzig Minuten ab 7, 9, 11, 13 Uhr und so weiter). Dann aber dürfe sie an dem betreffenden Tag nach Herzenslust zupfen.

Der Ritualcharakter des Symptoms wird genutzt, indem die Zeremonie genau reglementiert wird – in einer Weise, die wenig Gelegenheit zum Zupfen lässt.

Die Ambivalenz des Symptoms bleibt berücksichtigt, indem die Zupfzeiten als eine Art besonderer Luxus positiv hervorgehoben werden.

Ich erklärte, ich sei etwas enttäuscht, da ich gehofft hätte, an ihr gutes Geld zu verdienen, und sie zu schnelle Fortschritte mache. So könne ich an ihr nicht reich werden. Ich entließ sie nach einer halben Stunde (und einem halbierten Honorar für mich) und schlug ihr vor, sich mit der Heilung Zeit zu lassen …

Der Widerstand des Mädchens wird weiter provoziert, indem der Therapeut einen Konflikt zwischen seinem Wunsch, Geld an ihr zu verdienen, und ihrer eigenmächtigen Weise, sich zu schnell selbst zu therapieren, konstruiert.

Der Therapeut gesteht seine »Niederlage« ein und erkennt die Fortschritte des Mädchens an, indem er sie vorzeitig entlässt.

Den Protestcharakter des Symptoms lenkt er um, indem er das Mädchen bittet, um seines Geldbeutels willen nicht so schnell zu machen. Damit provoziert er einen Wettbewerb zwischen ihren und seinen

Wünschen. Der Wettbewerb zwischen den Interessen des Mädchens und denen des Therapeuten kann den vorher mutmaßlich vorhandenen Wettbewerb zwischen ihren Wünschen und denen ihrer Eltern (oder zwischen den unterschiedlichen Wünschen von zwei Seiten in ihr) ablösen. Dem Mädchen ist wahrscheinlich nicht bewusst, dass der Therapeut ihren Widerstand utilisiert, den sie auch gegenüber den Wünschen ihrer Eltern und der Gesellschaft zeigt. Die Eltern wollen, dass sie aufhört zu zupfen, und sie widersteht ihnen. Der Therapeut verlangt nun das Gegenteil von ihr, sie solle noch eine Weile länger zupfen. Das Mädchen hat nun die Wahl, wem sie widerstehen möchte, und wählt die Stimme, bei der ihr der Widerstand leichter fällt.[49]

Wir setzten die Therapie in dieser Weise fort. Das Mädchen entschied sich dafür, an den Zupftagen einen Würfel zu werfen, der darüber entscheidet, ob dies wirklich ein Zupftag sei. Zunächst waren Tage mit den Nummern 1, 3 und 5 Zupftage, dann wurde nur noch bei 3 und 6 gezupft, später nur noch bei 6. Auch die Zahl der Stunden, zu denen gezupft werden durfte, reduzierte das Mädchen. Wir reduzierten die Therapiesitzungen auf 10 bis 15 Minuten, bei entsprechend reduziertem Honorar für den Therapeuten. Die Zeit wurde jeweils für eine kurze Auswertung des letzten Ergebnisses und die Verhandlung einer neuen Aufgabe bis zur nächsten Sitzung verwendet. Das Mädchen entschied, die Sitzungsabstände von einer wöchentlichen auf eine zwei- und dann vierwöchentliche Frequenz herabzusetzen. Ihre Lid- und Brauenhaare wuchsen und entsprachen wieder einem normalen Erscheinungsbild.

Der Therapeut assistiert hier hauptsächlich noch bei einer Therapie, die das Mädchen jetzt zum großen Teil selbst gestaltet.

---

49 Das Vorgehen ähnelt etwas dem von Milton Erickson in folgender Situation: »Eines Wintertages bei Nullgradtemperatur führte mein Vater ein Kalb aus dem Stall zum Wassertrog. Nachdem das Kalb seinen Durst gestillt hatte, gingen sie zurück zum Stall, aber an der Türöffnung versteifte das Kalb eigensinnig seine Beine, und obwohl mein Vater verzweifelt am Halfter zog, konnte er das Tier nicht von der Stelle bewegen. Ich spielte draußen im Schnee, beobachtete die Stockung und begann herzhaft zu lachen. Mein Vater forderte mich auf, das Kalb in den Stall zu ziehen. Als ich erkannte, dass es sich bei dem Kalb um unvernünftigen eigensinnigen Widerstand handelte, beschloss ich, ihm volle Gelegenheit zu geben, damit es Widerstand leisten konnte, denn das wünschte es anscheinend zu tun. Dementsprechend verwandte ich bei dem Kalb eine Doppelbindung, indem ich es am Schwanz ergriff und weg vom Stall zog, während mein Vater fortfuhr, es nach innen zu ziehen. Das Kalb zog es sofort vor, der schwächeren der zwei Kräfte zu widerstehen, und zog mich in den Stall.« Erickson, Rossi, Rossi 1978, S. 95 f.

Als die Symptomatik auf etwa 5% des ursprünglichen Ausmaßes reduziert war, begann sich das Mädchen wieder mehr Augenbrauenhaare auszuzupfen. In dieser Zeit stand ein Umzug in eine andere Stadt an. Ich erklärte, wir hätten viel miteinander erreicht, und schlug ihr die Sichtweise vor, dass ein Teil von ihr sich vielleicht noch etwas Zupfen bewahren möchte. Das Mädchen stimmte dem zu. Bei der letzten Sitzung lag das Ausmaß der Symptomatik noch bei etwa 10% des anfänglichen Wertes.

Das Symptom war und blieb – so scheint mir – ambivalent. Einen Teil davon wollte sich das Mädchen (oder ihr zupfender Anteil) wohl erhalten.

10 Zwischen den Zeilen von Bedeutung und Bewertung – Wie wir Bedeutung schaffen und verändern

Bedeutung ist den Dingen nicht selbst zu eigen, sie wird ihnen zugewiesen. Zumindest gibt es keine Belege für eine Bedeutung, die einer Sache sozusagen objektiv und universal gültig anhaften würde. Wenn wir pragmatisch mit Bewertungen und Bedeutungsgebung umgehen, dann hängen der Wert und die Bedeutung einer Sache oder eines Ereignisses davon ab, mit welchen anderen werthaften Inhalten wir sie assoziieren und identifizieren und von welchen werthaften Inhalten wir sie unterscheiden und absetzen.

Identifizieren wir Ereignisse, Personen, Gegenstände oder Konzepte, die wir für wertvoll erachten, mit solchen, die wir eher abwerten, dann wird entweder das bisher Werthaltige entwertet, oder das bisher Entwertete mit einem neuen Wert versehen, je nachdem, welcher Seite dieser Verknüpfung wir den Vorrang geben. Dasselbe geschieht (etwas weniger ausgeprägt) bei Assoziationen, die zwar keine regelrechte Identifikation darstellen, aber dennoch Inhalte logisch oder scheinlogisch miteinander verknüpfen.

Identifizieren wir mehrere als wertvoll erlebte Ereignisse, Personen, Gegenstände oder Konzepte, können sich der subjektiv erlebte Wert und die Verlässlichkeit der Bewertung verstärken. Das Gleiche gilt natürlich umgekehrt, wenn entwertete Inhalte miteinander verknüpft werden.

Von Milton Erickson stammt das Konzept der »doppelten Kopplung« oder »therapeutischen Doppelbindung«[50]. Hierbei wird ein ambivalenter Inhalt vom Therapeuten sowohl mit positiven als auch mit negativen Werten verknüpft, sodass der Klient unwillkürlich sein ganzes Wertesystem im Kontext des therapeutisch behandelten Themas neu ordnen muss.

50 Erickson, Rossi 1981b, S. 66 ff., vgl. und Anm. 49.

Differenzieren wir bei einem ambivalent erlebten Inhalt zwischen dem »wertvollen« und dem »nicht wertvollen« Aspekt, erhöht sich im Allgemeinen die Handlungsfähigkeit des Klienten im Umgang mit diesem Inhalt. Während der Klient sich bisher von einer Person, einem Erleben oder einer Handlungsmöglichkeit verunsichert oder gelähmt fühlte, löst sich nun die Ambivalenz zugunsten einer differenzierten Betrachtungs- und Handlungsweise auf.

10.1 Lass dich nicht verbaren! – Implikationen bei der Vermischung von Subjekt und Objekt

Ein merkwürdiges Konzept verbirgt sich in der Nachsilbe -bar, wie sie in Worten wie »haltbar«, »genießbar«, »versteuerbar« vorkommt. Die Silbe wird auch gerne auf Menschen angewendet: »Unbelehrbar«, »unheilbar«, »nicht therapierbar«, »manipulierbar«, »nicht beschulbar«, »schwer erziehbar«, »untragbar«, »schwer vermittelbar«.

Das Eigenartige an der Silbe -bar ist, dass sie uns nahelegt, sie sage etwas aus über die Person, von der die Rede ist, also: Wer unbelehrbar sei, lasse sich nicht belehren, wer manipulierbar sei, lasse sich manipulieren, wer schwer erziehbar sei, lasse sich schwer erziehen – es scheint geradezu so, als ob die bar-Worte Eigenschaften von Menschen bezeichneten. Dabei bezeichnen sie die Fähigkeiten dessen, der da redet, und die Möglichkeiten des Kontextes, in dem er arbeitet.

Wenn ich also sage: »Er ist unbelehrbar«, sage ich in Wirklichkeit nur: »Ich konnte ihn nicht belehren.« Sage ich: »Er ist nicht therapierbar«, heißt das: »Ich kann ihn nicht therapieren.« Sage ich, jemand sei untragbar, erkläre ich, dass ich oder mein Arbeitskontext ihn nicht mehr ertragen mag. Sage ich, jemand sei schwer vermittelbar, spreche ich wieder nicht über seine, sondern über meine Möglichkeiten. Sage ich: »Diese Krankheit ist unheilbar«, bedeutet das: »Ich weiß nicht, wie diese Krankheit zu heilen ist, und kenne niemanden, von dem ich meine, dass er es wüsste.« Vielleicht kann ja irgendein Schamane oder Guru einer anderen Heiltradition die Krankheit heilen. »Nicht heilbar« ist keine Eigenschaft von Krankheiten, sondern beschreibt, wie der Behandelnde seine Möglichkeiten einschätzt.

Hier werden unbemerkt Subjekt und Objekt einer Aussage vertauscht. Die Fähigkeiten des Subjekts werden als Möglichkeiten des Objekts definiert. Für den Adressaten, der solch einer Botschaft Glauben schenkt, ist das folgenreich, weil Aussagen mit -bar implizieren, anerkannt, allgemeingültig und unumstößlich wahr zu sein. Wenn mir jemand glaubt, er sei -bar oder nicht -bar, obwohl das bar-sein in Wirklichkeit nicht seine, sondern meine Möglichkeiten beschreibt, dann werden durch seinen Glauben meine Möglichkeiten zu seinen. So werden auch meine Unmöglichkeiten zu den seinen, und meine Grenzen werden seine.

Ins Positive gewendet heißt das wiederum: Der Therapeut könnte zu seinem Klienten sagen: »Du bist Linkshänder und kaust überwiegend rechts. Das heißt, dein Nägelkauen ist gut therapierbar.« Oder: »Prüfungsangst ist gut behandelbar. Die Arbeit braucht selten länger als anderthalb Stunden. Es gibt auch Fälle, die anfangs nicht so leicht veränderbar sind. Einmal haben wir vier Stunden gebraucht.«

10.2 Der doppelte Geburtstag – Implikationen bei der Interpunktion von Ereignissen

Eine Frau berichtete in der Beratung über verschiedene Todesfälle, die sie im Verlauf ihres Lebens zu bewältigen hatte: Ihre Urgroßeltern, weitere Verwandte, mehrere Freunde und Bekannte und ihr Großvater, an dem sie sehr gehangen hatte. »Und dann ist mein Großvater auch noch an meinem Geburtstag gestorben! Jedes Jahr an meinem Geburtstag bin ich traurig.«

»Ich war einmal auf einem Friedhof in Warschau«, sagte ich. »Dort habe ich eine Gruppe von Roma gesehen, die um ein Grab versammelt waren und dort den Geburtstag des Verstorbenen gefeiert haben. Über die Grabplatte hatten sie ein Tischtuch gelegt. Darauf standen Teller, Gläser, Besteck und Kerzenleuchter. Sie hatten alle möglichen Delikatessen dabei, und natürlich auch etwas zu trinken. Ich nehme an, dass sie auch ein Gedeck für den Verstorbenen gerichtet hatten. Und ich stelle mir vor, dass auch er ein Glas Wodka bekam und sie mit ihm angestoßen haben. Es war eine Gruppe fröhlicher Leute, die dort auf dem Grab getafelt haben. – Als die ersten Christen ihre Toten beerdigt haben, haben sie ihnen einen Siegerkranz auf das Grab gelegt und haben mit ihm gefeiert. Für sie war es eine Siegesfeier, aber auch so etwas wie ein Geburtstag – der Geburtstag seines neuen, ewigen Lebens. Wenn Ihr Opa an Ihrem Geburtstag gestorben ist, dann deutet nicht sein Todestag Ihren Geburtstag, sondern Ihr Geburtstag erklärt seinen Todestag. Ihr Geburtstag ist sein Todestag, das heißt, der Tag seiner Geburt in ein neues Leben. Ich möchte Sie daher bitten, dass Sie an Ihrem Geburtstag auch seinen Geburtstag feiern!«

»So habe ich das noch nie gesehen«, sagte die Frau.

In der therapeutischen Intervention wird die Interpunktion des Geschehens verändert und damit eine Umdeutung (ein Reframing) der Ereignisse ermöglicht. Utilisiert (nutzbar gemacht) wird dabei die Verknüpfung, die die Klientin selbst geschaffen hat, indem sie ihren Geburtstag mit dem Todestag des Großvaters hinsichtlich ihrer Bedeutung identifiziert hat. Die Richtung der Bedeutungsgebung wird nun gedreht: Nicht der Todestag interpretiert nun den Geburtstag, sondern umgekehrt. Möglich wird das, indem der Geburtstag der Frau nicht mehr nur als ihr persönlicher Geburtstag gesehen wird, sondern sozusagen auf den Großvater ausgedehnt wird.

Man hätte gewiss auch Wege finden können, den Todestag des Großvaters in seiner Bedeutung vom Geburtstag der Frau zu trennen, um das belastende Erleben vom Ressourcenerleben zu unterscheiden. Andererseits ist auch an einer Verknüpfung von Belastungen (»Problemerleben«) und Ressourcen nichts verkehrt – solange die Ressourcen den Vorrang gegenüber den Problemen haben, solange also das Stärkende das Belastende interpretiert und nicht umgekehrt.

Die Interpunktion von Ereignissen kann verändert werden, indem – wie hier – Ereignisse umgekehrt aufeinander bezogen werden, sodass das vorher bedeutungsgebende Ereignis zum gedeuteten wird und das vorher gedeutete zum bedeutungsgebenden. In anderen Fällen wird die Interpunktion verändert, indem bei zirkulären Prozessen Ursache und Wirkung vertauscht dargestellt werden, indem die Komplexität der Situation so weit erhöht oder reduziert wird, dass bei einer solchermaßen neuen Betrachtung die Zahl der positiven Ereignisse gegenüber der der negativen überwiegt. Schließlich kann die Interpunktion auch verändert werden, indem der Zeitabschnitt anders gewählt wird.

Eine Klientin, die viermal an Krebs erkrankt und davon wieder gene-

sen war, sprach immer wieder davon, ihr Körper habe sie »im Stich gelassen« und sie könne ihm nicht mehr vertrauen. Ich sagte zu ihr: »Sehen Sie, wir wissen inzwischen, dass im Körper jeden Tag Krebszellen entstehen oder zumindest degenerierte Zellen, die sich zu Krebszellen entwickeln können. Ihr Körper sortiert diese jeden Tag gewissenhaft aus. So hat ihr Immunsystem schon Millionen gefährliche Zellen aussortiert und dabei eine fantastische Arbeit geleistet. Viermal hat er etwas übersehen. Wenn Sie mit Ihrem Körper so ins Gericht gehen, dann ist das ein bisschen so, als ob Sie einen Torwart, der im Verlaufe eines Jahres hundert Bälle gehalten hat und vier nicht halten konnte, beschimpfen. Das ist vielleicht nicht unbedingt motivierend für Ihren Tormann. Ich bin der Meinung, dass Ihr Körper gute Arbeit geleistet hat.

Insbesondere bin ich davon beeindruckt, dass er Sie viermal von dieser Krankheit geheilt hat. Viermal sind Sie krank geworden, und jedes Mal hat Ihr Körper Sie da rausgeholt.

Das bekommt ja nicht die Medizin als solche hin. Die kann Ihren Körper ja nur bei seiner heilenden Arbeit unterstützen. Sie kann ihm helfen, das noch besser zu tun, was seine Aufgabe ist und was er vom Grundsatz her auch schon selber tut.«

In der ersten Teilintervention wird die Interpunktion verändert, indem die Komplexität der Betrachtung so erhöht wird, dass nicht mehr vier Misserfolge, sondern Millionen Erfolge und vier Misserfolge in den Blick rücken.

Danach wird die zeitliche Interpunktion verändert: Die Klientin sah es so, dass sie viermal vom gesunden in einen kranken Zustand geraten war. Die Neuinterpretation schaut darauf, dass sie viermal vom kranken in den gesunden Zustand übergegangen ist. Die Punkte, die jeweils als Anfang und Ende eines Lebensabschnitts gedeutet werden, werden verschoben, sodass sich eine neue Deutung der Ereignisse ergibt.

Schließlich wird noch das Verhältnis zwischen Medizin und menschlichem Körper neu interpunktiert. Nach einem verbreiteten Verständnis ist die medizinische Behandlung das aktiv wirksame Systemelement, während der Körper den Eingriff passiv duldet, wenn er sich nicht sogar dagegen wehrt. In der Neuinterpretation ist der Körper der Protagonist der Heilung, und die medizinische Behandlung unterstützt ihn bei seiner Arbeit.

10.3 Spinnenphobie – Implikationen beim Gebrauch von Trickfilmtechniken

Eine Jugendliche machte bei mir ein Praktikum. Im Gespräch am ersten Tag erwähnte sie, sie habe eine ausgeprägte Spinnenphobie. Beim Anblick einer Spinne schreie sie so lange laut: »Mach sie weg!«, bis jemand die Spinne entfernt hat. Ich fragte sie, ob sie Interesse habe, die Phobie zu verlieren. Das bejahte sie. Es ergab sich das folgende Gespräch.

»Wenn du eine Spinne siehst, ist es dir dann egal, wie groß sie ist, oder ist sie je größer, je schlimmer?«

»Je größer, je schlimmer.«

»Also je kleiner sie ist, je besser ist sie?«

»Ja.«

»Wenn du eine sehr kleine Spinne sehen würdest, die kleiner ist als eine Ameise, würde sie dich dann noch stören?«

»Ich glaube nicht.«

»Wenn sie so klein ist, dass du kaum erkennst, dass es eine Spinne ist?«

»Ich denke, das wäre okay.«

Um an das Erleben der Jugendlichen anzuknüpfen, frage ich zunächst nach dem, was für sie schlimm ist. Indem ich selbst das Motto *»Je größer, je schlimmer«* einführe, umgehe ich den sonst möglichen Einwand, ich wolle die phobischen Reize bagatellisieren und nähme die Jugendliche mit ihrer Angst nicht ernst. Dann allerdings wird die Ausrichtung der Aufmerksamkeit umgekehrt – vom Schlimmen und Schlimmeren zum Guten und Besseren. Davon zu reden, kleine Spinnen seien *»besser«*, impliziert auch, es gäbe »gute« Spinnen.

»Kann ich dir eine solche Spinne einmal zeigen?«

»Ja.«

»Schau dir diese Spinne einmal an … und stell dir dazu eine Lieblingsmusik vor … vielleicht auch den Geschmack deines Lieblingsessens … und während du diesen Klang und diesen Geschmack immer im Vordergrund behältst, vergrößere die Spinne in Gedanken immer weiter, bis sie so groß ist wie eine von den ganz großen, haarigen Spinnen … und die Musik und der gute Geschmack ist immer bei dir … wie ist das?«

»Ganz in Ordnung.«

Verknüpft wird die kleine, harmlose Spinne zunächst mit ausgesprochen schönen Dingen, und mit diesen schönen Dingen wird die Anweisung verbunden, dass sie »immer im Vordergrund bleiben«. Das heißt, was immer mit der Spinne geschieht, die angenehmen Dinge behalten den Vorrang. Nun kann die Spinne beliebig vergrößert und sogar mit einer der gefürchteten *»ganz großen, haarigen Spinnen«* gleichgesetzt werden: Dank des Vorrangs der mit der Spinne verknüpften Musik und Speisen ist nun – zumindest schon in der Vorstellungswelt – selbst eine solche große Spinne *»ganz in Ordnung«*. Es ist ersichtlich, dass das Vorgehen dem der systematischen Desensibilisierung in der Verhaltenstherapie entspricht, wobei die Desensibilisierung mental erfolgt und nach den Anweisungen des Therapeuten von der Klientin gesteuert wird.

»Du kannst dir auch die Handhaltung merken, die du gerade hast, und beschließen, dass du dieses gute Gefühl jederzeit mit dieser Handhaltung wieder erzeugen kannst.«

»O. k.«

Die Intervention wird an diesem ersten Tag mit einer Ankertechnik abgeschlossen. Mit dem Akzeptieren des Ankers bejaht die Klientin unwillkürlich auch dessen Implikation, dass das gezeigte Vorgehen auch bei echten Spinnen wirksam sein wird. Eine Diskussion hierüber vermeide ich. Am nächsten Tag frage ich sie:

»Hast du einmal Läuse oder andere Parasiten gehabt?«

»Ja, ich hatte einmal Läuse.« (kratzt sich am Arm)

»Halt, oh, was machst du denn da? Ich rede von Läusen und du kratzt dich am Arm. So funktioniert eine Suggestion. Das ist aber auch ein Beispiel für Rapport: Wir entwickeln eine gemeinsame Welt. Ich gebrauche Bilder, und sie sind unsere Bilder, mit allen Konsequenzen …«

Die Intervention zielt darauf, der Jugendlichen zu illustrieren, dass sie bis ins körperliche Erleben hinein unwillkürlich auf die Dinge reagiert, die sie hört, dass sie also suggestibel ist. Die Demonstration dient dazu, ihr diese Reaktionen bewusst zu machen, sodass sie für sie unbestreitbar sind und sie keine Einwände gegen die Wirksamkeit der Worte mehr erhebt. Angebahnt wird die Erkenntnis, dass man mit ähnlichen Mitteln wie diesen statt unangenehmer Reaktionen auch angenehmes Erleben erzeugen kann. Diese Erkenntnis bereite ich mit Läusen vor, weil ich hier nicht erwarte, dass die Jugendliche sich vor

Enttäuschungen schützt, indem sie Skepsis gegen die Wirksamkeit der Therapie entwickelt. Läuse sind zwar unangenehm, für sie aber sicher weniger bedrohlich als Spinnen. Der Gedanke, dass man Läuse-Erleben mit Worten beginnen lassen und daher auch wieder beenden kann, ist ein erster Schritt auf dem Weg dahin zu erleben, dass mit Spinnen dasselbe geht.

»Einmal bin ich in Kambodscha aus dem Bus gestiegen. Da standen ein paar Mädchen. Sie waren etwa so alt wie du. Sie haben mir vier riesengroße Tarantelspinnen auf die Brust gesetzt. Diese Taranteln sind dann nach oben geklettert, in Richtung auf meinen Hals …« (Sie verzieht das Gesicht qualvoll, wird rot, alle Muskeln sind angespannt.)

Nun wird dasselbe mit Spinnen demonstriert – natürlich nicht auf ihrem Körper, sondern auf meinem. Die Reaktion ist immer noch heftig. Je größer, je schlimmer haben wir eingangs festgehalten. Implizit gilt also die Logik: Wenn wir die Angst vor Taranteln beheben, gilt das noch mehr für alle Spinnen, die in einem mitteleuropäischen Haus zu erwarten sind. Die Dramatik der geschaffenen Szene stellt die volle Aufmerksamkeit der Jugendlichen (und damit Bejahung der Relevanz der präsentierten Inhalte für ihr Erleben) sicher.

»Auch das ist ein Beispiel für Suggestion und Rapport. Aber meine Taranteln brauchen nicht deine zu sein. Vor allem sind ja im Moment gar keine hier. Es sind Fantasietaranteln.« (Ihr Gesicht und ihre Körperhaltung entspannen sich.)

Die Angst wird von ihrem Ich-Erleben entkoppelt, indem die Vorstellung in die Irrealität dissoziiert wird und die Jugendliche auf die aktuelle Realität fokussiert wird.

»Du kannst an den Taranteln einen Stöpsel anbringen, und jemand kann ihn für dich ziehen, sodass sie schrumpfen, bis sie so klein sind wie die Spinne von gestern. Ist das angenehm?«

»Ja.«

Die Klientin wird angewiesen, Macht über ihre Angstvorstellungen auszuüben und die Spinnen in der Vorstellung zu schrumpfen. Dabei wird eine Trickfilmtechnik eingeführt. Die Klientin wird auf den Unterschied zwischen dem Erleben vor und nach der Technik angesprochen. Indem sie diesen Unterschied bewusst wahrnimmt, wird es so gut wie unmöglich, den Effekt später als nicht vorhanden oder irrelevant anzusehen.

»Jetzt kannst du die Musik hören …«

Ein bewährt angenehmes Erleben wird eingeführt …

»… und wenn du willst, auch den Lieblingsgeschmack wahrnehmen …«

… dieses wird mit einem zweiten angenehmen Erleben verknüpft (getreu dem Motto »Probleme trennen, Lösungen verknüpfen«) …

»… und die Hand so halten wie bei der kleinen Spinne …«

Das verdoppelte angenehme Erleben wird mit dem entschärften Problem von vorher verknüpft, wobei die Klientin mit dem Anker vom Vortag an ihre Macht erinnert wird, das Problem nach Belieben zu schrumpfen, also das Problemerleben aktiv zu kontrollieren.

»und die Minispinne …«

Bevor wieder Taranteln erwähnt werden, wird die Schrumpf-Spinne noch weiter verharmlost.

»… auf angenehme Art …«

Bevor wieder Taranteln angesprochen werden, wird außerdem eine Suggestion eingefügt, die das vorherige Entsetzen unmöglich macht. In dieser Situation hoher Aufmerksamkeit und anerkannter Relevanz wird jetzt die Möglichkeit geschaffen, Taranteln angenehm zu erleben.

»… wieder zu Tarantelgröße vergrößern …«

Impliziert wird, dass die Jugendliche sich die Vorstellung einer Tarantel jetzt leisten kann, weil sie die erlebte Größe der Spinne selbst kontrolliert.

»… Das ist etwas Schönes: Es ist dein innerer Film, du hast die Kontrolle über die Spinne und ihre Größe … Du kannst dir auch vorstellen, du hast eine Fernbedienung. Diese Fernbedienung hat einen Regler für die gefühlte Größe der Spinne und für die Lautstärke der Musik und die Intensität des vorgestellten Geschmacks.«

Die bisherigen Interventionen werden bewusst gemacht, wiederholt und intensiviert.

Die Metaphern von der Fernbedienung und vom Regler implizieren, dass die Klientin ihr Erleben nach ihren Wünschen regulieren kann, ihre Gefühle und Reaktionen beim Anblick von Spinnen also nicht mehr ohnmächtig erleidet.

»Ist das angenehm, so etwas zu haben?«

»Ja.«

Die Frage bringt das, was hilfreich ist, noch mehr in den Vordergrund des Bewusstseins und verstärkt es.

»Ich möchte dich bitten, zu Hause einmal nach Spinnen zu suchen

und diesen Regler auszuprobieren und mir zu sagen, wie gut er funktioniert.«

Impliziert wird, dass die Methode auch bei realen Spinnen wirkt und dass sie »*gut … funktioniert*«. Um von der Frage abzulenken, ob die Intervention bei realen Spinnen überhaupt wirksam ist, wird die Aufmerksamkeit auf einen Test umgelenkt, »*wie gut*« sie dort wohl »*funktioniert*«. Mit dem Umsetzen einer solchen Hausaufgabe wird die Jugendliche außerdem unwillkürlich vom Erleiden ihrer Beziehung zu Spinnen ins Erforschen und Gestalten dieser Beziehung hinübergeleitet. Das Anliegen wird als Bitte um Rückmeldung und nicht als Frage »*Könntest du …*« formuliert, um ein Ausweichen vor dem nächsten Schritt zu vermeiden. Dadurch, dass am Ende von der Rückmeldung bei der nächsten Begegnung die Rede ist, wird von der vielleicht unangenehmen Hausaufgabe gleich wieder abgelenkt. So reagiert die Jugendliche stärker auf die Vorstellung des nächsten Treffens als auf den Inhalt der Aufgabe, was einen möglichen Widerstand gegen die Aufgabe reduziert.

Am dritten Tag berichtet die junge Frau:

»Gestern Abend habe ich mir eine große Spinne angeschaut. Ich bin mit der Nase bis auf fünf Zentimeter an sie herangegangen. Bisher hätte ich geschrien, wenn ich sie nur gesehen hätte. Jetzt habe ich nur gedacht: ›Aha, eine Spinne.‹ Als ich näher herangegangen bin, habe ich den Schalter verwendet, um die Spinne klein zu stellen.«

»Hast du auch den Schalter für die Musik verwendet und den für den Geschmack?«

»Ja, den für die Musik habe ich lauter gestellt. Der Geschmack wird dann selber stärker. Der hängt da irgendwie mit dran.«

»Was passiert, wenn du die Musik lauter stellst?«

»Die Angst wird weniger.«

Was sich bereits bewährt hat, wird bewusst gemacht (also für kritische Instanzen langfristig unbestreitbar und für die gestaltenden Instanzen besser verfügbar gemacht) und so in seiner Wirksamkeit verstärkt.

»Brauchen wir dann überhaupt noch etwas zu tun?«

Das ist eine Einladung, das Problem als bewältigt anzusehen und so dazu beizutragen, dass es dann auch bewältigt ist – da es rein mentaler Natur ist, erlischt es, wenn es nicht mehr für ein Problem gehalten wird.

»Ich würde mich noch nicht trauen, die Hand neben eine solche Spinne zu legen. Es wäre schön, wenn wir an dem Thema weiterarbeiten.«

Die Jugendliche möchte die Einladung so nicht annehmen, sondern die erreichten Wirkungen ausbauen. Ihr Ausdruck *»noch nicht«* bekundet, dass sie schon mit der Erreichbarkeit ihres nächsten Zieles rechnet.

Am nächsten Tag findet kein Treffen statt. Am übernächsten Tag frage ich:

»Gibt es einen Ort, an den du besonders gerne denkst, einen Urlaubsort vielleicht?«

»Ja, auf Mallorca am Strand.«

»Dann stell dir jetzt mal mit diesem guten Mallorca-Gefühl, mit dem Gefühl der Temperatur von dort auf deiner Haut und diesem ruhigen Mallorca-Atem eine dieser Spinnen vor, hier vor dir auf dem Boden, und genieße weiter Mallorca. Wie ist das?«

»Das geht.«

Die Intervention entspricht der mit der Lieblingsmusik und dem Lieblingsgeschmack auf visueller Ebene. Wie üblich ist ein Netz von angenehmen Konnotationen dem potentiell phobischen Reiz vorangestellt. Mit den nachgestellten Worten *»und genieße weiter Mallorca«* wird eine möglicherweise vorhandene Rest-Abwehr gegen Spinnen neutralisiert. Außerdem wird mit dem Wort *»weiter«* (statt »wieder« oder »noch mal«) suggeriert, das Genießen sei beim Erwähnen von Spinnen durchaus nicht unterbrochen oder reduziert worden.

»Wenn du dann deinem Inneren sagst, dass es die Spinne mit dem schönen Mallorca-Gefühl verknüpfen soll, sodass du Spinnen auch in der Wirklichkeit so erlebst, dass sie mit diesem guten Gefühl verknüpft ist, wie wäre das?«

»Gut.«

Es handelt sich um eine einfache Kopplung (Konditionierung, Bindung, Verknüpfung), gestaltet als direkte Anweisung an das Unbewusste, mit dem Hinweis, die Koppelung solle *»in der Wirklichkeit«* (also nicht nur bei Fantasie-Spinnen) verfügbar sein. Die Jugendliche wird angewiesen, reale Spinnen mit einem *»guten Gefühl«* verknüpft zu erleben. Ihre Antwort, das sei *»gut«*, nimmt dem suggerierten *»guten Gefühl«* den Charakter von etwas vorher Beschlossenem oder Konstruiertem und lässt es unwillkürlich werden. Da es nun um das Erleben bei real vorhandenen Spinnen geht, fange ich vorsichtig mit *»wäre«* an. Genau genommen beginnt der Satz (als noch kein Protest zu erwarten ist) mit dem Indikativ *(»wenn du deinem Inneren sagst …«)* und endet, um eine Diskussion zu vermeiden, im Konjunktiv *(»wäre«)*. Nachdem ich eine positive Rückmeldung erhalten habe, gehe ich vom *»wäre«* wieder zum *»ist«* über. Der etwas heikle Übergang vom Gedankenexperiment zum realen Erleben wird durch ein folgerichtig klingendes *»dann«* wie eine logische Konsequenz der letzten Antwort der Jugendlichen dargestellt.

»Dann richte das deinem Unbewussten doch bitte aus, dass es das für dich tut.«

Das Unbewusste wird direktiv angewiesen, das, was vorher bewusst und absichtsvoll eingeführt wurde, ab jetzt unwillkürlich geschehen zu lassen.

»Jetzt stell dir mal vor, dass die Spinne läuft, und behalte weiter dieses gute Gefühl.«

»Das geht nicht. Das ist ganz schlimm, wenn die laufen.«

Der Therapeut ist unvorsichtig vorgegangen und erntet Protest. Das wäre nicht nötig gewesen, hätte man den Satz umgekehrt formuliert: »Jetzt behalte weiter dieses gute Gefühl und stell dir vor, dass diese Spinne läuft.« Um ganz sicherzugehen, hätte man noch etwas Positives voranstellen können: »Jetzt behalte weiter dieses gute Gefühl … genau … sehr gut … und mit genau diesem schönen Gefühl im Vordergrund stell dir vor, dass diese Spinne läuft.« Stattdessen also ein kleiner Umweg:

»Wenn du in Mallorca am Strand bist, gibt es da etwas Angenehmes, was sich bewegt?«

»Die Wellen.«

»Wäre das schön, wenn sich die Spinnenbeine wie Wellen bewegen?«

»Ja.«

»Sind sie dann aus Wasser oder bewegen sie sich nur wie Wasserwellen?«

»Sie sind aus Wasser.«

»Ist das besser, wenn sich die Spinne mit Wasserbeinen bewegt?«

»Viel besser.«

Das Gruseln bei Spinnenbewegungen ist deutlich reduziert. Ein zweites Bild wird hinzugenommen:

»Gibt es in Mallorca auch Krebse?«

»Ja. Die sind ganz süß und niedlich. Die laufen seitwärts.«

»Stell dir mal so einen süßen, niedlichen Krebs vor und all die angenehmen Gefühle, die dazugehören, und während das Angenehme immer Vorrang behält, stell dir vor, dass der Krebs die Farbe von so einer Spinne hat. Ist das in Ordnung?«

»Ja …«

»Jetzt stell dir vor, während das Angenehme weiter erhalten bleibt, dass er Haare auf den Beinen bekommt wie die einer Spinne.«

»Das ist gruselig. Die Haare sind furchtbar an so einer Spinne.«

»Behalte im Kopf: Das ist in Wirklichkeit ein Krebs. Er hat nur Beine wie eine Spinne, aber er ist ein Krebs und fühlt sich an wie ein Krebs.«

»Ich weiß nicht.«

Der Schritt war offenbar zu groß.

»Dann stell dir vor, er hat Beine **ohne** *Haare. Und dann wachsen ihm Haare und sie verschwinden wieder, und sie wachsen wieder und verschwinden wieder, in einer wellenartigen Bewegung, und wenn sie wachsen, wachsen sie immer länger, aber sie verschwinden auch wieder, Und der Krebs bekommt Haare wie eine Spinne, und sie schrumpfen wieder weg. Und die Phasen, wo die Beine aussehen wie die einer Spinne, werden länger, und die, wo sie aussehen wie die Beine eines Krebses, werden kürzer, aber du kontrollierst das Ganze, und es ist eine wellenförmige Bewegung, die du machst. Und es geht immer weiter hin und her, die Haare wachsen und schrumpfen und wachsen und schrumpfen. Wie ist das?«*

»Es wird immer besser.«

Wir beginnen also bei einem Krebs ohne Spinnenhaare und üben dann, kleine und dann immer längere Haare an seinen Beinen wachsen und verschwinden zu lassen. Die vorher schon bewährte Verknüpfung der Beine mit Wellen wird mit hineingenommen, um die Übung zu erleichtern. Vor allem bleibt die volle Kontrolle über die Größe der Lernschritte (also die Lerngeschwindigkeit) bei der Jugendlichen.

»Sehr gut. Jetzt stell dir vor, dass der Krebs, der ein Krebs ist, sich wie in einem Trickfilm in einen Krebs mit Spinnenaussehen und wieder zurück verwandelt, in Wellen.«

»Das geht nicht.«

»Das hier ist ein Trickfilm, da geht alles. Du bist die Regisseurin.«

»Nein, ich denke da biologisch.«

»Bei Tom und Jerry denkst du auch nicht biologisch oder beim rosaroten Panther. Obwohl kein Panther rosa ist und spricht.«

»Und aufrecht gehen können Panther auch nicht.«

»Ja, und dass der Froschkönig spricht, obwohl er ein Frosch ist, stört dich auch nicht. Er ist eben ein verwandelter Prinz. Also kann auch ein Krebs in eine Spinne verwandelt werden und umgekehrt. Lass doch den Krebs mal zur Spinne werden und zurück. Du kannst ihn am Anfang ganz kurz Spinne sein lassen und länger Krebs sein lassen und ihn dann immer länger Spinne sein lassen, und das in Wellenbewegungen hin und her gehen lassen.«

»Jetzt wird es immer besser.«

Das Mädchen erkennt die Trickfilm-Logik nun als relevant für die Bearbeitung des Problems an.

»Das hier brauchst du nicht in der Realität zu tun, aber ich möchte, dass du weißt, dass du es dir leisten kannst: Nimm mal bitte den Krebs, der eine Spinne ist, auf die Hand.«

»Das ist eklig.«

Der Schritt war trotz der vorangestellten Einschränkungen noch zu groß.

»Dann nimm eben den Krebs auf die Hand. Jetzt lass ihn auf deine Art in Wellen immer mehr wie eine Spinne aussehen und wieder wie ein Krebs, du kontrollierst das. Du hast genau die Kontrolle darüber und machst das einige Male hin und her. Wie ist das?«

»Schön ist es nicht, aber es geht.«

Die Schritte werden verkleinert. Dem Mädchen wird ein Trainingsprogramm vorgeschlagen, bei dem es allmählich immer mehr Spinne auf seiner Hand akzeptieren lernen kann, wobei es über den Grad und die Dauer des Spinnenerlebens jederzeit volle Kontrolle hat. Auf diese Weise ist es ihm möglich, immer mehr Spinnenerleben zu tolerieren.

Bei dem Wort *»eben«* kommentierte ein Kollege, der das Manuskript las: »Der Therapeut wird ungeduldig …«

»Jetzt lass den Krebs, der eine Spinne ist, auf deiner Hand herumlaufen.«

»Das kann der nicht. Krebse gehen seitwärts und Spinnen vorwärts.«

Trickfilme waren vorher akzeptabel. Die Phobie nimmt die unterschiedliche Gehrichtung der beiden Tiere zum Anlass, um die emotional anstrengende Übung nicht umzusetzen.

»Das ist ein Trickfilm. Da kann der das. Guck mal, wie er das macht … Wie ist das?«

»Es geht.«

Wenn die Jugendliche das Trickfilmargument vorher akzeptiert hat, muss das auch jetzt gelten. So gibt sie ihr Vermeidungsverhalten auf.

»Sage bitte deinem Unbewussten, dass es die Dinge, die du hier tun kannst, auch in der Realität kann. Du brauchst sie nicht zu tun, aber du kannst sie dir leisten. Finde bitte bis zum nächsten Mal heraus, was sich verändert hat.«

»Aber ich glaube nicht, dass ich eine Spinne auf die Hand nehme.«

»Das macht ja nichts. Das ist in Ordnung. Probiere irgendetwas aus und finde heraus, was anders geworden ist.«

Das Unbewusste wird angewiesen, die trainierten Effekte in der Alltagsrealität der jungen Frau voll umzusetzen. Infrage steht wieder nicht, ob sich etwas verändert hat, sondern was sich verändert hat.

Die junge Frau berichtete am nächsten Tag, dass sie sich mit ihrer Freundin bei ihr zu Hause getroffen habe. Die Freundin sei zum Rauchen auf den Balkon gegangen, wo es viele Spinnen gebe, und sie sei mitgekommen. Mit der Anwesenheit von Spinnen komme sie zurecht; sie brauche sie ja nicht anzufassen.

11 Zwischen den Zeilen des Paradoxen – Das Unvereinbare vereinbaren, neue Wirklichkeiten erfinden

Paradoxe Aussagen kann man nutzen, um Glaubenssätze von Klienten, die das Erreichen ihrer Ziele behindern könnten, infrage zu stellen.

Der Schriftsteller Harry Mulisch erzählte: »Irgendein anderer großer Physiker, Wolfgang Pauli oder so, besuchte Bohr einmal in dessen Landhaus und sah, dass er ein Hufeisen über der Tür hängen hatte. ›Professor!‹, sagte er, ›Sie? Ein Hufeisen? Glauben Sie denn daran?‹ Worauf Bohr antwortete: ›Natürlich nicht. Aber wissen Sie, Herr Pauli, es soll einem auch helfen, wenn man nicht daran glaubt.‹«[51]

Diese Anekdote verwende ich im Gespräch mit Menschen, die sich gegenüber Hypnose oder einer anderen von mir angebotenen Therapieform skeptisch zeigen oder die meinen: »Man muss eben daran glauben, damit es wirkt.« Die Klienten setzen sich mit der Geschichte auseinander – oder lachen darüber, weil sie das darin enthaltene Paradox verwirrt und sie es als lustigen Unsinn abtun. So beginnen sie zu glauben, dass die Therapie wirkt, auch wenn sie nicht daran glauben, und ich beginne mit der Arbeit.

11.1 Was ist nichts? – Nichts als etwas – paradoxer Umgang mit dem Sein

Paradoxe Rede kann, gerade weil sie verwirrend wirkt, verstörend oder heilend wirken. Das gilt beispielsweise für das Reden über »nichts« als »etwas«, was es gibt, und von »etwas« als etwas, was es nicht gibt. Wir können »nichts« durchaus als »etwas« erleben, und wir können »etwas« durchaus als »nichts« erleben. Manchmal leiden wir darunter, dass wir

51 Das Zitat stammt aus www.chemie.de/lexikon/Niels_Bohr. Die Quelle bei Mulisch konnte ich nicht auffinden.

»etwas« als »nichts« oder »nichts« als »etwas« erleben, und manchmal ist es notwendig zu lernen, »etwas« wieder als »etwas« und »nichts« wieder als »nichts« zu erleben.

Dabei wird allmählich klar, dass es gar nicht klar ist, was der Unterschied zwischen einem erlebten »Etwas« und einem erlebten »Nichts« ist. Vielleicht ist es nur eine Frage der Ein- und Ausblendung von Wahrnehmungen und Halluzinationen oder auch eine Frage der Definition und Unterscheidung dessen, was als Realität (oder Wahrnehmung) und was als Fiktion (oder Halluzination) gelten soll.

Wenn jemand davon spricht, »nichts« zu tun, fragen Therapeuten zuweilen: »Was tun Sie, wenn Sie ›nichts‹ tun?« Und sie bestehen darauf zu erfahren: »Was sehen, hören, fühlen, denken Sie dann? Wie würde ein anderer Sie beschreiben, der Sie erlebt in einer Phase, in der Sie sagen würden, dass Sie ›nichts‹ tun?« Ermittelt wird also, was jemand stattdessen tut, wenn er »nichts« tut. Es handelt sich um ein ähnliches Phänomen wie das von Paul Watzlawick beschriebene »Man kann nicht nicht kommunizieren«.

Eine Sicht ist, dass »nichts« ein Konstrukt ist, das übersieht, dass die Abwesenheit einer Sache oder Tat immer die Anwesenheit einer anderen impliziert. Wenn es gelingt, die Sache oder Tat zu beschreiben, die dann stattdessen da ist, ist oft viel gewonnen.

Klienten und Therapeuten reden sehr viel über Dinge, die nicht sind, wie über etwas, was vorhanden sei – oftmals in so versteckter Weise, dass die darin enthaltene Paradoxie von den Beteiligten nicht bemerkt wird.

Beispielsweise müssten wir sagen, dass etwa ein »Aufmerksamkeits-Defizitsyndrom« tatsächlich vielmehr ein »Aufmerksamkeits-Woanders-Syndrom« ist. Und schon schließen sich Fragen an: Die Aufmerksamkeit ist woanders als …? Stattdessen ist sie wo? … Außen oder innen …? Wie lange und wo dann …? Ich kann ja nicht nicht aufmerksam sein … Aber auch »woanders« ist noch eine Beschreibung eines Nichts. Man müsste also unterscheiden: Ist es ein »Aufmerksamkeits-Innen-Syndrom«, ein »Aufmerksamkeits-springt-schnell-Syndrom« oder ein »Aufmerksamkeits-befasst-sich-mit-Dingen-die-die-Beurteilenden-nicht-verstehen-Syndrom«?

Wo nichts ist, ist etwas anderes. »Nichts« beschreibt die Unwissenheit des Betrachters. »Nichts« liegt (wie Thukydides es über die Schönheit sagte) im Auge des Betrachters. Dazu passt, dass der Gebrauch des

Wortes »nichts« oft damit einhergeht, dass wir die Alternativen noch nicht kennen oder noch nicht beschreiben können.

»Die Grenzen meiner Sprache bedeuten die Grenzen meiner Welt.«[52] Sprache schafft Wirklichkeit. Eine begrenzende Sprache schafft Grenzen für meine Wirklichkeit und damit die Grenzen meiner Möglichkeiten.

Unser bisheriger Begriff von »nicht« ist statisch: Was nicht ist, ist nicht. Lohnend wäre es, einen dynamischen Begriff zu entwickeln: Indem wir über »Nichts« reden, schaffen wir Unmöglichkeiten, in denen sich andere mögliche Wirklichkeiten als die von uns mit »Nichts« beschriebenen etablieren. Wir schaffen einen Unterdruck der Möglichkeiten, in den angrenzende Möglichkeiten eindringen – etwa so, als ob man ein Vakuum erzeugte, in das die Luft aus der Nachbarschaft eindringt.

Ein behauptetes Nichts **vernichtet** Möglichkeiten, wobei streng genommen nur andere (manchmal nicht erwünschte) Möglichkeiten in den erklärten Nichts-Raum eindringen. Tatsächlich entstehen neue Möglichkeiten schon, indem wir »Nichts« als »Etwas« behandeln. In einer hypnosystemischen Therapie könnte das so aussehen: »Nehmen Sie mal das ›Nichts‹ an der Hand und gehen Sie mit ihm in Gedanken spazieren. Zeigen Sie dem Nichts mal die Welt der Möglichkeiten.« Wir können das »Nichts« mit ein paar »Was« an einen Kaffeetisch setzen oder auch mehrere »Nichtse« und »Wasse« miteinander über Möglichkeiten und Unmöglichkeiten diskutieren lassen.

Die Frage, ob es »Nichts« gibt, beruht auf einer echten Paradoxie, ist also scheinlogisch. Paradoxien entstehen, wenn eine Gruppe gleichartiger Phänomene beschrieben werden soll (»Alle Kreter sind Lügner«) und das definierende Subjekt (oder die definierende Kategorie) nochmals als Teil der definierten Gruppe auftaucht (»Ich, der das sagt, bin ein Kreter«). Ein Paradox entsteht, wenn der Gattungsbegriff gleichzeitig ein Element seiner eigenen Gattung ist. Anders gesagt: wenn ein übergeordneter, etwas anderes definierender Begriff gleichzeitig ein Teil des zu Definierenden ist: »Ich habe viele Schüler. Einer davon bin ich.« Die Frage »Gibt es ›nichts‹?« impliziert nämlich die mögliche Antwort, dass es »Nichts« »nicht« gibt. Vor der Beantwortung der Frage ist also logisch zu klären, ob der Begriff des »Nichts« auf

52 Wittgenstein 1998 (Tractatus 5.6).

das »Nicht« angewendet werden darf, um »nicht« überhaupt erst zu definieren.

Das Vorgehen, nichts als etwas und etwas als nichts zu behandeln, kommt in der folgenden Arbeit mit einem Klienten zum Tragen, der über Tinnitus klagt. Hier wird das mit den Sinnen erlebte Paradox utilisiert, dass jemand Töne hört, die »nicht da sind«.

11.2 Der Schachspieler – Stille hören, Töne sehen – paradoxe Formen der Wahrnehmung

Herr Kaiser hatte vor 38 Jahren einen Tauchunfall. Seitdem hat er einen Tinnitus und ist im Hörbereich von der Tinnitusfrequenz an aufwärts für »echte« Töne taub. Eine psychoakustische Messung (Vergleich der Lautstärke von Außentönen mit derjenigen seines Ohrgeräuschs) ergab eine Tinnituslautstärke von 15 Dezibel über der Hörschwelle. Beim Schachspielen hörte Herr Kaiser den Tinnitus nicht, wie er berichtete. Er beschrieb sich als eher unmusikalisch.

Ich begann ein Gespräch mit ihm über Synästhetiker und erzählte ihm, wie die Sinne bei ihnen verknüpft sind. Ich sprach davon, wie ein Freund beim Musikhören bewegte Farbfelder sieht, wie eine andere Bekannte ihrer Mitbewohnerin zuruft: »Mach' die Musik aus, ich seh' nichts mehr«, und deren Bruder beim Genuss seines Essens fragt: »Ist in dem Kuchen Quark? Der schmeckt so grün.« Ich berichtete davon, dass die meisten Synästhetiker die Zahl Null weiß finden. Ich fragte ihn, welche Farbe wohl der Geschmack des Wassers habe. Er meinte grau. Ich hätte auf weiß getippt.

Bei unmusikalischen Menschen ist der Tinnitus, soweit ich es bemerke, schwieriger zu reduzieren als bei musikalischen. Ich entscheide mich daher, den Gehörsinn mit den anderen Sinnen zu verknüpfen und dann überwiegend mit anderen Wahrnehmungen zu arbeiten.

Die Arbeit mit anderen Sinnen als dem Gehör ist auch nützlich, um nicht beim Arbeiten an der Reduktion des Ohrgeräusches versehentlich immer wieder das Geräusch durch Implikationen von »Hören« zu reaktivieren.

Nach dieser netzförmigen Verknüpfung (Kopplung) der Sinne in seiner Imagination befasse ich mich mit der Farbe Weiß und dem Wert Null. Dies impliziert eine Anweisung an sein Unbewusstes, das Ohrgeräusch zu neutralisieren beziehungsweise auf null zu stellen.

Bemerkenswert ist, dass er den Geschmack des Wassers nicht als *»weiß«*, sondern als *»grau«* einschätzt, obwohl *»Null«* – also auch der Nullwert für Geschmack – zuvor als *»weiß«* definiert wurde. Das könnte ein Hinweis darauf sein, dass sein Unbewusstes eine völlige Neutralisierung seines Ohrgeräuschs ausschließt.

Ich sprach mit ihm darüber, dass Schwarz und Weiß, ebenso wie Grau, physikalisch gesehen, keine Farben sind. Sie zeigen die Abwesenheit oder Anwesenheit von Licht, haben jedoch keine Wellenlänge.

Auf der Grundlage des vorhergehenden Gesprächs über Synästhesie impliziert das Reden über Farben, die keine sind, dass auch bestimmte Töne gar keine Töne sind.

Dann redeten wir über Schach: Auch die Farben des Schachbrettes haben keinen Farbton. Das Wort »Farbton« wiederholte ich mehrmals.

Beim Schachspiel hört Herr Kaiser seinen Ton nicht, also verschwindet der Ton auch, wenn sich Herr Kaiser vorstellt, Schach zu spielen. Denn um zu verstehen, was Schachspielen bedeutet, wird sein Gehirn Schachspielen mit allen Sinnen simulieren.

Das Thema, dass Schwarz und Weiß keine Farben sind, wird mit der Situation des Schachspiels, in der er keinen Ton hört, verknüpft.

Anschließend wird von *»Farbtönen«* gesprochen, wobei Nicht-Farben ja bedeuten müssen, dass von Nicht-Tönen die Rede ist.

Die synästhetische Verknüpfung von Farben beziehungsweise Nichtfarben mit Tönen beziehungsweise Nichttönen wird durch Wiederholung vertieft.

Ich redete mit ihm über Stille. Ich sagte, dass es ein Irrtum sei zu meinen, das Geräusch sei etwas, und die Stille sei die Abwesenheit von Geräusch. Vielmehr sei es umgekehrt: Die Stille sei etwas und Geräusch sei nur ein minderer Grad von Stille. Das sei wichtig.

Sein Aufmerksamkeitsfokus im Hinblick auf akustische Reize wird umgekehrt, indem die übliche Definition von akustischem Erleben verändert wird. Der Stillegrad wird nun anstelle des Geräuschpegels zum Maßstab von akustischer Wahrnehmung erhoben.

Mit hypnotischen Techniken (einer Handkatalepsie-Induktion und einer Handschuh-Anästhesie) erreichte ich, dass seine Hand starr und gefühllos wurde. Ich bezeichnete diese Gefühllosigkeit wiederholt als »Taub-

heit«. Ich sprach darüber, wie Sehen und Hören sich vertauschen könnten, sodass das Hören Sehen und das Sehen Hören sei.

Auf der Grundlage des Eingangsthemas, dass die Wahrnehmungen unterschiedlicher Sinne einander gegenseitig erzeugen können (Synästhesie), demonstriere ich ihm, dass sein Unbewusstes ihn in bestimmten Bereichen gefühllos machen kann. Impliziert ist, dass es ihn dann auch in bestimmten Bereichen taub machen kann.

Die Gefühllosigkeit wird als »*Taubheit*« bezeichnet, um die Verknüpfung zu verstärken, dass sein Organismus, wenn er ihn partiell gefühllos machen kann, ihm auch eine partielle Gehörlosigkeit induzieren kann.

»*Gefühllosigkeit*« ist ein »Nichts«, »*Taubheit*« ein »Etwas«. (»*Los*« bezeichnet das Fehlen von »*Gefühl*«, »*heit*« die Anwesenheit von »taub sein«.) Implizit spielt hier wieder die Paradoxie »Nichts ist auch etwas« eine Rolle. Je mehr Verwirrung über das bisherige Realitätserleben gestiftet wird, desto eher erscheint eine andere als die bekannte Realität möglich.

Die Identifikation von Nichtfühlen mit Nichthören wird durch die Wiederholung des Begriffs »*Taubheit*« für »*Gefühllosigkeit*« vertieft.

Ich zog meinen Anorak aus, drehte ihn links herum und zog ihn mit der Hinterseite nach vorne an. Dann sprach ich mit ihm über innere und äußere Töne[53].

Die Intervention dient dazu, Konfusion über die Bedeutung von Phantomtönen, tatsächlichen Tönen und deren jeweiligen Realität zu stiften. Dies soll den Mann dazu bewegen, unwillkürlich sein Konzept der Wirklichkeit von Phantomtönen zu überprüfen.

Ich forderte Herrn Kaiser auf, in Gedanken in eine Zeit zu reisen, als er ein Schüler war und Schach spielte. Ich ließ ihn das Schachspiel genießen.

Der Mann wird sowohl in die Situation des Schachspielens gebracht, wo er nach eigenen Angaben keine Ohrgeräusche hat, als auch in die Zeit vor dem Tauchunfall, in der er die Geräusche ebenfalls nicht hatte. Indem der Mann zwei tinnitusfreie Situationen gleichzeitig simuliert, addiert sich das geräuschlose Erleben.

Ich fragte ihn, welche Musik er damals gerne hörte. Er erzählte von den Beatles, den Stones und von schottischer Dudelsackmusik. Meine

---

53 Die Intervention wurde von Milton Erickson entwickelt, um einen mutistisch nach innen gekehrten Patienten zum Sprechen zu bewegen. Rosen, S. 246.

Nachfrage, ob er auch Simon und Garfunkel mochte, bejahte er. Ich las ihm den Text des Liedes »Sound of Silence« vor und übersetzte die mit Blick auf Stille wichtigsten Passagen.

Die Intervention knüpft an die vorher eingeführte Umkehrung des Aufmerksamkeitsfokus an, weg vom Achten auf Geräuschpegel und hin zum Achten auf Stillegrade.

Mit dem paradox formulierten Refrain des Liedes wird auch eine Verwirrung über die Bedeutung von Geräusch und Stille gefördert, die zu einer Neubewertung der akustischen Phänomene einlädt.

Ich ließ Herrn Kaiser in Gedanken von der Kindheit in die Gegenwart zurückkehren und wies ihn an, das, was sich bewährt hat, mitzunehmen.

Implizit ist damit natürlich die Stille des Schachspielens und der Zeit vor dem Tauchunfall gemeint. Um eine Diskussion zu vermeiden, ob das möglich sei, wird der Zweck der Reise und der mitgebrachten Souvenirs nicht weiter thematisiert und das nächste Thema eingeführt.

Ich sprach mit ihm über ein zehnstöckiges Stillehochhaus und ließ ihn über das Treppenhaus hochgehen. (Den Aufzug mochte er nicht benutzen, weil er ein Problem mit Klaustrophobie hatte.) Ich bat ihn, sich auf den verschiedenen Stockwerken umzuschauen, deren Aussehen und Geruch und sein Körpergefühl dort zu beschreiben. Ich fragte ihn, was auf dem jeweiligen Stockwerk anders oder weniger geworden sei und was dort fehle. Nach Geräuschen fragte ich ihn nicht. Im zehnten Stock fragte ich dann auch nach der Stille. Er teilte mit, diese sei größer geworden. Ich bat ihn, auf die Dachterrasse zu gehen und die Stille dort zu genießen. Dann ließ ich ihn das Hochhaus mit einer Hydraulik versenken und ebenerdig von der Plattform gehen, sodass der elfte Stock auf gleicher Ebene nun dem normalen Niveau des Bodens glich[54].

Die Arbeit wird überwiegend anhand nicht akustischer Reize gestaltet. Die Qualifikation des Gebäudes als »*Stillehochhaus*« kann als Hinweis auf das Erreichen akustischer Stille verstanden werden.

Ich wies ihn an, wenn er ein plötzliches Knacken höre, aufzuwachen und alles mitzunehmen und zu behalten, was sich bewährt habe. Dann erzeugte ich ein Knacken, sodass er aufwachte.

Erzeugt wird eine Konditionierung, sodass die Übertragung des Stilleerlebens aus einem mehr tranceartigen Zustand in den eher wa-

54 Die Intervention ist bereits in Abschnitt 8.2 (»Der Stilleaufzug«) näher besprochen worden.

chen Zustand plötzlich geschieht und der Diskussion (etwa über die Haltbarkeit des positiven Effekts) möglichst entzogen ist.

Ich forderte Herrn Kaiser wiederholt auf, nicht an Zwölf zu denken.

»*An Zwölf zu denken*« würde bedeuten, einen Stillegrad entsprechend dem zwölften Stock des zehnstöckigen »Stillehochhauses« zu erreichen – also wohl bei 120% Stille anzugelangen und eine Reserve zu haben, bevor die Symptomatik wieder auftritt.

Wer nicht an Zwölf denken will, denkt an Zwölf. Das impliziert, dass, wer nicht an 120%ige Stille denken will, in sich ein Erleben entsprechender Stille simuliert.

Mit der impliziten Aufforderung, nicht an Stille zu denken, wird der Teil des Klienten zufriedengestellt, der meint, es sei nicht möglich oder nicht zulässig, das Achten auf sein Geräusch zu unterbinden. Damit wird Widerstand gegen das Anliegen, nicht mehr zu überprüfen, ob der Ton denn noch da sei, unterbunden. Die Wiederholung dient der Intensivierung der impliziten Anweisungen.

Utilisiert wird die Zwangsdynamik von Tinnitushörern, die das Ohrgeräusch chronifizieren, indem sie regelmäßig überprüfen, ob es noch da sei. Man neigt dazu, das zu erzeugen, wonach man immer wieder sucht. Die wiederholte Aufforderung nutzt die Zwangsdynamik, indem das Unbewusste des Klienten angewiesen wird, regelmäßig nach großer Stille zu suchen. Dass dies verdeckt geschieht, dient dazu, die Suche nach Stille und deren Ergebnis nicht Diskussionen zu unterwerfen, die wiederum »Geräusch« thematisieren und stabilisieren könnten.

Ich teilte ihm mit, dass der erreichte Effekt sich wahrscheinlich durch bewusstes oder unbewusstes Training vertiefen würde.

Das Unbewusste des Klienten wird angewiesen, die erreichten positiven Effekte noch auszubauen.

Gleich, ob der Klient nun in irgendeiner Form sein Stilleerleben trainiert oder nicht, wird eine Erwartung erzeugt, dass das Erreichte sich noch ausweiten werde.

Nach 38 Jahren Tinnitus rechnete ich bei Herrn Kaiser mit einer erheblichen Behinderung der therapeutischen Arbeit durch den Effekt des Nicht-glauben-Könnens. Ich verzichtete auf eine Skalierung der erreichten Effekte zwischen den einzelnen Interventionen, um zu verhindern, dass er minimale Effekte immer wieder als nicht vorhanden beschreiben und sie dadurch wieder reduzieren könnte. Um seine bewusste Kontrolle (und damit den Effekt des Bestreitens von Verbesserung) aufzuheben, arbeitete ich ab der Handkatalepsie-Induktion mit tiefer Trance. Außerdem fragte ich nur selten und erst gegen Ende der Arbeit nach Verbesserungen. Insgesamt verwob ich die Interventionen stark, um möglichst deutliche komplementäre Effekte zu erzielen, bevor er positive Einzelergebnisse prüfen und durch Leugnen (»das kann doch nicht sein, oder?«) wieder aufheben könnte.

Das Gespräch fand im Forschungsbereich der Neurologischen Klinik der Universität Heidelberg statt und dauerte eine Stunde. Unmittelbar im Anschluss wurde durch einen Physiker[55] eine psychoakustische Nachmessung durchgeführt. Dabei ergab sich eine Reduktion seines Tinnitus um ein Drittel von 15 auf 10 Dezibel. Die Nachmessung acht Wochen später ergab eine weitere Reduktion des Tinnitus auf 8 Dezibel, also auf etwa die Hälfte der anfänglichen Lautstärke. Gemessen wurde auch seine Unterscheidungsfähigkeit für Tonhöhen und Lautstärken im Umfeld der Tinnitusfrequenz. Sowohl die Fähigkeit zur Unterscheidung von Frequenzen als auch von Tonhöhen war im Bereich knapp unterhalb der Tinnitusfrequenz um etwa das Doppelte verbessert. (Im Bereich oberhalb des Tinnitus war er, wie erwähnt, taub.)

11.3 Blinder Alarm am Blinddarm – Du und dein Körper – paradoxe Unterscheidungen

Eine Klientin bat um hypnotherapeutische Begleitung im Zusammenhang ihrer Erkrankung mit Morbus Crohn. Die Tranceinduktion in einer der ersten Stunden begann mit den Worten: »Ich werde dir heute einige Dinge sagen, die du schon weißt, und andere, von denen du noch nicht wusstest, dass du sie weißt. Einiges wird für deinen Kopf neu sein, aber dein Körper wird es kennen. Er wird nur daran erinnert, was er schon längst weiß. Und ich rede jetzt auch nicht mit deinem Kopf, der darf sich jetzt mit etwas anderem beschäftigen. Er darf spazieren gehen. Er hat frei. Ich rede jetzt mit deinem Darm und mit einer ganz besonderen Stelle, die du gut kennst, einen blinden Alarm, wo keiner ist …«

---

55 Peter Schneider erforscht als Neurowissenschaftler die Prozesse des Gehirns beim Hören von Tönen unter anderem bei Tinnitus, vgl. Schneider 2009, S. 220 ff., Schneider et al. 2009, S. 927 ff., Hammel 2009 b, S. 223 ff.

In den drei ersten Sätzen wird das Thema deutlich, dass es um *»noch nicht wissen« (»für deinen Kopf neu sein«)* und *»schon wissen« (»längst wissen«)* beziehungsweise *»kennen«* und *»erinnern«* geht – also um Lernen und um die Integration neuer Inhalte in das bereits Bekannte.

»Ich werde dir heute einige Dinge sagen, die du schon weißt, und andere, von denen du noch nicht wusstest, dass du sie weißt.«

Die Mitteilung, der Therapeut werde der Klientin Dinge sagen, die sie schon weiß, kann beruhigend und bestätigend wirken. Vor allem aber zieht sie Aufmerksamkeit ab von den Inhalten des zweiten Teils des Satzes, und das ist durchaus willkommen. Der erste Teil des Satzes wirft Fragen auf wie: »Warum sagt er mir Dinge, die ich schon weiß?« Der zweite Teil könnte Fragen aufwerfen wie: »Wie kann er behaupten, etwas über mich zu wissen, wovon ich nicht weiß, dass ich es weiß?«

Die Aussage, es gebe Dinge, *»von denen du noch nicht wusstest, dass du sie weißt«*, dürfte von der Klientin unwillkürlich so verstanden werden, dass ein Teil von ihr – vermutlich das bewusste Denken – nicht weiß, was ein anderer Teil – vermutlich das unbewusste Erleben – weiß. Die damit verbundene Unterscheidung zwischen Dingen, die *»du schon weißt«*, und dem, was *»du noch nicht wusstest«* (mit Gebrauch der Vergangenheit), beinhaltet, dass das Bewusste der Klientin später Dinge wissen wird, die bisher nur dem Unbewussten bekannt waren (Bewusst-Unbewusst-Dissoziation[56]). Mit ausgedrückt ist offenbar, dass der Therapeut sowohl weiß, was der Klientin bewusst ist, als auch Informationen über ihr unbewusstes Wissen hat, von dem sie bewusst nichts weiß. Dies stärkt die Autorität des Therapeuten und unterstützt so die Wirksamkeit der später gegebenen Suggestionen. Wie kann die Klientin etwas bestreiten, was der Therapeut sagt (was sie normalerweise mit Skepsis betrachten würde), wenn sie damit rechnet, dass sie ebendies möglicherweise unbewusst schon weiß?

»Einiges wird für deinen Kopf neu sein, aber dein Körper wird es kennen. Er wird nur daran erinnert, was er schon längst weiß.«

Die Autorität des Therapeuten verbündet sich mit der des Körpers, der offenbar (wie das Unbewusste, das Dinge weiß, die die Klientin nicht weiß) auch das kennt, was *»für den Kopf neu ist«*. Der Körper (oder vielleicht doch der Kopf?) wird *»nur daran erinnert, was er schon*

56 Erickson, Rossi 1981b, S. 69, vgl. Hammond 1990, S. 34 f.

längst weiß«. Er wird als letzte Autorität im therapeutischen Prozess gewürdigt.

Die Unterscheidung zwischen *»du«* und Beschreibungen der Klientin bzw. von Teilen von ihr in der dritten Person *(»dein Kopf«, »dein Körper«, »dein Darm, »eine ganz besondere Stelle«)* impliziert ebenfalls eine Unterscheidung zwischen dem Bewussten *(»du«)* und dem Unbewussten *(»dein Kopf, Körper, Darm …«)*.

Voneinander unterschieden werden *»dein Kopf«* und *»dein Körper«*. Es wird aber nicht präzisiert, ob der Körper als Ganzes oder der Körper außer dem Kopf gemeint ist. Auch wie sich die Unterscheidung zwischen *»Kopf«* und *»Körper«* zur Unterscheidung zwischen *»dein Kopf«* und *»dein Darm«* verhält, ist nicht klar. Die Verwirrung des bewussten (oder bewusstseinsnahen) Denkens über diese Frage führt die Klientin dazu, diese Fragen eher an das Unbewusste zu delegieren, das Bewusste abzuschalten und in Trance zu gehen. Die Unterscheidung zwischen *»Kopf«* und *»Körper«* ist natürlich assoziiert mit einer Unterscheidung zwischen Kognition und Intuition, und somit wird eine weitere Unterscheidung zwischen Bewusstem und Unbewusstem eingeführt[57].

»Ich rede auch jetzt nicht mit deinem Kopf, der darf sich jetzt mit etwas anderem beschäftigen. Er darf spazieren gehen. Er hat frei.«

Wiederum wird dem Unbewussten der Vorrang gegeben.

Implizit wird unterschieden zwischen dem eingangs Angekündigten *(»einige Dinge«)*, was der Therapeut sagen wird, und *»etwas anderem«*, womit sich der Kopf (also das Bewusste) beschäftigen wird.

Dem *»Kopf«* wird angeboten: *»Er darf spazieren gehen. Er hat frei.«* Das ist, formal betrachtet, eine metaphorische Redeweise, die als Ansprache an die bewusste, kognitive Seite eines Menschen nicht geeignet ist. Der *»Kopf«* wird hier in der traumhaften Sprache des Unbewussten angeredet.

Stärker inhaltlich betrachtet, sind *»dürfen«* und *»frei haben«* Formulierungen, die Erlaubnisse beinhalten und daher von den tendenziell kritischen kognitiven Instanzen eines Menschen lieber befolgt werden, als wenn man eine ähnliche Ansage in die Form eines Gebotes kleiden würde.

57 Vgl. Ericksons Doppelbindung: »Sie können als Person erwachen, aber Sie brauchen nicht als Körper zu erwachen … Sie können erwachen, wenn Ihr Körper erwacht, aber ohne Ihren Körper zu erkennen.« Ibid., S. 72.

»Spazieren gehen« bedeutet, sich vom Ausgangsort – hier der momentanen Aufmerksamkeitsfokussierung – zu entfernen und dabei vergleichsweise inaktiv und wenig ergebnisorientiert zu sein.

»Frei haben« impliziert, nicht zu arbeiten, also in Bezug auf üblicherweise sonst ausgeübte Tätigkeiten inaktiv zu sein.

Tatsächlich wird also der bewusste Teil, der zuvor vom Unbewussten unterschieden wurde, in den Bereich des Urlaubs überführt, sodass nun ausschließlich das Unbewusste des Klienten arbeitet.

»Ich rede jetzt mit deinem Darm und mit einer ganz besonderen Stelle, die du gut kennst, einen blinden Alarm, wo keiner ist …«

Dieser recht höfliche Umgang mit dem Bewussten und seinem (vom Therapeuten nicht wirklich unterstützten) Bedürfnis nach kritischer Mitarbeit spiegelt sich auch in dem Wort *»jetzt«* wider. Der Gebrauch des Wortes impliziert, dass es auch ein »Später« gibt: Später wird der Therapeut auch wieder mit dem Kopf sprechen, und der Kopf wird wieder alles tun, womit er sich sonst beschäftigt, zuzüglich zwischenzeitlich hinzugewonnener Dinge – nämlich denen, wovon *»du noch nicht wusstest, dass du sie weißt«*, und die *»für deinen Kopf neu sein«* werden.

Manchmal ist hier *»dein Kopf«* – in Unterscheidung vom *»Du«* – dem Unbewussten zugeordnet und manchmal – in Unterscheidung vom *»Körper«* und vom *»Darm«* – dem Bewussten. Implizit wird sowohl zwischen dem Bewussten und dem Unbewussten als auch zwischen etwas bewussteren und weniger bewussten Anteilen des Unbewussten unterschieden. Neben dem Bewussten im eigentlichen Sinne werden auch die bewusstseinsnäheren Schichten des Unbewussten ausgeblendet.

Mit der Rede von *»einer ganz besonderen Stelle, die du gut kennst«* wird nochmals das bewusste Erleben *(»Du«)* vom unbewussten Erleben *(»einer … Stelle«)* unterschieden, allerdings geht das Bewusste bereits spazieren, und die Spezifizierung dieser *»ganz besonderen Stelle«* wendet sich ausschließlich an das Unbewusste: Der Therapeut erwähnt *»einen blinden Alarm, wo keiner ist«*. Damit greift er auf, dass die Klientin gesagt hat, die Entzündungen, die ihr Morbus Crohn hervorbringe, befänden sich meist neben der Stelle, wo ihr – allerdings bereits operativ entfernter – »Blinddarm« gewesen war.

Mit dem *»blinden Alarm, wo keiner ist«* ist also sowohl die Stelle angesprochen, wo nun kein Blinddarm mehr ist, als auch die Immunreaktionen ohne reale Bedrohung des Körpers.

Die Unentscheidbarkeit, welche dieser Aussagen *»wirklich«* gemeint sei, führt zusammen mit der abstrusen Gleichsetzung von *»einer ganz besonderen Stelle«* mit dem *»blinden Alarm, wo keiner ist«* zur weiteren Abschaltung des logischen Denkens und damit des bewussten Erlebens.

11.4 Die hochsensible Frau – Es stört ja nicht, wenn's stört – paradoxer Umgang mit Emotionen

Vor einiger Zeit hatte ich eine Frau in der Beratung, die es störte, dass ihr Mann schnarchte. Es falle ihr schwer, dabei zu schlafen, wohingegen er nicht von ihr geweckt werden möchte. So schliefen sie meistens in getrennten Betten, was sie aber auch bedauerten. Sie sei hochsensibel, betonte sie immer wieder, das sei ihr Problem. Selbst wenn sie Ohrenstöpsel trüge, wache sie noch vom Schnarchen ihres Mannes auf. Zunächst zeigte ich ihr einige Methoden, wie sie dafür sorgen könne, dass sie das Schnarchen nicht mehr störe[58] oder dass ihr Partner nicht mehr schnarche[59]. Mehrere Therapiestunden vergingen. Nichts schien zu helfen. Die Frau war skeptisch und blieb bei jeder neuen Intervention skeptisch. Sie erklärte, dass sie wegen ihrer besonderen Sensibilität bei all diesen Methoden doch immer wieder aufwachen werde. Wieder einmal probierten wir etwas Neues. Sie kam wieder und erklärte: »Das hat alles nicht so funktioniert. Außerdem überzeugt es mich nicht, mir das Schnarchen meines Mannes schönzureden. Es nervt eben doch.«

Ein Modell, das erklärt, warum klassische Interventionen für Schnarch-Hörer hier nicht funktionieren, ist, dass es für die Frau etwas Positives darstellt, *»hochsensibel«* zu sein. Diese Eigenart (oder Sicht ihrer Persönlichkeit) verleiht ihr einen besonderen Wert. Es ist vielleicht etwas, worauf sie stolz ist. Es könnte sein, dass sie ihre Hochsensibilität infrage gestellt sähe, wenn sie nicht mehr von nächtlichen Geräuschen aufwachen würde und die Therapie insofern gar nicht erfolgreich sein darf. Es könnte auch sein, dass die Frau zutiefst davon überzeugt ist,

58 Hammel 2009, S. 110 ff., Zelling 1990, S. 255 f.

59 Hammel 2009, S. 106, 108 ff., Hammel 2011, S. 95 ff., 119 f., 158 f.

dass es sich um eine angeborene Eigenart handle, die untrennbar mit dem Erwachen-Müssen verknüpft sei, und dass die Therapie daher nicht zum Ziel kommen könne. Unbenommen ist, dass die Frau unter dem Geschehen leidet und ernsthaft nach einer Linderung ihrer Leiden sucht.

Schließlich sagte ich, der Anteil ihrer Persönlichkeit, der sich über das Schnarchen ärgere, wolle ja etwas Gutes für sie – was auch immer das sei. Aber gewiss habe er seine Werte und eine positive Intention, die er dabei verfolge. So schlug ich ihr vor, sich dann eben auf das Schnarchen zu konzentrieren, und zwar sich richtig darauf zu konzentrieren und sich ordentlich darüber zu ärgern, viel mehr als vorher. Sie könnte sich so lange darauf konzentrieren und darüber ärgern, bis sie davon müde werde und einschlafe oder bis sie die Lust verliere und etwas anderes vorziehe. Zu meiner Überraschung fand sie das eine richtig gute Idee.

Bei diesem Vorgehen wird ihre »*Hochsensibilität*« berücksichtigt und gewürdigt. Es wird eine Lösung gefunden, bei der nicht verlangt wird, sie brauche vom Schnarchen nicht mehr aufzuwachen oder es brauche sie nicht mehr zu stören. Die Werte der Frau werden positiv genutzt: Gerade weil sie hochsensibel ist, kann sie wieder einschlafen.

Sie wollte noch einmal hypnotisiert werden. Ich sagte: »Es kann sein, dass es Sie weiter stört, dass Ihr Mann schnarcht. Aber das braucht Sie nicht zu stören. Es braucht Sie nicht zu stören, wenn es Sie stört.«

Die Ambivalenz der Frau zwischen Schlafenwollen und Gestörtsein-Wollen wird paradox neu organisiert: Es kann sie gleichzeitig stören und nicht stören, wenn ihr Mann stört. Die Paradoxie ist so formuliert, dass das Nicht-Stören auf einer höheren Ebene stattfindet als das Stören. (Die Hierarchie von Nicht-Stören und Stören könnte auch umgekehrt organisiert werden: »Es kann Sie stören, dass es Sie nicht stört.«)

»Ein Teil von Ihnen kann sich darüber ärgern und daran stören, während die anderen Teile von Ihnen sich nicht daran zu stören brauchen, dass es diesen Teil stört.«

Die Ambivalenz der Frau, dass sie gleichzeitig gestört sein möchte (nach meiner Mutmaßung, um ihre Hochsensibilität zu erleben) und nicht gestört sein will (um schlafen zu können), wird nun zusätzlich auf zwei verschiedene Anteile verteilt, die personifiziert und damit voneinander dissoziiert werden. Die unterschiedlichen Bestrebungen der Frau werden dadurch besser unterscheidbar. Sie können ihre jeweiligen Anliegen unabhängig voneinander und darum auch gleichzeitig umsetzen.

»Dieser Teil hat seine guten Gründe dafür, und die anderen Teile können sich mit etwas anderem befassen und schon einmal schlafen gehen.«

Die gute Intention des Teils, der sich gestört fühlt und wach bleiben möchte, wird gewürdigt. Dieser Teil braucht nicht mehr bekämpft oder unterdrückt werden.

Unterschieden wird zwischen **einem** Teil, der sich am Schnarchen stören und wach bleiben kann, und **mehreren oder vielen**, die sich daran nicht stören und schlafen. Dadurch wird die Gewichtung der Ambivalenz zugunsten des Schlafenkönnens verschoben.

Die ungestörten Teile werden vom gestörten Teil doppelt dissoziiert, indem sie sich erst mit etwas anderem befassen können, also abgelenkt sind, und dann schlafen gehen, also von der Wachrealität des anderen Teils getrennt sind.

»Schon einmal« klingt beiläufig und reduziert etwaige Widerstände.

»Schon einmal« impliziert auch auf recht verborgene (und daher den Widerspruch des wach bleibenden Teils vermeidende) Art, dass die ungestörten Teile jetzt gleich schlafen und der gestörte Teil dann »später« schlafen geht.

»Dieser Teil kann wach bleiben, um sich daran zu stören, oder er kann sich entscheiden, dass es die Hauptsache ist, sich daran zu stören, und er das auch im Schlaf tun kann.«

Nachdem alle Teile der Frau, die ungestört sein wollen, sich schlafen gelegt haben, wird der Frau – und dem übrig gebliebenen wachen Anteil – eine weitere Möglichkeit angeboten, ihre Ambivalenz neu zu organisieren: Dieser Anteil könnte sein Gestörtsein auch im Schlaf weiter kultivieren. Dadurch könnte er gleichzeitig der Hochsensibilität der Frau Rechnung tragen **und** schlafen.

Der wache Teil wird dabei in seiner Autonomie gewürdigt, indem ihm Wahlmöglichkeiten angeboten werden. Die Option, die das Schlafbedürfnis der Frau besser verwirklicht, wird als Zweites (und daher implizit als die eher wünschenswerte Alternative) präsentiert.

Die zweite (im Sinne des erklärten Ziels der Frau, zu schlafen, eher erwünschte) Option wird mit dem Hinweis versehen, dass die Werte der Frau so mit geringeren Nebenwirkungen umgesetzt werden.

»Vielleicht entdeckt dieser Teil auch, dass er auf einer Skala des Ärgerns nur einen bestimmten Grad des Genervtseins braucht oder dass

es verschiedene Arten gibt, sich an etwas zu stören, und er eine bestimmte Art vorzieht. Vielleicht entdeckt er, dass er seine gute Intention auf eine andere Art als vorher verwirklichen kann, und egal, auf welche Art er sich an dem Schnarchen stören möchte und wie viel er davon braucht, braucht es die anderen Teile der Persönlichkeit nicht zu stören. Sie können sich mit etwas anderem befassen und gern auch schlafen.« Das Gesicht der Klientin veränderte sich vollkommen. Sie sah sehr glücklich aus.

Dem Teil, der sich am Schnarchen stört, wird vorgeschlagen, das Genervtsein weiterhin zu kultivieren, es aber auf das notwendige Mindestmaß, das er für erforderlich hält, zu reduzieren.

Dem Teil, der sich am Schnarchen stört, wird auch vorgeschlagen, eine andere Art, sich gestört zu fühlen, zu wählen, die vergleichsweise angenehmer ist als die bisherige und die doch die Hochsensibilität der Frau angemessen zum Ausdruck bringt.

Die Dissoziation der ungestörten Teile vom gestörten Teil wird nochmals bestätigt und vertieft.

Vier Wochen später schrieb die Frau: »Ich wollte Sie informieren, wie die zehn Tage auf Madeira waren. Wir hatten einen tollen, sonnigen Urlaub, und Kite-Surfen macht einen Riesenspaß – kann ich nur empfehlen, man kommt auf ganz andere Gedanken. Mit den Geräuschen … ich habe ohne die Ohrenstöpsel nicht schlafen können, bin nachts auch noch manchmal vom Schnarchen wach geworden, habe mich darüber aber nicht aufgeregt und bin dann wieder eingeschlafen. Ich weiß jetzt nicht, ob wir noch eine weitere Stunde machen sollen, ich denke eher nein.«

Der Hinweis *»man kommt auf ganz andere Gedanken«* zeigt (ebenso wie der Umstand, dass nun die Empfehlung, Kite-Surfen auszuprobieren, wichtiger ist, als das Symptom zu besprechen), dass das Problem zu einem großen Teil gelöst ist.

Die Ambivalenz bleibt, und das ist wohl nötig so. *»Ohne Ohrenstöpsel nicht schlafen können«* heißt allerdings »mit Stöpseln schlafen können«.

Nachts *»manchmal«* vom Schnarchen wach zu werden scheint mir zu bedeuten, nicht mehr immer aufgrund der Hochsensibilität vom Schnarchen wach werden zu müssen.

Was nach *»aber«* steht, hat Vorrang gegenüber dem, was davor mitgeteilt wird.

Beim Teil vor dem *»aber«* bedeutet das Wort *»auch«*, dass etwas anderes als das Aufwachen die Situation dominiert, und *»noch«*, dass es einen fortschreitenden Prozess des Weniger-Aufwachens gegeben hat, der möglicherweise immer *»noch«* weitergeht.

Die Überlegung, ob eine weitere Stunde gebraucht werde, und die Entscheidung *»eher nein«* illustrieren, dass das Symptom ambivalent bleibt: Ein Teil möchte mehr Therapie, ein anderer braucht das nicht.

Ich schrieb zurück: »Das ist doch schön. Die therapeutische Erfahrung sagt: Wenn Sie nach dem Vom-Schnarchen-Aufwachen wieder einschlafen, wird Ihr Unbewusstes wahrscheinlich mit kürzeren bzw. selteneren Aufwachpausen auskommen und es bald zunehmend nicht mehr lohnend finden, Sie extra aufzuwecken, bloß um Sie dann wieder einschlafen zu lassen. Ich vermute, aufwachen lohnt sich in diesem Fall wirklich nicht. Da können Sie genauso gut im Schlaf merken, dass er schnarcht, sich so viel Sie möchten ärgern und weiterschlafen. Wahrscheinlich hat dieser Prozess schon angefangen.«

Die Entwicklung, die die Frau beschrieben hat, wird als fortschreitender Prozess interpretiert. Dem Schlaf-Ich der Frau wird die Anweisung gegeben, im Sinne eines Trainingseffektes immer schneller wieder einzuschlafen und schließlich zu befinden, dass sich das Aufwachen für eine so kurze Wachphase gar nicht *»lohnt«*.

Behauptet wird, der Trainingseffekt, immer kürzer wach zu sein, habe schon begonnen. Mit *»wahrscheinlich«* wird die Skepsis der Frau beziehungsweise das Bedürfnis des Teils, der sich gestört fühlt und wach sein möchte, davon abgehalten, gegen die Anweisung zu protestieren.

11.5 Das Ende des Lateins – Wissen, was man nicht weiß – paradoxer Umgang mit Gedanken

Ein Arzt sagte etwa zu einer Morbus-Crohn-Patientin, er sei bei ihr »mit seinem Latein am Ende«. Damit ist natürlich nicht gesagt, dass es für sie keine Heilung geben könne. Dennoch fühlte sich die Patientin durch diese Aussage in ihrer Hoffnung auf Heilung entmutigt. Die Frau, die aus Russland stammte, mit 16 Jahren nach Deutschland immigriert war und danach perfekt Deutsch lernte, begann nun eine Psychotherapie[60]. Im Rahmen der Therapie hielt ich der Patientin eine Rede über Sprachen:

»Es gibt auf der Welt viele Sprachen, über 5000, und Dialekte dazu.«

Mit den *»Sprachen«* wird die Redewendung *»mit dem Latein am Ende sein«* aufgegriffen. Das wörtlich genommene *»Latein«* des Behandlers wird relativiert, indem es neben Tausende andere Sprachen gestellt wird.

Gleichzeitig wird mit dem Thema an die Erfahrung der Frau mit dem Erlernen der deutschen Sprache angeknüpft. Dass die Frau das Deutsche perfekt erlernt hat, wird als Beispiel dafür genommen, dass sie schwierige und fast unmöglich erscheinende Aufgaben bewältigen kann.

»Einige reden Kiswahili und andere Zulu, und einige Armenisch und einige Rätoromanisch, und ich habe einmal angefangen, Kiswahili zu lernen und auch Polnisch, und gerne würde ich Russisch sprechen, Norwegisch oder Neugriechisch, das alles hat einen Sinn. Es dient der Kommunikation. Aber wozu, frage ich dich, wozu lernt ein Mensch Latein? Am Ende ist wichtig, was der Körper versteht. Wenn das Latein der Ärzte ihm nicht dient, kann er noch viel von sich selber lernen. Denn er weiß viel, wovon er noch nicht weiß, dass er es weiß.«

Um die Idee der Klientin, ihr sei nicht zu helfen, unwirksam zu machen, wird die Redewendung des behandelnden Arztes verknüpft mit einer Relativierung und Abwertung des von ihm gelernten *»Lateins«*.

Die Formulierung *»Aber wozu, frage ich dich, lernt ein Mensch Latein?«* impliziert, dass die Klientin selbst bei sorgfältiger Betrachtung keinen Sinn hinter dem Latein, das der Behandler gelernt hat und mit dem er am Ende ist, finden wird. Die Frage provoziert in der Klientin eine Suche nach der Antwort. Die gestellte Frage klingt zwar einigermaßen konkret, ist aber so vage, dass die Klientin wahrscheinlich den Impuls haben wird zu bestätigen, dass es nicht sinnvoll sei, Latein zu lernen. Durch die Mehrdeutigkeit der sprichwörtlichen Wendung mit dem Latein drückt sie dabei gleichzeitig aus, dass das, was der Arzt gelernt und zu ihr gesagt hat, für sie keinen Sinn, also keine Bedeutung hat.

---

60 Weitere Interventionen aus derselben Therapie bei Hammel 2009, S. 61 ff., 309, und Hammel 2011, S. 74 ff.

Ein Unterschied zu den anderen Sprachen (etwa dem Russischen als der Muttersprache der Klientin) liegt darin, dass Latein eine »tote« Sprache ist, und natürlich auch darin, dass es die Sprache der Medizin ist.

Nachdem die Idee, der Klientin sei nicht zu helfen, unterminiert ist, wird die Sprachenmetapher umgewidmet und neu genutzt. Die Arbeit des Körpers wird nun mit sprachlicher Kommunikation gleichgesetzt, mit *»verstehen«*, *»lernen«* und *»wissen«*.

Die Neigung der Klientin, der Aussage dieses Arztes Glauben zu schenken, wird implizit mit den Worten *»am Ende ist es wichtig, was der Körper versteht«* aufgegriffen. Das Bekenntnis des Arztes, nicht weiterzuwissen, wird als nur vorläufig *»wichtig«* und letztlich unwichtig dargestellt.

In den Raum gestellt wird, dass das »Latein der Ärzte« (als Sprache der Wissenschaft oder als Fachwissen) für die Klientin nur relevant sei, wenn es ihrem Körper diene, und dass das hier nicht der Fall sei.

Die Idee, der Körper könne *»viel von sich selber lernen«*, verweist auf die Fähigkeiten des Körpers, seine eigenen Prozesse auszuwerten. Diese Fähigkeiten gilt es bei Immunerkrankungen zu überprüfen: Man kann das Immunsystem als ein sich selbst vervollkommnendes System verstehen. Nun ist das Immunsystem ja selbst Teil des Körpers, dessen Prozesse es auswertet. Gerade durch die Kreisförmigkeit dieser Auswertungsprozesse ist es stets in Gefahr, sich in destruktiv selbst verstärkende Prozesse zu verstricken. Die Aussage, der Körper könne viel von sich selber lernen, zielt hier auf eine Auswertung der bisherigen Tätigkeit des Immunsystems.

»Denn er weiß viel, wovon er noch nicht weiß, dass er es weiß.« Diese Aussage dient der Aktivierung einer Suchhaltung nach bisher ungenutzten und dennoch möglichen Wegen der Selbstheilung.

»Er kennt die Wege des Adrenalins und Noradrenalins, Serotonins, Dopamins, er kennt die Wege von Substanzen, die noch kein Mensch je entdeckt hat, er geht ihre Wege, ohne dass irgendein Mensch etwas davon weiß. Er geht sie einfach. Er hat sie nicht studiert. Er kennt die Wege der Heilung. Er geht sie einfach.«

Das heißt, dass Körperfunktionen (auch Möglichkeiten der Selbstheilung) nicht davon abhängen, was wir über sie wissen. Heilung ist auch unabhängig vom Wissen oder Nicht-Wissen des Behandlers möglich.

Teil IV: Botschaften zwischen den Zeilen – Ebenen der Implikation

12 Das ungesagt Gesagte der sichtbaren und hörbaren Welt – Alles Wahrnehmbare nutzen!

Alles Wahrnehmbare ist für die Therapie nutzbar. Zu unterscheiden ist zwischen dem aktuell Wahrgenommenen, also den während der Therapie sichtbaren, hörbaren, fühlbaren, riechbaren, schmeckbaren Dingen, und dem imaginativ Wahrgenommenen, also dem Sichtbaren, Hörbaren, Fühlbaren, … was wir erinnern oder fiktiv konstruieren.

Zu unterscheiden ist auch zwischen dem, was wir in der Kommunikation mit anderen Menschen an ihnen und uns wahrnehmen, und der Begegnung mit Dingen beziehungsweise Landschaften, die in sich keine Intention haben, uns etwas mitzuteilen, und allenfalls Träger der Botschaften anderer Menschen sind. Davon könnte man noch eine Kommunikation zwischen Teilen unserer Persönlichkeit und unseres Organismus differenzieren – wobei paradoxe Effekte diese Kommunikation erschweren oder manchmal auch erleichtern – wenn Unterscheidungen wie etwa »dein Kopf und dein Körper« oder »du und dein Körper« (vgl. 11.3) getroffen werden.

Schon bei den Menschen, mit denen wir kommunizieren, ist die vom Hörer verstandene Botschaft nicht unbedingt die vom Sprecher intendierte. Was eine Botschaft für den Hörer bedeutet, ist eine Frage der Interpretation – und diese läuft sowohl bewusst als auch unbewusst ab. So können wir therapeutische Veränderungen erreichen, indem wir die bewussten oder unbewussten Botschaften des Klienten und seiner Mitmenschen interpretieren – explizit für das Bewusste des Klienten oder implizit für sein Unbewusstes – aber auch, indem wir den sichtbaren und hörbaren Dingen, die ursprünglich wohl gar keine Intention haben, eine Bedeutung geben. Ebenso können wir die Interpretationen, die der Klient explizit oder implizit äußert, im Gespräch mit ihm aufgreifen, sie unterstützen, infrage stellen, paradox auf sich selbst beziehen, sie pointieren (also ihre Komplexität reduzieren) oder differenzieren (also ihre Komplexität erhöhen), um ihn zu einem veränderten Blick auf seine Welt anzuregen.

12.1 Ein gutes Lied braucht mehr als Worte – Implikationen des Nonverbalen in der Sprache

Die Bedeutung von Sätzen hängt maßgeblich von nonverbalen Elementen ab, von Betonung, Pausensetzung und Sprechgeschwindigkeit, von der Sprachmelodie und dem Klang der Stimme bei bestimmten Worten und Satzteilen.

Im Fallbeispiel zur Allergietherapie (5.4) hieß es beispielsweise: *»Was Sie **vorher** für Pollen gehalten haben, sind in **Wirklichkeit** Schneekristalle.«* Die Betonung des Wortes *»vorher«* stellt sicher, dass dieser dissoziierende Begriff, der unanschaulich und emotional neutral ist, neben dem emotional intensiven und viel anschaulicheren Begriff *»Pollen«* nicht untergeht. Abstrakte Wörter verblassen leicht neben konkreten Begriffen, wenn sie nicht besonders hervorgehoben werden. Die Betonung von *»vorher«* stellt also sicher, dass die Dissoziation in die Vergangenheit den Vorrang behält gegenüber einer sonst möglichen (und bisher üblichen) Assoziation des Problembegriffs *»Pollen«* mit dem Ich-Erleben. Die Betonung des Ausdrucks *»in Wirklichkeit«* stellt sicher, dass das Erleben der Schneekristalle Vorrang behält vor dem Erleben der Pollen und dass die Unterscheidung zwischen dem in die Vergangenheit und Irrealität dissoziierten Symptomerleben und dem als aktuell und real definierten Erleben von Gesundheit als gültig und haltbar anerkannt wird.

In ähnlicher Weise wurde bei der Arbeit mit der eifersüchtigen Frau (6.6) in dem Satz *»Die brauchen nicht zu eifern«* das *»nicht«* (oder *»brauchen nicht«*) stimmlich besonders hervorgehoben. Das *»eifern«* hingegen wurde tief und leise ausgesprochen und beinahe verschluckt. So wird sichergestellt, dass das Wort *»nicht«*, das sonst kaum mit Emotionen und Wahrnehmungen verknüpft ist, Vorrang gegenüber dem emotional starken Wort *»eifern«* hat, das die Frau an ihre Eifersucht erinnert.

In der Arbeit mit der Frau, deren Mann sich suizidiert hatte und deren Tochter im Heim war (5.2), werden die Schuldgefühle der Frau zunächst aufgegriffen und dann als **an**gebliche Schuld (mit Betonung auf »*an-*«) infrage gestellt. Anschließend wird statt von »*Schuld*« von »***Akten** über Schuld*« in einem vorgestellten Karteischrank für Probleme gesprochen. Beide Male verstärkt die Betonung die Wirkung von Worten, die den Problembegriffen vorangestellt werden, um die Frau von ihrem Problemerleben zu dissoziieren.

Betonungen können auch verwendet werden, um einer Botschaft Intensität zu verleihen. Die Botschaft wird dramatisiert, sie wird mit Leidenschaft gefüllt, damit sie als emotional relevant erlebt wird und somit besser haftet. Im eben angeführten Beispiel wurden die Schubladen mit apodiktischen Ausrufen wie »***Alles** hinein!*« und »*Schublade **zu**!*« gefüllt und geschlossen.

Durch Betonungen, den Klang der Stimme und bestimmte Sprachmelodien kann der Therapeut den Klienten einladen, eine Frage zu bejahen – das ist oftmals der Fall, wenn die Betonung auf dem Ende der Frage liegt, die Stimme hell und freundlich klingt, die Sprache flüssig ist und die Melodie aufwärts führt. Ebenso können Fragen natürlich klanglich so gestaltet werden, dass ein »Nein« des Hörers wahrscheinlich wird – das mag etwa der Fall sein, wenn die Stimme tief, rau und unmelodisch klingt, wenn der Sprachfluss Stockungen aufweist und die Sprachmelodie nach unten weist. Die Sprachmelodie kann Fragen wie Aussagen oder Aussagen wie Fragen erscheinen lassen oder Unklarheit darüber herstellen, ob eine Frage oder eine Feststellung gemeint ist. Eine Frage, auf die ein »Ja« als Antwort erhofft wird, um den Klienten in seiner Zuversicht zu bestärken und eine symptomfreie Wirklichkeitskonstruktion zu fördern, wird man vielleicht eher wie eine Aussage betonen – insbesondere dann, wenn man ein skeptisches »Nein« oder ängstliches »Ich weiß nicht« als Reaktion für möglich hält. Stellt man dagegen die Skepsis des Klienten mit einer provokativen Aussage in Konjunktivform infrage, kann man diese Aussage auch stimmlich wie eine Frage modulieren: »Es könnte ja sein, dass Ihr innerer Wissenschaftler, wenn er als guter Wissenschaftler auch skeptisch gegenüber seiner Skepsis ist, eine Entdeckung macht. So etwas ist schon vorgekommen!«

Die Länge der Pausen zwischen zwei Sätzen oder nach einer Frage hat entscheidenden Einfluss darauf, ob der Klient etwas erwidert oder nicht. Soll eine Aussage oder Frage möglichst nicht bewusst bearbeitet werden, empfiehlt es sich, gleich mit etwas anderem fortzufahren. Soll sie den Klienten auf eine möglichst intensive Suche schicken, ohne dass er sich jedoch auf eine Antwort festlegt, kann man eine Pause setzen, die gerade so lange dauert, bis der Klient sich anschickt, etwas zu antworten, und dann plötzlich wieder unbeirrbar weitersprechen.

Betonungen, der Klang und die Lautstärke der Stimme und der Gebrauch der Satzmelodie können eingesetzt werden, um Haltungen des Klienten, die die Bearbeitung seines Anliegens behindern könnten, infrage zu stellen. Das gilt etwa für Skepsis gegenüber der Wirksamkeit und Haltbarkeit der Therapie, aber auch für depressive Haltungen im Stil von »Mir kann sowieso nichts helfen«. Auch Gedanken, die durchaus nicht abwegig sind, aber der Heilung und Weiterentwicklung eher im Weg stehen, können so in den Bereich der Irrealität gerückt werden. Dem Allergiepatienten, der die Hypothese hatte, sein Leiden sei psychosomatisch, wird gefragt, ob es sein könne, dass nun *»**selbst** die **Idee**, die vorherigen körperlichen Symptome auf der einen Seite und die bisherigen seelischen Themen auf der anderen Seite hätten **irgend**etwas miteinander zu tun«*, nicht mehr gebraucht werde. Die Betonung derjenigen Begriffe, die Irrealität implizieren, verstärkt die Infragestellung seiner Hypothese auf einer unterschwelligen Ebene. Die Betonung von *»selbst«* und *»Idee«* impliziert auch: Wenn der Zusammenhang nun noch nicht einmal mehr in der ideellen Welt der Gedanken gilt, bedeutet er noch weniger in der materiellen Welt des Körpers. Entsprechend kann man Formulierungen wie *»etwas miteinander zu tun«* unbetont, tief und leise aussprechen, um ihnen im Kontrast zu den hervorgehobenen Worten Bedeutung zu entziehen.

Man kann Aussagen auch infrage stellen, indem man Pausen einfügt, die ein Zögern erkennen lassen, oder indem man Worte stockend ausspricht. Wenn ich im Gespräch mit einer Klientin von *»Akten über ihre angebliche oder vielleicht wirkliche Schuld«* spreche und vor oder während dem Wort *»vielleicht«* eine kleine Stockung einfüge, wird die Implikation des Wortes *»vielleicht«*, dass die Behauptung einer Schuld fragwürdig ist, verstärkt. Das Gleiche geschieht, wenn das Wort *»vielleicht«* gedehnt oder mit einem fragenden, ironischen oder herablassenden Klang ausgesprochen wird.

Entsprechend kann man Veränderungen im Sprachfluss und in der Stimme auch verwenden, um die Klienten vom belastenden Erleben, das mit bestimmten Begriffen verknüpft ist, zu dissoziieren. Zur Klientin, deren Mann sich suizidiert hatte, sagte ich: »*Die Seele weiß nämlich, wie das Malen-Gefühl ist, und kann das Malen-Gefühl stärker als das da machen, was Sie vorhin ›Schmerzen‹ nannten.*« Eine Pause vor dem Wort »*Schmerzen*« lässt das Wort »*vorhin*« länger wirken und signalisiert ein Zögern, das andeutet, dass das Wort nicht gut gewählt sei. Es entsteht unterschwellig der Eindruck, es handle sich eigentlich gar nicht wirklich um »*Schmerzen*«, der Therapeut habe nur keinen passenden Begriff gefunden. Der Effekt kann verstärkt werden, indem der Begriff »*Schmerzen*« leise und belanglos ausgesprochen wird.

Umgekehrt kann man verfahren, um ein Erleben von Symptomfreiheit zu unterstützen. Dem Allergiepatienten wird gesagt: »*Während Sie von Ihrem Skiurlaub erzählen, fühlt sich Ihre Haut angenehm und geschmeidig an, Ihre Nase und Ihr Hals sind angenehm frei, und Ihre Stimme klingt klarer.*« Die Stimme des Therapeuten kann einen behaglichen, melodischen, klaren Klang erhalten, um das Gesagte zu verstärken.

Um die Beziehung von Klienten zu Verstorbenen zu verändern, können, wie im Kapitel »Fortsetzung im Himmel« (6.3) beschrieben, Begegnungen in einer jenseitigen Welt inszeniert werden, in denen Lebensgeschichten zu einem guten Ende gebracht werden. Um solche Therapieerlebnisse der Abwehr vermeintlich »realistisch« denkender Anteile zu entziehen und die spielerischen Fähigkeiten der Klienten für die Beziehungsgestaltung zu nutzen, können Ausdrücke wie »angenommen« oder »wenn wir uns einmal vorstellen« betont und die Ideen mit einer Stimme vorgetragen werden, die Neugier, Spieltrieb und Leichtigkeit ausdrückt.

12.2 Das Auge isst immer mit – Implikationen von Handlungen und Gesten

Unsere Mimik und Gestik und unsere Handlungen können auch ohne Worte Bedeutung schaffen beziehungsweise die Bedeutung unserer Worte für den Klienten verändern.

Im Kapitel »Der Aktenschrank« (5.2) redet die Klientin von ihrer »*Schuld*«. Der Therapeut greift das Wort in leichter Abwandlung als »*Schuldgefühle*« auf. Diesen Begriff versieht er (möglicherweise wiederholt) mit einer wegwerfenden Hand- und Kopfbewegung. Nach einer Weile kann er immer dann, wenn er oder die Klientin von *»Schuld«* oder *»Schuldgefühlen«* redet, in die Ecke des Raumes schauen, wohin er eingangs die Schuldgefühle geworfen hat. Zu erwarten ist, dass die Klientin unterschwellig die Schuldgefühle räumlich von sich dissoziiert in der betreffenden Raumecke erlebt und sie zunehmend weniger in sich spürt.

Beim Befüllen des Problem-Aktenschranks gemeinsam mit der Klientin werden die Schubladen in der Luft mit kräftigen Handbewegungen geöffnet und geschlossen, um so die Dissoziation der Klientin vom Problemerleben und ihre selbstbestimmte Gestaltung der damit verbundenen Themen nonverbal zu unterstützen.

Wenn der Therapeut kurze Zeit später indirekt über Schmerzen redet und wie es sein wird, *»frei davon zu sein«*, atmet er tief aus, als ob eine Last von ihm abgefallen wäre. Oftmals ist bei einer solchen Geste zu erleben, dass die Klienten es dem Therapeuten gleichtun, also seine nonverbal ausgedrückte Befreiung in ihr Erleben übernehmen. (Ähnliches geschieht bei der Neu-Erzählung des Traumas der Klientin im Kapitel 6.2 »Als Sie Ihren Sohn umarmten« und beim Loslassen von Symptomen mittels eines Korbes auf Zeitreise im Kapitel 7.7.)

Im Kapitel »Allergien zerlegen, Gesundheit zusammensetzen« (5.4) drückt der Therapeut sein Behagen mimisch aus, als er Begriffe wie *»angenehm«*, *»geschmeidig«*, *»frei«* und *»klar«* mit Situationen und Körperteilen verknüpft, die für den Klienten bisher mit allergischen Reaktionen assoziiert waren.

Im Kapitel »Betäubung durch Malen und Bogenschießen« (5.3) sagt der Therapeut zur Klientin: *»Die Seele weiß nämlich, wie das Malen-Gefühl ist, und kann das Malen-Gefühl stärker als das da machen, was Sie vorhin ›Schmerzen‹ nannten.«* Wenn er beim Wort *»weiß«* etwa die Augenbrauen hebt, wird die Implikation verstärkt, das Unbewusste der Seele wisse bereits, wie es Anästhesie herstelle, und könne ihr diese Möglichkeit auch dort zur Verfügung stellen, wo es bisher noch nicht der Fall war. Wenn der Therapeut im selben Satz beim Wort *»Schmerzen«* die Augenbrauen etwas zusammenzieht und leicht den Kopf schüttelt, wird dem Begriff die übliche (eher dramatisch erlebte) Bedeutung entzogen.

Beim Dissoziieren von Schmerzen als *»das da …, was Sie vorhin ›Schmerzen‹ nannten«* schüttelt der Therapeut verwundert den Kopf oder bewegt Kopf und Hand seitwärts, als fegte er die Schmerzen beiseite wie eine lästige Fliege. Implizit wird ausgedrückt, dass es sich um etwas handelte, was nur noch am Rande stört und wenig Aufmerksamkeit erfordert. Diese räumliche Dissoziation von Symptomen durch den Gebrauch von Gesten kann noch verstärkt werden, wenn der Therapeut jedes Mal, wenn er von den Symptomen spricht, an eine bestimmte Stelle des Raumes blickt oder mit der Hand dorthin weist, so, als ob sich diese dort befänden. Ähnliches geschieht beim »Zerlegen« von Allergien (5.4): Der Therapeut weist mit Hand- und Kopfbewegungen in verschiedene Raumecken und erklärt: »***Hier** ist Ihr körperliches Thema, **hier** ist Ihr psychisches Thema, **hier** ist die Idee, dass das irgendwie zusammenhängen könnte, und **hier** sind Sie.*«

Im Kapitel »Fortsetzung im Himmel« (6.3) wird das Gedankenspiel, der verstorbene Mann der Klientin könne im Himmel unter der Weisheit Gottes und aller Engel weiterreifen und ihr zuletzt seine Erkenntnisse mitteilen, mit großen Kinderaugen und anderen Ausdrücken von Neugier, Freude und Spieltrieb vorgetragen, um die Frau einzuladen, mit dem Therapeuten zu fabulieren und die Geschichte, die im Leben kein gutes Ende nahm, in einer unsichtbaren Welt zum guten Ende zu bringen.

»Die Ahnen aus der Vorzeit« (6.5) richten eine Botschaft an die Klientin aus, die von ihren Eltern und Großeltern misshandelt wurde. Die Unterstützung der Ahnen für die Frau, *»wenn nötig, auch gegen deine Eltern und Großeltern«*, wird mit freundlichen bis leidenschaftlichen Gesichtsausdrücken und Gesten untermalt. Solche Gesten können auch pantomimisch ausgestaltet werden, wenn der Therapeut etwa als Steinzeit-Ahne einen Speer in der Hand hält und sich auf die Brust schlägt. Die große Zahl von Ahnen, die die Frau unterstützen, wird durch einen Blick in die unsichtbare Runde ausgedrückt.

Im Kapitel »Die Delfine des nie Dagewesenen« (7.6) werden an die Klientin die Ideen herangetragen, sie könne bestimmte gute Lebenserfahrungen, auch wenn sie bisher nicht zahlreich sein mögen, miteinander *»verknüpfen«*, *»multiplizieren«* und in andere Erfahrungsbereiche, wo sie benötigt würden, *»hineinkopieren«*. Diese Vorgänge könnten pantomimisch ausgestaltet werden. So könnte der Therapeut mit Gesten in der Luft Schnüre miteinander zu einem Gewebe verknoten oder einen Stempel auf ein Stempelkissen drücken und damit eine Vielzahl von Abdrücken auf verschiedenen unsichtbaren Dokumenten hinterlassen.

Das Ergebnis der so vollzogenen Transformation fasst der Therapeut zusammen: *»Es gibt eine Frau aus der Zukunft, die Liebe, Kraft und alle Schönheit, allen Liebreiz und alle Attraktivität, die in dir versammelt sein kann, in sich vereint.«* Der Therapeut oder die Therapeutin kann sich so verhalten, als ob ebendiese Frau zur Tür hereinkäme und sich auf den Platz der Klientin setzte – zuerst also die unsichtbare Frau und dann die sichtbare respektvoll und zugleich entzückt betrachten.

Durch die Betonung können in einem Satz die therapeutischen Ziele gegenüber den Problembegriffen priorisiert werden. Begriffe, die die Aufmerksamkeit dahin ziehen, die Probleme stärker zu erleben, können geschwächt werden, während solche, die das Zielerleben stärken oder eine Dissoziation vom Problemerleben erzeugen, gestärkt werden. *»Die brauchen nicht zu eifern«*, heißt es über die Delfine. Wird der Satz gleichmäßig betont, hinterlässt »eifern« – weil die Klientin wegen Eifersucht in Therapie gekommen ist und der Begriff für sie emotional relevant ist – einen weitaus stärkeren Eindruck als das Wort *»nicht«*, das weder mit Wahrnehmungen noch mit Emotionen korrespondiert. Indem *»nicht«* betont und laut und *»eifern«* unbetont und leise ausgesprochen wird, wird dem *»nicht«* der Vorrang vor dem *»eifern«* gegeben, sodass dieses vom Unbewussten stärker berücksichtigt und das *»eifern«* vom Ich-Erleben der Klientin dissoziiert wird.

In gleicher Weise wird man im anschließenden Satz *»Keiner sucht nach dem, was es nicht gibt«* das relativ unanschauliche *»keiner«* betonen. Das viel anschaulichere, emotional relevante und mehrdeutige Wort *»sucht«* (respektive »Sucht«) wird man unbetont und leise aussprechen, um ihm die Bedeutsamkeit zu nehmen. Womöglich wird man das *»u«* darin kurz statt lang aussprechen, um dem Unbewussten deutlich mitzuteilen, dass von *»keiner Sucht«*, also auch keiner Eifersucht, die Rede ist.

So werden im Kapitel »Der Korb, der durch die Zeiten geht« (6.7) Worte, die mit dem Therapieziel in Verbindung stehen *(»schützen«, »liebenswert«)* oder das Problemerleben infrage stellen *(»Missverständnis«)* und daher Vorrang erhalten sollen, in höherer Tonlage und lauter als die übrigen Inhalte gesprochen. Worte, die das Ausgangsproblem ausdrücken *(»Enttäuschungen«)*, werden leiser und tiefer ausgesprochen.

Beim »Auftauen« (6.9) geht es darum, die Klientin aus einem erstarrten Erleben in den Bereich der Gefühle zu geleiten. Als der Therapeut davon spricht, dass es beim Übergang *»am Anfang noch weh«*tun könne, markiert er diesen Anfang mit einer Handbewegung, die auf ein punktuelles Ereignis schließen lässt: Es kann sein, dass die Klientin sich beim Heraustauchen aus einem traumatisch erstarrten Zustand mit seelischen Schmerzen auseinandersetzen muss. Um ein solches Schmerzerleben nicht suggestiv zu verstärken, sollten eher geringe und kurze Schmerzen angekündigt werden.

Das zunehmend angenehme Erleben, was dann folgt – entsprechend der Metapher vom Auftauen der eingefrorenen Füße –, wird mit dem ganzen Körper ausgedrückt. Die Steigerung des Behagens wird so allmählich vollzogen, dass die Klientin, die mit dem Therapeuten in Rapport, also auf einer Wellenlänge ist, diese (entsprechend dem Prinzip von Pacing und Leading) gut körperlich mitvollziehen kann. Wenn der Therapeut von der Ausbreitung von Wärme im Körper redet, kann er mit Blicken oder Bewegungen ausdrücken, wo die Wärme gerade angekommen sein mag

12.3 Die Glocken freuen sich mit – Implikationen der Dinge um uns

»Sie atmen ruhiger als vorhin, Sie sind beweglicher, Sie lachen mehr als am Anfang der Stunde – ich glaube, es hat sich viel getan. Sie sehen aus, als ob es Ihnen jetzt besser geht«, sage ich zu einer Klientin. Daraufhin macht der Darm der Klientin Geräusche. »Sehen Sie, Ihr Darm stimmt mir zu«, sage ich. Ob die Darmgeräusche nun tatsächlich eine Zustimmung des Unbewussten der Klientin darstellen oder nicht – schon die Frage, ob es möglich sein könne, dass die Darmgeräusche eine Zustimmung des Innersten sind, dass die Besserung schon begonnen hat, löst eine Suche in der Klientin aus und verstärkt die bestehenden Tendenzen zur Verbesserung. Wenn die Klientin erwidert: »Ach, ich habe wohl Hunger«, antworte ich: »Glauben Sie mir, der Darm macht sich ganz oft bei Veränderungsprozessen bemerkbar, die viel mit der Identität zu tun haben. Das ist wahrscheinlich kein Zufall, dass er sich jetzt meldet. Ich glaube, das hat etwas zu bedeuten.«

Eine Klientin, die in Therapie kam, weil sie sehr schüchtern war und ein geringes Selbstbewusstsein hatte, warf während der Therapiestunde eine Blumenvase um. Das ganze Wasser ergoss sich auf dem

Boden. Die Klientin wurde rot, entschuldigte sich heftig und wollte hastig den Schaden in Ordnung bringen. »Oh, setzen Sie sich bitte hin«, sagte ich. »Das ist sehr gut, danke! Genau das brauchen wir! Jetzt üben wir Selbstbewusstsein! Genießen Sie, dass Sie die Königin sind! Wie sieht das aus, wenn Sie königliche Gelassenheit kultivieren, wo andere vielleicht unruhig würden?«

Missgeschicke sind auch nutzbar, wenn sie dem Therapeuten geschehen. Sie besiegeln dann sozusagen die Bedeutsamkeit dessen, was in der Therapie geschieht. Ich erinnere mich, dass ich während der Therapie mit einer schnellen Bewegung meinen Kugelschreiber aus der Hand warf. »Das ist großartig, was Sie sagen, ich bin ganz außer mir«, rief ich mit einem Grinsen.

Wenn während der Therapie die Kirchenglocken zu läuten beginnen, sage ich vielleicht »Sehen Sie, die Glocken freuen sich mit uns« oder »Ich glaube, die Glocken läuten etwas Neues in Ihrem Leben ein«. Das ist nun wohl eher nicht der Grund des Glockenläutens. Diese gedankliche Verknüpfung klingt für einen realistisch denkenden Menschen so verspielt, dass der Klient sich wohl gar nicht die Mühe machen wird, das zu diskutieren. Doch auf der Ebene des kindlichen Denkens und auf einer spirituellen Ebene bleibt der Eindruck, dass sich die Glocken und die dahinter stehende himmlische Welt mit dem Klienten und seinem Anliegen verbündet haben. Sie, die die Zeiten markieren, werden zum Zeichengeber für einen neuen Lebensabschnitt. Es muss nicht rational oder realistisch sein, um zu wirken.

Muss der Klient auf die Toilette, kann es sein, dass ich sage: »Gehen Sie ruhig. Was immer Sie dort lassen – geben Sie doch gleich auch einige der eben angesprochenen Dinge mit ab, die wir eben besprochen haben, von denen Sie merken, dass Sie sie nicht mehr brauchen.«[61] Die Äußerung klingt absurd – aber der Klient wird damit rechnen, dass der Therapeut einen Grund hat, so etwas zu sagen. Ob dieser meint, dass es auf irgendeine Art möglich sei, Toiletten für geistige Abfälle mitzubenutzen? Vielleicht lässt sich der Klient auf das Experiment ein und drückt anschaulich und erinnerbar aus, dass er sich von seelischem Ballast verabschiedet. In jedem Fall sucht sein Unbewusstes nach Wegen, wie es mit den Abfällen der Seele Vergleichbares tun kann wie mit denen des Körpers.

61 Vgl. Hammel 2009, S. 119 f., Hammel 2011, S. 185 f.

13 Das ungesagt Gesagte in der Welt der Fragen – Wie Schloss und Schlüssel: Antworten und ihre Fragen

Wenn ich als Klinikpfarrer ein Gespräch mit Patienten suche, stelle ich mich vor und sage: »Ich möchte mich erkundigen, wie es Ihnen geht.« Das wird als Frage aufgefasst und als solche beantwortet. Ich könnte auch sagen: »Darf ich fragen, wie es Ihnen geht?« Allerdings verlangt diese Frage, wörtlich genommen, zunächst eine Ja-Nein-Entscheidung vom Patienten. Die Wahrscheinlichkeit einer abweisenden Reaktion ist wesentlich größer, als wenn nur die Frage im Raum steht, »wie es Ihnen geht«. Wenn ich mich nur auf der Station zeigen, aber wie zufällig keine Gesprächsgelegenheit finden wollte, könnte ich die Patienten fragen: »Ich bin Klinikpfarrer … Wünschen Sie ein Gespräch?«

Im Allgemeinen geben Menschen auf eine Frage die einfachste Antwort, die ihnen in Einklang mit der Fragestellung und ohne Widerspruch zu ihren eigenen Werten möglich ist. Frage ich: »Wünschen Sie ein Gespräch?«, ist die Antwort »Nein« die einfachste. Wie kann man sich ein Gespräch wünschen mit einem Menschen, den man noch gar nicht kennt?

Wenn ich im alltäglichen Leben jemanden frage, wie es geht, antworten die meisten Menschen: »Gut«, weil es die einfachste Antwort ist. In einem Krankenhaus wird diese Antwort viel seltener gegeben, weil es oft auf der Hand liegt, dass »gut« nicht der Wahrheit entspricht. Viele Patienten und Angehörige geben eine indirekte Antwort wie etwa: »Nicht so gut … Sie sehen es ja …« »Wie soll es einem gehen, wenn man im Krankenhaus ist?« »Was soll ich sagen? Mir ist es schon besser gegangen.«

13.1 Was wir sagen, wenn wir fragen – Implikationen verschiedener Fragen

Außer der Informationserweiterung dienen Fragen immer auch der diskreten Einführung neuer Ideen. Die Implikationen werden meist nicht mehr hinterfragt: »Möchtest du lieber gleich abspülen und ein Eis bekommen oder in einer Stunde spülen, ohne Eis?« (Selten wird geantwortet: Gar nicht spülen, mit Eis.)

Grundsätzlich dienen Fragen in der Therapie nicht nur der Erhebung von Information, sondern auch der Lenkung der Aufmerksamkeit[62]. Es ist nicht möglich, eine Frage zu stellen, ohne die Aufmerksamkeit auf bestimmte Inhalte zu lenken und diesen damit Priorität zu geben vor anderen Inhalten, von denen die Frage ablenkt. Und jede Frage hat Implikationen:

- Frage ich: »Wer von Ihnen ist mehr an der Lösung dieses Problems interessiert?«, dann setze ich voraus, dass alle Beteiligten an der Lösung des Problems interessiert sind.
- Frage ich: »Wer von Ihnen ist mehr für die Lösung dieses Problems engagiert?«, dann werte ich die betreffende Person und die aktive Arbeit an der Problemlösung auf.
- Frage ich: »Wer von Ihnen ist mehr auf die Lösung dieses Problems fixiert?«, werte ich die Person, die daraufhin genannt wird, mitsamt dem Engagement für das Thema ab.
- Frage ich: »Für wen von Ihnen ist es weniger wichtig, dass das Problem gelöst wird?«, gehe ich eher davon aus, die Lösung des Problems könnte für einen der Partner nicht so wichtig sein.
- Frage ich: »Für wen von Ihnen ist es weniger wichtig, wie das Problem gelöst wird?«, setze ich voraus, es sei den Beteiligten zwar wichtig, das Problem zu lösen, jedoch möglicherweise weniger wichtig, wie das geschehen soll.

---

62 »Suggestions in the form of questions can be used to focus attention and awareness, stimulate associations, facilitate responsiveness, and to induce trance.« Hammond 1990, S. 30. »Durch die Form der Frage lässt sich entscheidend beeinflussen, … ob der Patient viel oder wenig sucht, … in welchem Ausmaß die Frage die Aufmerksamkeit lenkt und … ob man es dem Patienten leicht oder unnötig schwer macht.« Prior 2004, S. 49. Eine Kategorisierung der Ziele von Fragen sowie von Frageprinzipien und Fragetypen in der Therapie bieten Simon, Rech-Simon 2000, S. 265 ff.

In allen Fällen impliziere ich, es lasse sich einschätzen und vergleichen, wie wichtig die Lösung des Problems für die jeweiligen Partner sei, und es sei von Bedeutung zu erkunden, für wen die Lösung wichtiger oder weniger wichtig sei. Ich setze auch voraus, dass es sich um ein Problem handle (also etwas, was nicht so ist, wie es in den Augen der Betroffenen sein soll) und dass dieses prinzipiell lösbar sei (dass also erwartet wird, dass Verbesserungen des unerwünschten Zustands möglich seien).

Wie auch immer ich mich ausdrücke, setze ich Dinge voraus, die nicht selbstverständlich sind, und lade meine Gesprächspartner dazu ein, indem sie sich auf eine Beantwortung meiner Frage einlassen, meine Voranahmen anzunehmen.

13.2 Tut's schon weh? – Implikationen von Fragen nach Symptomen

Wenn ich frage: »Seit wann haben Sie diese Depressionen?«, impliziere ich deutlich, dass die Depressionen einen Anfang gehabt haben. Mit den Worten »seit wann« rede von der Begrenztheit der Depressionen: Was einen Anfang hat, kann auch enden. Eine ähnliche Implikation hat *»haben«:* Was man hat, kann man auch verlieren. Das Wort *»diese«* impliziert, der Klient könnte auch andere Depressionen oder vielleicht etwas ganz anderes an ihrer Stelle haben. Den dissoziativen Effekt kann man verstärken, indem man fragt: »Wann haben Sie sich **diese** Depression zugezogen?« Nun ist nicht mehr von Depression im Allgemeinen, sondern von dieser Depression die Rede. Die Depression als bisher alles bestimmendes Erleben wird in die Partikularität dissoziiert.

Frage ich stattdessen: »Seit wann sind Sie depressiv?«, klingt die zeitliche Begrenzung der Symptome schon weniger durch. Das liegt daran, dass »Depressionen **haben**« den Klienten von den Depressionen unterscheidet, während »depressiv **sein**« ihn damit identifiziert. Wer mit seiner Depression eins geworden ist, empfindet sie ohnehin als ewige Hölle. Reden über »depressiv sein«, »depressive Menschen« oder »depressiv veranlagte Patienten« fördern das zeitlos-ewige Erleben der Depression.

Man könnte ja auch fragen: »Warum haben Sie diese Depressionen?« Für viele Menschen schwingt allerdings in dem Wort »warum« ein Vorwurf mit. Ihre Antwort auf diese Frage könnte mit einer Anklage gegen sich oder andere Menschen, Gott oder das Leben verbunden sein und mit der Klage über Vergangenes, das nicht mehr geändert werden kann. In der systemischen Beratung wird die Frage »Warum?« aus diesem Grund manchmal als die »einzige verbotene Frage« in der Therapie bezeichnet. Ich würde sagen: Zumindest sollten Therapeuten, wenn sie die Frage »warum« stellen, einen Plan haben, wie sie die Antwort ihres Klienten positiv nutzen möchten.

Wenn ich in möglichst neutraler Weise Information erheben oder das Verständnis des Klienten für seine Situation erweitern möchte, sind offene Fragen normalerweise ergiebiger als geschlossene und W-Fragen (wer, wann, wo) ertragreicher als Alternativfragen[63]. Wenn es nicht darum geht, das bereits Vorhandene in möglichst neutraler Weise zu erkunden, können auch andere Frageformen sehr nützlich sein.

Ein Arzt wird vom selben Patienten unterschiedliche Antworten bekommen, je nachdem, ob er fragt:

- »Wie geht es Ihnen?« (Vermutlich: »recht gut«, »nicht so gut«, »schlecht« oder eine differenzierte Antwort)
- »Geht es Ihnen gut?« (Vermutlich: Nein)
- »Geht es Ihnen denn schon besser?« (Die Wahrscheinlichkeit für eine differenzierte Antwort steigt[64].)
- »Geht es Ihnen schon etwas besser?« (Die Wahrscheinlichkeit für ein »Ja« steigt.)
- »Kann es sein, dass es Ihnen schon ein bisschen besser geht als gestern? (Noch eher: »Ja«)
- »Ich glaube, Sie haben angefangen, sich zu erholen. Kann das sein?« (Noch eher: »Ja«)

---

63 Zu »konstruktiven W-Fragen des Therapeuten« siehe Prior 2004, S. 49 ff.

64 Die Wahrscheinlichkeit erhöht sich, weil die Ambivalenz des Klienten zwischen Furcht und Hoffnung berücksichtigt ist: Das zweifelnde »denn« greift die Befürchtungen beziehungsweise den Nein-Impuls des Klienten auf. »Schon« impliziert, dass es nur eine Frage der Zeit ist, wann die Besserung eintritt, dem Klienten aber wird es überlassen, ob er sich vor oder nach diesem Wendepunkt einordnet. »Besser« anstelle von »gut« impliziert, dass das Befinden des Klienten nicht vollkommen, sondern nur – unter irgendeinem Gesichtspunkt – besser als irgendwann zuvor sein muss, damit der Klient »Ja« sagen kann.

Um das Befinden des Patienten noch zu verschlechtern, könnte der Arzt fragen:

- »Haben Sie Schmerzen?« (Günstiger wäre: »Wie fühlen Sie sich?« oder »Fühlen Sie sich schon besser?«)
- »Tut Ihr Bein Ihnen immer noch so weh?« (Günstiger: »Was macht Ihr Bein?«, »Geht es Ihrem Bein schon besser?«)
- »Auf einer Schmerzskala von 0 bis 100, wenn 100 der größte für Sie vorstellbare Schmerz ist, wie stark ist dann Ihr Schmerz heute?« (Alternativ etwa: »Wenn es eine Skala gäbe, auf der 0 für ein sehr unschönes Körpergefühl stehen würde und 100 schon ein komplett angenehmes Empfinden, welchen Wert haben Sie im Moment schon erreicht?«)
- »Brauchen Sie ein Schmerzmittel?« (Oder: »Sollen wir nachfragen, ob Sie ein Anästhetikum möchten, oder sagen Sie es uns in dem Fall einfach?«)
- »Sind Sie sich sicher, dass Sie im Moment kein Schmerzmittel brauchen?« (Besser gar nichts sagen.)

Fragen können Implikationen enthalten, die das Wohlbefinden der Klienten verbessern oder verschlechtern. Natürlich müssen sie so formuliert sein, dass sie an das bisherige Erleben der Patienten gut anknüpfen. Einen Menschen, der sich in Schmerzen windet, braucht man nicht zu fragen: »Geht es Ihnen schon etwas besser?«

13.3 Kopfschmerzen – Implikationen von Fragenserien

Eine Frau, die während einer Therapiesitzung plötzlich starke Kopfschmerzen bekam, sprach ich in folgender Weise an:

»Das tut weh, nicht wahr? Sie haben wirklich Schmerzen, und Sie fragen sich vielleicht, wann es weniger wird. Wird es längere Zeit brauchen oder kurz, bis das besser wird? Könnte es schon in fünf Minuten besser sein oder schon in vier oder drei Minuten? Kann Ihr Körper vielleicht bald schon anfangen, sich besser zu fühlen? Vielleicht in zwei Minuten oder in einer? Kann es sein, dass es sich schon bald leichter anfühlt? Dass es vielleicht schon angefangen hat, besser zu sein? Und vielleicht jetzt

schon immer besser wird? Was meinen Sie, wann wird die Unannehmlichkeit weniger sein?«[65]

Eine solche Fragenserie führt recht regelmäßig zu einer schnellen Reduzierung der erlebten Schmerzen. Was geschieht hier?

»Das tut weh, nicht wahr?«

Die Serie von Fragen knüpft zunächst beim tatsächlichen Erleben an: *»Das tut weh.«* Der Schmerz wird ernst genommen.

Allerdings wird schon das infrage gestellt: *»Nicht wahr?«* Das Bewusste nimmt an dieser Frage keinen Anstoß, weil sie Verständnis für das Erleben des Klienten auszudrücken scheint. Unterschwellig aber impliziert die Formulierung auch die Möglichkeit, das Wehtun könnte womöglich *»nicht wahr«* sein.

»Sie haben wirklich Schmerzen, und Sie fragen sich vielleicht, wann es weniger wird.«

Die Realität der Schmerzen wird weiterhin ernst genommen. Der Wunsch des Patienten nach Linderung wird als Frage formuliert, wann es wohl besser wird. Damit wird die Aufmerksamkeit vom Schmerz zur Möglichkeit einer Linderung umfokussiert.

»Wird es längere Zeit brauchen oder kurz, bis das besser wird?«

Der Gedanke, es könnte *»längere Zeit brauchen«*, wird entweder vom Patienten als plausibel angenommen und erzeugt dann eine Haltung des Einvernehmens mit dem Therapeuten, oder er stößt auf Protest und erzeugt ein »Nein!«, wodurch die Alternative, es könne *»kurz«* dauern, unterstützt wird.

Bei der Formulierung von Alternativfragen liegt die Betonung ohnehin auf der zweiten Option. Die Frage: »Ist das schon das Ende oder ein Neubeginn?«, bedeutet nicht dasselbe wie die: »Ist das ein Neubeginn oder schon das Ende?« So liegt auch hier trotz scheinbar neutraler Formulierung die implizite Betonung auf der Option *»kurz«*.

»Könnte es schon in fünf Minuten besser sein oder schon in vier oder drei Minuten? Kann Ihr Körper vielleicht bald schon anfangen, sich besser zu fühlen? Vielleicht in zwei Minuten oder in einer?«

Die weiteren Fragen zählen die Minuten bis zur vorgestellten Linderung herunter von fünf auf eins und rücken damit die Erwartung der Besserung (und damit die Anweisung des Körpers an sich selbst, diese Besserung auch zu erleben) in kleinen Schritten immer näher heran.

65 Hammel 2009, S. 71 f., vgl. Short, Weinspach 2007, S. 108.

»Kann«, »könnte« und *»vielleicht«* binden die Skepsis des Klienten (mit ihrer mutmaßlichen guten Absicht, Irrtümer und Enttäuschungen zu vermeiden), sodass diese keine Einwände hervorbringt.

Man kann die Begriffe stimmlich hervorheben oder mit einer Wendung des Kopfes und hochgezogenen Augenbrauen den Fragecharakter der Worte und damit die Aufforderung zum Suchen verstärken.

Das insgesamt fünfmal eingestreute Wort *»vielleicht«* enthält die Komponenten *»viel«* und *»leicht«,* das die Regulierungsmöglichkeit von »vielem zu leichtem Schmerz« sowie Assoziationen von »vielem leichten« Erleben bzw. »viel Erleichterung« anklingen lässt. Dass diese Konnotation tatsächlich auch gemeint ist, wird dem Unbewussten in der Formulierung *»Kann es sein, dass es sich schon bald leichter anfühlt?«* bestätigt.

»Kann es sein, dass es sich schon bald leichter anfühlt? Dass es vielleicht schon angefangen hat, besser zu sein? Und vielleicht jetzt schon immer besser wird?«

Die Formulierungen *»kann es sein, dass es sich schon bald leichter anfühlt«* und *»Dass es vielleicht schon angefangen hat, besser zu sein«* suggerieren Besserung in Worten, die sich kaum bestreiten lassen.

Dass der Körper es womöglich *»kann«,* ist nicht widerlegbar, da ja nicht behauptet wird, dass er es tut.

»Bald« ist für das Bewusste zu unbestimmt, um Widerspruch zu erregen. Nach dem vorhergehenden Countdown ist aber für das Unbewusste verständlich, dass eine Zeitspanne unter einer Minute gemeint sein dürfte.

Dass der Körper womöglich mit einer Verbesserung des Erlebens *»anfängt«,* ist auch schwer zu bestreiten, weil aller Anfang klein und unscheinbar sein kann. Impliziert ist aber, dass das, was *»anfängt«,* danach auch mehr wird.

Entsprechend dem vorherigen Countdown der Minuten wird zunächst von einer Besserung in der Zukunft gesprochen, dann aber wird im Perfekt davon geredet, dass diese *»schon angefangen hat«.* Die Rede ist auch nicht davon, etwa nur »besser zu werden« (was nach Zukunft klingen könnte), sondern schon *»besser zu sein«.*

Daran angefügt wird die Überlegung, dass es *»jetzt schon immer besser wird«,* was eine stetig fortschreitende Entwicklung impliziert.

Auch diese Formulierung wird wieder in die Frageform gepackt und mit einem *»vielleicht«* versehen, sodass nur Dinge ausgedrückt werden, auf die der Klient mühelos mit einem »Ja« reagieren kann.

Die Worte *»bald«*, *»angefangen«* und *»jetzt«* können betont werden, um die Klientin zunehmend auf die Möglichkeit hin auszurichten, dass die Besserung bald eintreten und sogar schon begonnen haben könnte.

»Was meinen Sie, wann wird die Unannehmlichkeit weniger sein?«

Die abschließende, scheinbar offene, Frage wendet sich an den Patienten, der diese in der Regel mit »Jetzt!« beantworten wird[66].

Natürlich wird am Ende nicht mehr von »Schmerz«, sondern von *»Unannehmlichkeit«* gesprochen. Die Vorsilbe *»Un-«* ist ebenso abstrakt wie die *»-lichkeit«* am Ende. Stärkere Spuren hinterlässt der Kern des Wortes im Unbewussten. Der klingt nach »annehmen« und »angenehm« und drückt eher positive Erfahrungen aus (Dissoziation ins Gegenteil und in die Abstraktion).

Mit solchen Fragenserien kann also die Aufmerksamkeit von einem unerwünschten Anfangserleben zu einem erwünschten Enderleben gelenkt werden. Dabei braucht nichts behauptet zu werden, dem das Bewusste mit seinen kritischen Rückfragen zu widersprechen bräuchte. Die in den Fragen enthaltenen Implikationen lenken das Unbewusste ungestört von möglichen Einwänden des Bewussten vom Erzeugen von Leid hin zum Wohlbefinden[67].

13.4 Waren Sie schon in Hypnose? – Fragenserien als Tranceinduktion

Vor einigen Jahren habe ich eine Hypnoseinduktion als Audiodatei ins Internet gestellt[68]. Ein Kollege spielte diese verschiedenen Menschen vor und schrieb daraufhin: »Der Erfolg hat mich sehr überrascht. Dank des 100% indirekten Ansatzes gelingt es, mit diesem Audio auch Hypnotisanden in den Trancezustand zu führen, die gegen die traditionelle

---

66 Vgl. das Fallbeispiel bei Hammel 2009, S. 71.

67 Zur Lenkung von Aufmerksamkeit durch Fragenserien vgl. Erickson, Rossi 1981b, S. 52.

68 Die Hördatei findet sich unter www.stefanhammel.de/die-downloads/was-ist-hypnose.

Art ›immun‹ sind.« Die Tranceinduktion beruht überwiegend aus Fragen. Eine grundlegende Implikation von Fragen ist nämlich, dass sie eine Suche anregen. Sie fokussieren den Hörer daher nach innen und reduzieren seine Außenwahrnehmung. Das heißt: Fragen induzieren Trance. Einen Teil der Tranceinduktion möchte ich hier wiedergeben:

Manche Menschen fragen mich: Gibt es so etwas überhaupt – Hypnose?

Und in welchem Zustand befinden Sie sich – in Hypnose? …

Ja, was ist eigentlich Trance?

Waren Sie schon einmal in Trance?

Und, wenn ja, wo ist das?

Würden Sie es auf einer Landkarte finden?

Oder vielleicht auf Ihrer inneren Landkarte?

In Ihrem Körper?

Oder in Ihrer Seele?

Vielleicht auch in Ihren Gedanken?

Oder in Ihrem Gehirn?

Wo ist das?

Waren Sie schon einmal in Trance?

Und wenn ja, war das für Sie ein angenehmes Erleben?

Vielleicht können Sie sich an ein für Sie ganz besonders schönes Tranceerlebnis erinnern?

(An einen Film zum Beispiel, wo Sie ganz versunken sind in all die Dinge, die da in dem Film passieren … und die Bilder, die Sie da sehen, sind wie Ihre inneren Bilder, wie Bilder aus Ihrem Leben … und die Worte, die da gesprochen werden, sind Worte aus Ihrem Erleben … und wie innere Worte, wie Ihre Gedanken, und Sie sind ganz verschmolzen … und Zeit spielt gar keine Rolle … und wie lang dieser Film schon geht, ist gar nicht wichtig, es ist ein schöner Film … Sie wissen es nicht, und Sie wissen auch nicht warum, und es ist auch gar nicht wichtig, Hauptsache, dieser Film, es ist ein schöner Film … und wenn Sie so einen Film sehen, dann sind Sie in einer sehr tiefen Trance, in einer Filmtrance sozusagen, so ist das, wenn man einen Film sieht …)

Und wenn ich Sie vorhin fragte: »Was ist eigentlich Trance?«, dann möchte ich Sie jetzt einmal fragen: Ist der Zustand, in dem Sie sich befinden, eigentlich schon Trance?

Oder ist er etwas anderes, eine Vorstufe vielleicht, oder ein Tagtraum oder etwas ganz anderes?

Und wenn dieser Zustand, in dem Sie sind, tatsächlich eine hypnotische Trance wäre, woran würden Sie es dann erkennen?

Würden Sie es daran erkennen, dass Sie kein Gefühl dafür haben, wie viel Zeit bisher eigentlich vergangen ist?

Oder würden Sie es daran erkennen, dass Sie sich in so einem angenehm versunkenen Zustand befinden?

Würden Sie es daran erkennen, dass Ihr Atem ganz flach und langsam und ruhig geht ... und dass Sie vielleicht das Bedürfnis haben, noch ruhiger zu atmen und noch langsamer und sich dabei noch angenehmer zu fühlen?

Oder daran, dass Ihnen vieles, was Sie vorher beschäftigt haben mag, im Augenblick irgendwie gar nicht mehr wichtig ist?

Oder würden Sie es daran erkennen, dass Sie unter Umständen für eine Zeit lang vielleicht außer dieser Stimme und Ihren inneren Bildern gar nichts mehr wahrgenommen haben ... Ihren Körper nicht und die anderen Geräusche nicht, und die Gegenstände um Sie herum vielleicht auch nicht?

Oder daran, dass Sie viele Dinge tatsächlich so erleben, wie Sie sie hören, wie meine Stimme es Ihnen erzählt?

Und wenn Sie tatsächlich in so einer hypnotischen Trance sein sollten, würden Sie es vielleicht auch daran erkennen, dass Sie sich seit einer ganzen Zeit fast überhaupt nicht mehr bewegen ... und dass Sie auch gar kein so genaues Gefühl dafür haben, wie viel Zeit denn nun eigentlich seit dem Beginn dieser Trance vergangen ist ...? Vielleicht seit einer ganzen Weile schon ... vielleicht sogar seit dem Augenblick, wo Sie es sich vorhin bequem gemacht haben ...?

Und wenn ich Sie vorhin fragte: »Was ist eigentlich Trance?«, dann haben Sie sich die Antwort zum einen Teil schon selbst gegeben, und zum anderen Teil werden Sie mir wahrscheinlich zustimmen, wenn ich Ihnen sage: Trance ist ein ganz natürlicher Zustand ...

Ich möchte auf einige Implikationen eingehen, die in den gestellten Fragen enthalten sind.

»Manche Menschen fragen mich: Gibt es so etwas überhaupt – Hypnose?«

Die Frage scheint in Zweifel zu ziehen, dass es Hypnose gibt, während sie andererseits zu Beginn einer Tranceinduktion gestellt wird. Das kann verwirrend wirken und daher in Trance führen.

Schwer zu beantwortende und unentscheidbare Fragen bringen eine längere Suche mit sich und führen daher tiefer in Trance als solche mit einer klaren Antwort.

Dadurch, dass der Sprecher sich den möglichen Widerstand des Hörers zu eigen macht, verringert sich die Neigung des Hörers, den Aussagen über Hypnose und der Hypnose selbst zu widerstehen.

»Ja, was ist eigentlich Trance?«

Um etwas, wovon die Rede ist, zu verstehen, müssen wir es simulieren, also erleben. Um zu verstehen, was Trance ist, geht der Hörer unwillkürlich in Trance.

Entgegen den vorher implizierten Zweifeln setzt *»eigentlich«* voraus, dass es Trance gibt. Unausgesprochen wird damit die Entscheidung getroffen, der Behauptung (und möglicherweise gleichzeitig der Erfahrung) nicht zu widerstehen. Das *»Ja«* am Anfang verstärkt diese Haltung.

»Waren Sie schon einmal in Trance?«

Wenn der Hörer nun Tranceerinnerungen findet, bedeutet das, dass er das damalige Erleben, also die Trance von damals, simuliert und daher aktuell wiedererlebt.

»Und, wenn ja, wo ist das?«

In einem zeitlichen Ablauf wird ein räumlich verstandener Ort gesucht. Diese Frage schafft räumliche, zeitliche und logische Desorientierung.

»Würden Sie es auf einer Landkarte finden?«

Die Dissoziation von den bisherigen Inhalten wird vertieft; man könnte hier von einer Dissoziation durch Nicht-Anknüpfung sprechen.

»Oder vielleicht auf Ihrer inneren Landkarte?
In Ihrem Körper?
Oder in Ihrer Seele?
Vielleicht auch in Ihren Gedanken?
Oder in Ihrem Gehirn?«

Die Suche nach einer Innenwelt, die Orientierung geben könnte, beginnt. Wie schon gesagt: Schwer beantwortbare Fragen erfordern eine längere Suche und führen daher tiefer in Trance[69].

69 »Fragen sind besonders wertvoll als indirekte Formen der Suggestion, wenn sie vom bewussten Verstand nicht beantwortet werden können. Solche Fragen aktivieren unbewusste Prozesse und lösen autonome Reaktionen aus, welche die Essenz des Trance-Verhaltens sind.« Erickson, Rossi 1981b, S. 49.

Jedes Mal, wenn von etwas Innerem die Rede ist, intensiviert sich die Innenfokussierung und damit die Ausblendung der Außenwahrnehmung.

Was denn nun – Landkartenmetapher, Körper, Seele oder Gedanken oder Gehirn? Das Springen zwischen den verschiedenen Konzepten von »innen« schafft eine diskrete Überforderung, die in eine Trance durch Überlastung führt.

Unausgesprochen steht die Frage im Raum, wie beispielsweise zwischen Körper und Gehirn, Seele und Gedanken unterschieden werden kann. Die Unklarheit der Abgrenzungen führt in eine Trance durch Konfusion.

Die Konfusion kann noch verstärkt werden, wenn die Fragen in einem verwundert und verwirrt klingenden Tonfall ausgesprochen werden.

»Wo ist das?«

In all der Verwirrung ist nicht mehr klar, was *»das«* ist. Die räumliche und logische Desorientierung wird vertieft.

»Waren Sie schon einmal in Trance? Und wenn ja, war das für Sie ein angenehmes Erleben?«

Unausgesprochen steht die Frage im Raum, ob der Hörer jetzt in Trance ist, obwohl er das vielleicht gar nicht vorhatte.

Impliziert wird, dass die Antwort auf die erste Frage »Ja« ist. Ein etwaiger Widerstand gegen das »Ja« wird durch sofortige Ablenkung zerstreut.

Das Erleben von Trance wird durch das Reden von einem »angenehmen Erleben« attraktiv gemacht, ein etwaiger Restwiderstand wird verringert.

»Vielleicht können Sie sich an ein für Sie ganz besonders schönes Tranceerlebnis erinnern?«

Die Ablenkung wird fortgesetzt und eine Tranceinduktion durch Tranceerinnerung initiiert.

»Und wenn ich Sie vorhin fragte: ›Was ist eigentlich Trance?‹, dann möchte ich Sie jetzt einmal fragen: Ist der Zustand, in dem Sie sich befinden, eigentlich schon Trance?«

Auch wenn er scheinbar nur um eine Einschätzung des eigenen Zustands gebeten wird (einschließlich der Möglichkeit »null Trance« zu konstatieren) – das Wort *»schon«* impliziert: Wenn es noch keine Trance ist, wird es bald so sein.

Durch das *»eigentlich«* im vorangestellten Satz klingt unterschwellig die Botschaft mit: *»Eigentlich ... ist der Zustand, in dem Sie sich befinden ... schon Trance.«* Versteckt enthalten ist auch der Satz: *»Und wenn ich Sie vorhin fragte: ›Was ist eigentlich Trance?‹, dann ... ist der Zustand, in dem Sie sich befinden, ... schon Trance.«*

»Oder ist er etwas anderes, eine Vorstufe vielleicht oder ein Tagtraum oder etwas ganz anderes?«

Scheinbar wird dem Hörer Freiheit gewährt, die Sache anders als der Sprecher zu sehen. Dadurch werden etwaige Rest-Einwände gegen das Vorherige verringert.

Der Vorschlag, es handle sich stattdessen um eine *»Vorstufe«*, impliziert wieder nur: Wenn es noch nicht so ist, dann bald. Der Hörer kann wählen zwischen »Trance jetzt« und »Trance später«.

Der Vorschlag, es handle sich stattdessen um einen *»Tagtraum«*, bedeutet: Der Hörer hat die Wahl zwischen Trance und Trance.

Der Vorschlag, es handle sich um etwas *»ganz anderes«*, ist so wenig konkret, dass die Suche danach zu keinem Ziel führt.

Gerade weil die Suche danach, ob es sich hier um Trance oder etwas anderes handelt, ins Leere – und damit wiederum in Trance – führen soll, würde ich die vagen Alternativen *»etwas anderes«*, *»eine Vorstufe«*, *»ein Tagtraum«* und vor allem das Wort *»ganz«* besonders hervorheben. Möglich wäre es, diese Wörter stärker zu betonen oder der Stimme an diesen Stellen einen geheimnisvollen Klang zu verleihen.

Zusammen mit dem Satzanfang umrahmt die Option *»etwas ganz anderes«* die eben angebotenen Wahlmöglichkeiten, die keine waren, mit ganz viel Wahlfreiheit und lässt den Hörer die im Kern angebotene Wahl-Unfreiheit noch gründlicher vergessen.

»Und wenn dieser Zustand, in dem Sie sind, tatsächlich eine hypnotische Trance wäre, woran würden Sie es dann erkennen?«

Der Konjunktiv *»wäre«* unterminiert ebenso wie das Wort *»tatsächlich«* den etwaigen Zweifel.

Die Frage *»Woran würden Sie es erkennen?«* führt zum Versuch, den Zustand als Trance zu identifizieren. Nicht gefragt wird: »Woran würden Sie erkennen, wenn es keine Trance wäre?« Danach sucht der Hörer denn auch nicht. Die Schwierigkeit, die Frage zu beantworten, hindert den Hörer wiederum daran zu behaupten, es sei etwa keine Trance.

»Würden Sie es daran erkennen, dass Sie kein Gefühl dafür haben, wie viel Zeit bisher eigentlich vergangen ist?«

Statt zu behaupten, dass der Hörer kein Zeitgefühl mehr habe, was prinzipiell auf Widerstand stoßen könnte, wird nur gefragt, ob es denn so sei. Wann immer der Fragende recht geraten hat, scheint er es bereits gewusst zu haben. Irrt er sich aber, so hat der Fragende nur gefragt und nichts behauptet. Dadurch wird seine Autorität gestärkt, sodass die Inhalte der Fragen vonseiten des Hörers zunehmend umgesetzt werden. Das Erfragte wird anschließend von ihm noch stärker als vorher erlebt.

Der Hörer mag sich wundern, woher der Fragende weiß, dass er kein Zeitgefühl mehr hat. Das könnte wie Hellseherei wirken und die Autorität des Fragenden stärken. Erfragt wird aber genau das, was vorher (im Abschnitt über die Erinnerung an das Betrachten eines Filmes) suggeriert wurde: kein Zeitgefühl zu haben.

»Oder würden Sie es daran erkennen, dass Sie sich in so einem angenehm versunkenen Zustand befinden?«

Die litaneiartig wiederholten Worte *»würden Sie es daran erkennen«* führen zu ebendiesem Erkennen. Das heißt, dass es für den Hörer zunehmend offensichtlich wird, dass er sich in Trance befindet.

Auch dies ist keine Hellseherei: *»Ganz versunken«* zu sein, während ein *»schöner Film«* läuft, wurde vorher suggeriert.

»Würden Sie es daran erkennen, dass Ihr Atem ganz flach und langsam und ruhig geht … und dass Sie vielleicht das Bedürfnis haben, noch ruhiger zu atmen und noch langsamer und sich dabei noch angenehmer zu fühlen?«

Der erste Teil beschreibt einen Trance-typischen Atem, der zweite wird vom Hörer umgesetzt werden, weil er den Eindruck hat, dass ohnehin alles stimmt, was der Fragende suggeriert hat. Da es gar keinen Unterschied zwischen dem Wissen des Fragenden und dem Erleben des Hörers zu geben scheint, werden auch die impliziten Aussagen des Fragenden zum Erleben des Hörers.

Das *»vielleicht«* verhindert ein theoretisch mögliches (in der Praxis aber nicht mehr zu erwartendes) »Nein« – denn der Fragende hat ja nur eine Möglichkeit angedeutet und nicht behauptet, dass es tatsächlich so sei.

»Oder daran, dass Ihnen vieles, was Sie vorher beschäftigt haben mag, im Augenblick irgendwie gar nicht mehr wichtig ist? Oder würden Sie es daran erkennen, dass Sie unter Umständen für eine Zeit lang vielleicht außer dieser Stimme und Ihren inneren Bildern gar nichts mehr wahr-

genommen haben … Ihren Körper nicht und die anderen Geräusche nicht und die Gegenstände um Sie herum vielleicht auch nicht?«

Wieder einmal scheint der Fragende mehr über den Hörer zu wissen, als dieser selbst von sich wusste – und recht zu behalten. Nach so vielen Umfokussierungen der Aufmerksamkeit des Hörers wäre es ein Wunder, wenn ihn noch irgendetwas beschäftigte, was vorher von Belang war.

»Oder daran, dass Sie viele Dinge tatsächlich so erleben, wie Sie sie hören, dass meine Stimme es Ihnen erzählt?«

Der Fragende scheint wieder allwissend zu sein, aber die Aussage ist vage genug, um auf irgendeine Weise ohnehin zutreffend zu sein. Andererseits führt sie dazu, dass der Hörer genau dies fortan verstärkt tun wird: Die Dinge umsetzen, die der Fragende impliziert.

»Und wenn Sie tatsächlich in so einer hypnotischen Trance sein sollten, würden Sie es vielleicht auch daran erkennen, dass Sie sich seit einer ganzen Zeit fast überhaupt nicht mehr bewegen … und dass Sie auch gar kein so genaues Gefühl dafür haben, wie viel Zeit denn nun eigentlich seit dem Beginn dieser Trance vergangen ist …? Vielleicht seit einer ganzen Weile schon … vielleicht sogar seit dem Augenblick, wo Sie es sich vorhin bequem gemacht haben …?«

Erfragt wird etwas Trance-typisches, was in einer solchen Situation praktisch immer auftreten wird – und selbst, wenn nicht, hat der Fragende ja nur gefragt und noch dazu *»vielleicht«* gesagt und nur davon gesprochen, *»wenn es tatsächlich so sein sollte«*. Der allwissende Fragende tritt mit der Bescheidenheit des Unwissenden auf und lädt den Hörer dazu ein, widerstandsfrei anzuerkennen, dass der Frager mehr über ihn weiß, als er von sich selbst bemerkt hat.

»Und wenn ich Sie vorhin fragte: ›Was ist eigentlich Trance?‹, dann haben Sie sich die Antwort zum einen Teil schon selbst gegeben, und zum anderen Teil werden Sie mir wahrscheinlich zustimmen, wenn ich Ihnen sage: Trance ist ein ganz natürlicher Zustand …«

Dem Hörer wird zunächst suggeriert, er selbst sei zu dem suggerierten Ergebnis gekommen, und das sei nicht dem Fragenden zuzuschreiben. Dann, »zum anderen Teil« stimmt der Fragende dem Ergebnis, auf das der Hörer scheinbar von selbst gekommen ist, zu, setzt aber gleichzeitig voraus, dass der Hörer *ihm* zustimmen wird.

13.5 So ist es, oder nicht? – Implikationen von Fragen, die mit Aussagen verschmelzen

Wenn wir Feststellungen und Fragen kombinieren, kommentiert die getroffene Aussage die Frage. Vorweg gestellt bietet sie eine Begründung für die Frage: »Ich bin Klinikpfarrer. Darf ich fragen, wie es Ihnen geht?« Hintangestellt kommentiert die Aussage die Bedeutung der Frage: »Was soll ich sagen? Mir ist es schon besser gegangen.«

Fragen scheint eine unwiderstehliche Qualität innezuwohnen. Sie werden fast immer beantwortet. Es ist beinahe, als könnte der Befragte nichts tun, bevor er nicht die gestellte Frage und alle folgenden Fragen beantwortet hat[70].

Verknüpft ein Therapeut seine Frage mit einer anschließenden, kommentierenden Aussage, beziehen sich die Klienten meist auf die Aussage am Schluss und reagieren darauf wie auf eine Frage, fassen den Kommentar also offenbar als Teil der davor gestellten Frage auf.

Wenn nun der Therapeut dem Klienten eine Serie von Fragen stellt, ohne dazwischen die Antwort des Klienten abzuwarten, antwortet dieser meistens vor allem auf die *letzte* gestellte Frage. Die vorher gestellten Fragen werden wie eine Erläuterung der letzten Frage aufgefasst. Ihre Inhalte werden vom Unbewussten nachrangig mitberücksichtigt und schwingen in der Antwort auf die letzte gegebene Frage mit.

Wenn man allerdings die erste Frage besonders hervorhebt, etwa indem man sie lauter spricht, die Augenbrauen hebt oder sie mit einer Pause von den folgenden Fragen absetzt, werden die folgenden Fragen von den Klienten tendenziell eher als Kommentar zur ersten Frage aufgefasst, die dann bevorzugt beantwortet wird. Die nonverbale Hervor-

70 »Eine der effektivsten Möglichkeiten, eine sofortige Ablenkung zu bewirken, besteht darin, eine Frage zu stellen. Fragen sind in hohem Maße ablenkend und zwingen eine Person in der Regel dazu, über das, was gefragt wurde, nachzudenken. De facto sind die meisten Leute darauf konditioniert, über eine gestellte Frage nachzudenken und diese zu beantworten, sobald diese gestellt ist.« Short, Weinspach 2007, S. 97 f. Nach Beantwortung der Frage läuft die Suche weiter. Erickson und Rossi stellen fest, »dass das menschliche Gehirn, wenn ihm eine Frage gestellt wird, fortfährt, sein gesamtes Gedächtnissystem auf einer unbewussten Ebene einer Untersuchung zu unterziehen, selbst nachdem es auf einer bewussten Ebene eine scheinbar befriedigende Antwort gefunden hat.« Erickson, Rossi 1981 b, S. 48.

hebung einer Frage impliziert also, dass diese die zentrale Frage sei, die vor allem beantwortet werden soll, während die anderen Fragen mehr deren Bedeutung illustrieren.

In dem Abschnitt über »Betäubung durch Malen und Bogenschießen« (5.3) sagt der Therapeut:

»Schmerzfrei zu sein, das können Sie erreichen, glaube ich. Beim Malen sind Sie es nämlich auch. Das ist Ihnen klar, oder? Da haben Sie sich weggebeamt.«

Im Kern werden hier zwei Aussagen gemacht:

- Beim Malen sind Sie schmerzfrei.
- Also können Sie es auch anderswo erreichen, schmerzfrei zu sein.

Der Fragepartikel *»oder?«* besagt inhaltlich nichts, er dient aber dazu, eine explizite Zustimmung der Frau einzuholen, eine Zustimmung, die sie sich nun selbst laut sagen hört. Dinge laut auszusprechen, erschwert einen späteren Zweifel an der Richtigkeit der gemachten Aussagen, weil Gesagtes viel stärkere Spuren im Gehirn hinterlässt (beispielsweise besser erinnert wird) als bloß Gedachtes.

Dass Gesagtes eine stärkere Wirkung hat als Gedachtes, könnte noch einen weiteren Grund haben: Bei der sozial angelegten Struktur von Identität (Rollenmodell von Identität, inneres Team) kann eine Aussage, die unbestreitbar, laut und vernehmlich vor allen inneren Instanzen und womöglich vor äußeren Zeugen (dem Therapeuten) ausgesprochen wird, nicht mehr leicht von einzelnen Instanzen bestritten werden. Eine Aussage, die einmal vor vielen Instanzen für gültig erklärt wurde, kann nur noch schwer von einzelnen der beteiligten Instanzen (die bei der ursprünglichen Proklamation nicht protestiert haben) in Zweifel gezogen werden. Das ist mit dem Umstand vergleichbar, dass ein Versprechen oder Vertrag vor Zeugen seltener gebrochen wird als etwas, was ohne Zeugen und ohne rituelle Form zugesagt wird.

14 Das ungesagt Gesagte bei der Interpretation des Problems – Unlösbare Probleme deuten und als lösbar neu erfinden

»Ich habe verstanden, dass deine Schulleistungen vor zwei Jahren stark abgesunken sind, nachdem deine Oma an Krebs gestorben ist und deine Mutter Krebs bekommen hatte«, so sagte ich zu einem fünfzehnjährigen Mädchen in der Therapie. »Dann habe ich verstanden, dass du immer noch Blackouts bei Klassenarbeiten hast, obwohl du mit dem Tod der Oma jetzt ganz gut zurechtkommst und es deiner Mutter gut geht. Dass man da keine guten Noten mehr schreibt, kann, glaube ich, jeder verstehen. Das ist ja eine unglaubliche emotionale Belastung. Das war ein schlimmes Leid. Irgendwann ist es dir dann aber besser gegangen. Da hast du vergessen, woher die Blackouts kamen, und wusstest nur noch, dass du ein Problem mit Klassenarbeiten hast. Du hast gedacht: ›Hoffentlich nicht wieder wie beim letzten Mal!‹, hast Angst vor der Arbeit gehabt, und es wurde wie beim letzten Mal. Deine schlimme Erinnerung wurde zur Erwartung, die Erwartung zur Wirklichkeit und zur nächsten schlimmen Erinnerung. Was ich dir sagen möchte: Du hattest gar kein Problem mit Klassenarbeiten. Du hattest ein Problem mit Klassenarbeiten, nachdem deine Oma gestorben ist und deine Mutter krank geworden ist. Danach hattest du ein Problem, weil du nicht mehr wusstest, woher das Problem kam, und glaubtest, du hättest ein Problem mit Klassenarbeiten. Das Problem blieb da, weil du nicht wusstest, woher es kam, und dachtest, es wäre noch da. Achte einmal darauf, was jetzt passiert, wo du weißt, dass du kein Problem mit Klassenarbeiten hast, sondern nur mit Klassenarbeiten, wenn deine Oma gerade gestorben ist und deine Mutter krank geworden ist. Erzähle mir bitte beim nächsten Mal davon. Ich bin mir sicher, es gibt einen großen Unterschied!« Das Problem mit den Blackouts verschwand bis zur nächsten Sitzung.

Wenn es gelingt, das Problem eines Klienten auf für ihn plausible Art neu zu konstruieren, sodass ein gangbarer Lösungsweg sichtbar wird, löst sich das Problemerleben und -verhalten in kürzester Zeit auf. Wenn es Verzögerungen gibt, gehen sie mit impliziten oder expliziten Äußerungen der Skepsis aufseiten des Klienten einher. In dem Maß, in dem es gelingt, die Einwände aufzugreifen und zu entkräften, schreitet der Klient auf dem Weg von seinem ungeliebten Ausgangserleben zum erwünschten Zielerleben fort. Das geschieht so regelmäßig, dass man geradezu von einer Gesetzmäßigkeit reden kann. Heißt das auch, dass die präsentierte Neu-Konstruktion des Problems »wahr« oder jedenfalls zutreffender als andere lösungshaltige Neu-Konstruktionen ist? Ich beobachte, dass humoristische, paradoxe und absurde Problem- und Lösungskonstruktionen, wenn sie vom Klienten als wertvoll empfunden und nicht mit Einwänden abgewehrt werden, ebenso wirksam sind wie solche, die man ernsthaft diskutiert[71]. Die therapeutische Wirksamkeit einer Problemerklärung besagt nichts über ihre Wahrheit.

14.1 Geht's Ihnen nur schlecht oder wirklich nicht gut? – Implikationen bei der unmerklichen Veränderung von Information

Im Rahmen eines Ziel- und Auftragsklärungsgesprächs sowie der Anamnese von Problemerleben und möglichen Ressourcen kann der Therapeut zahlreiche minimale Umdeutungen (Reframings) verwenden, um von der Beschreibung des Ausgangserlebens zur Beschreibung des Zielerlebens und zunehmend auch zum Erleben der Zielsituation zu kommen. Im Allgemeinen hat der Klient zunächst den Wunsch, etwas zu seinem Problem zu sagen. Um zu klären, was der Therapeut für den Klienten tun kann und um den Klienten vom belastenden Ausgangserleben in Richtung auf ein eher stärkendes Erleben zu fokussieren, fragt der Therapeut frühzeitig nach den Zielen des Klienten für die Beratung. Mit Fragen lädt er ihn konsequent ein, von der Ausgangssituation (also dem »Problem«) zur Zielsituation hinüber zu fokussieren.

71 »Vorsicht! Komm nicht zu nah! Ich habe ansteckende Gesundheit!« Äußerungen wie diese können nach meiner Beobachtung die Gesundung von Mitmenschen, die an Infekten leiden, beschleunigen. Hammel 2006, S. 55, 133, vgl. Hammel 2009, S. 54 f. Der Zuruf an die Bakterien »Passt auf, dass ihr euch nicht mit Stefan ansteckt!« gehört in dieselbe Kategorie von Interventionen. Hammel 2009, S. 56.

Spricht der Klient nun weiter vom Problem X oder davon, wie etwas »nicht« sein soll, kann der Therapeut das kurz wertschätzend aufgreifen (etwa empathisch spiegeln) und beispielsweise fragen:

- Wie heißt denn das Gegenteil von X?
- Sondern?[72]
- Verstehe ich Sie richtig, dass Sie lernen möchten, wie …?
- Ich verstehe, es ging Ihnen in der letzten Zeit oft X? Möchten Sie mehr Y erleben?
- Man könnte natürlich eine Skala Ihrer Belastungen machen. Wenn wir aber statt dessen – sozusagen umgekehrt – eine Behagensskala nehmen: Bei wie viel Prozent sind Sie da?
- Wenn ich am Bahnhofsschalter sage: »Bitte eine Fahrkarte von hier weg«, was antworten die mir dann? Was müssten Sie ihm stattdessen sagen? Wenn Ihr Unbewusstes sich so ähnlich verhält und nicht hören will »wo weg«, sondern »wohin« – was würden Sie ihm sagen: Sie möchten gern eine Fahrkarte wohin?

Daneben kann der Therapeut Problemformulierungen des Klienten leicht verändert (reframed) spiegeln, indem er gegenteilige Formulierungen oder Negierungen verwendet. Daraus ergeben sich Dialoge wie diese:

- »Ich habe so eine Scheißangst.« – »Ich sehe es Ihnen an, Sie mögen diese Angst überhaupt nicht …«
- »Ich hasse meinen Vater.« – »Wenn ich so einen Vater hätte, würde ich ihn auch nicht gerade lieben.«
- »Mir geht es immer schlecht.« – »Sie können sich kaum erinnern, wann es in letzter Zeit mal besser war.«[73]
- »Ich will manchmal gar nicht leben.« – »Sie wünschen sich, wenn schon, ein Leben, das diesen Namen verdient!«
- »Meine Schmerzen machen mich verrückt« – »Ich kann mir kaum ausmalen, wie unschön das sein muss.«

Wenn der Therapeut solche Neudeutungen bereits zu Beginn der Therapiestunde einführt, ist das Ziel- und Auftragsklärungsgespräch kein »Vorgespräch«, sondern integraler Teil der Therapie.

---

72 Prior 2004, S. 24.

73 »›Immer‹ stimmt in Verbindung mit einem Symptom nie!«, sagt Manfred Prior und schlägt vor, dem Klienten zu antworten: »In der Vergangenheit hatten Sie oft Kopfschmerzen. Wann hatten Sie Kopfschmerzen und wann nicht?« Ibid., S. 28 ff.

14.2 Was bin ich? – Implikationen von Diagnosen und Prognosen

Sagt ein Klient: »Ich bin Alkoholiker«, könnte der Therapeut antworten: »Ah, Sie haben ein Thema mit Alkohol.« Man könnte auch erwidern: »Sie trinken oft mehr, als Ihnen guttut?« – »Ja«, antwortet der Klient dann wahrscheinlich.

Es macht einen Unterschied, ob man sagt, man sei ein So-und-so, man habe dies und das oder man tue etwas.

»Alkoholiker sein« ist eine Identitätszuschreibung. Seine eigene Identität willentlich zu verändern, ist schwierig bis unmöglich. Seine Identität kann man nicht verlieren – wie kann man da aufhören, Alkoholiker zu sein?

»Ein Alkoholproblem haben« klingt schon etwas anders. Was man hat, kann man grundsätzlich verlieren oder abgeben, auch wenn das zunächst noch nicht im Blick sein mag.

»Alkohol trinken« ist eine Handlung. Handlungen haben einen Beginn und ein Ende. Sie können beschlossen und unterbunden werden. Sie können häufiger oder seltener durchgeführt werden. Handlungen sind veränderbar.

»Alkohol trinken« knüpft an die Ausgangssituation der Therapie an. Das kann Vorteile haben. Früher oder später möchte ich den Klienten aber von der Ausgangssituation weg auf seine Zielsituation ausrichten. Wenn ich damit gleich anfangen möchte, kann ich das Wort »Alkohol« weglassen und in Bezug aufs Trinken von dem, was »Ihnen guttut«, sprechen.

Gleiches gilt, wenn jemand sagt, er sei Allergiker. »Das heißt, Ihr Körper reagiert auf bestimmte Dinge allergisch?« könnte die Antwort sein. Eine Banalität – natürlich ist das gemeint. Aber die Identitätszuschreibung wird in eine Handlung umgewandelt. Nicht der Klient selber hat jetzt das Problem, sondern sein Körper. Und selbst dies tut der Körper nicht grundsätzlich, sondern nur in bestimmten Fällen. Damit ist der Klient von dem Allergiker-Sein dreifach dissoziiert: Er ist der **Besitzer** eines Körpers, der sich **in bestimmten Situationen** allergisch **verhält**[74].

74 Zur »Verflüssigung von Eigenschaften« in der systemischen Therapie vgl. Simon, Rech-Simon 2000, S. 271.

Die Selbstbeschreibung als -iker oder XY-Patient lässt wenig Spielraum für Veränderung. Umformulierungen in Richtung auf *Handlungen* des Körpers in einem *Kontext* können helfen, den Glauben an die Genesung zu reaktivieren.

Auch adjektivische Beschreibungen im Stil von »Ich bin depressiv« geben kein Signal dafür, dass ein Problem verändert werden kann. Stattdessen könnte man sagen: »Ihre Seele hat einen depressiven Weg gefunden, auf Ereignisse zu reagieren. Das muss für Sie belastend sein.« Damit ist zwischen dem Klienten und seiner Seele unterschieden, was ihm schon etwas Abstand zu seinem Problem (beziehungsweise nun dem Problem seiner Seele) verschafft. Das Problem wird aus dem Ich-Erleben (erste Person) in die dritte Person hinüberdissoziiert. Das Sein des Klienten ist dabei zur Handlung geworden, es ist räumlich (»einen Weg gefunden«) und zeitlich (»auf Ereignisse zu reagieren«) dissoziiert. Es hat einen Kontext bekommen, es ist eine Reaktion auf etwas. Was beginnt, kann auch aufhören, was einen Ort hat, hat auch Orte, wo es fehlt, und was einen Grund hat, dem kann man womöglich den Grund entziehen. Damit steht im Raum, dass es eine Zone geben könnte, in der die Depression keine Macht hat.

In Kapitel 10.1 wurden schon die Implikationen der Adjektive auf -bar (unheilbar, schwer erziehbar) erwähnt, bei denen die Möglichkeiten des Betrachters mit denen der betrachteten Person verwechselt werden. Auch hier empfiehlt es sich, dem Klienten Formulierungen und Interpretationen seines Problems anzubieten, die Veränderung erwarten lassen und die wertschätzend sind.

Krankheitsbegriffe wirken sich auf das Krankheitsgeschehen nicht erst dann aus, wenn man sich mit ihnen identifiziert. Schon die Begriffe an sich können zur Chronifizierung von Krankheiten beitragen.

Das Reden von Allergenen, also Allergie erzeugenden Substanzen, spiegelt etwa das Missverständnis des Körpers wider, mit der Substanz, auf die der Körper allergisch reagiert, sei etwas verkehrt. Durch die Implikation, die Substanz und nicht der Körper, der die Substanz irrtümlich falsch behandelt, erzeuge die Allergie, wird der Irrtum des Körpers auf die Ebene des Denkens und psychischen Erlebens übertragen. Eine logische Konsequenz ist es, »Allergene« zu fürchten und zu meiden. Es könnte sein, dass die Zellen auf dieses geistig-seelische Abwehrverhalten mit ihren eigenen Angstreaktionen, mit dem Erzeugen und Ausschütten von Histaminen, reagieren.

Im Kapitel »Was ist nichts?« (11.1) wurde vorgeschlagen, ein Aufmerksamkeitsdefizit-Syndrom »Aufmerksamkeit-Woanders-Syndrom« zu nennen. Beim besten Willen ist es ja ausgeschlossen, dass die Aufmerksamkeit nirgends ist. Wenn Menschen aber behaupten und glauben, es bestehe hier und da ein Defizit an Aufmerksamkeit, wird die zweckmäßige Lenkung der Aufmerksamkeit erschwert.

Die »bipolare Störung« scheint zu implizieren, dass ein damit behafteter Mensch nur manisch oder depressiv und allenfalls noch etwas dazwischen sein könne. Mit Medikamenten wird versucht, ihn in der Mitte zwischen seinen Polen festzuhalten. Damit wird der »bipolare Patient« auf eine einzige Dimension reduziert:

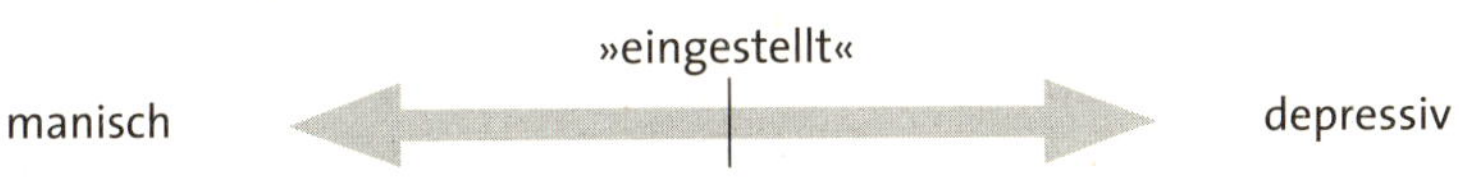

Ich schlage Patienten mit einer manisch-depressiven Diagnose folgende Sichtweise vor:

Wenn Menschen etwas sehr Schlimmes, Schmerzhaftes erleben, das das Maß dessen überschreitet, was sie ertragen können, sucht die Seele nach einem Weg, den Schmerz zu betäuben.

Eine der Möglichkeiten ist, ein Gefühl der Gefühllosigkeit zu erzeugen, das die Intensität der erlittenen Qual lindert. In so einem Zustand der emotionalen Erstarrung werden zwar alle Gefühle betäubt, aber das nimmt die Seele in Kauf. Auf die Dauer lohnt sich das nicht, weil das ein anderes Elend ist. Beim schmerzhaften Anfangsthema kommt man nicht voran, und stattdessen befasst man sich mit Umweltkatastrophen, Bürgerkriegen oder der Hölle, mit Dingen, an denen man nichts verändern kann. So ist es ein besonders hoffnungsloser Zustand. Und doch ist es eine mögliche Strategie, um die Intensität des ursprünglichen Schmerzes zu betäuben.

Eine andere Möglichkeit, die manche finden, ist, sich so sehr mit Aktivität abzulenken und mit guten Gefühlen zu betäuben, dass der ursprüngliche Schmerz davon komplett übertüncht wird. Das ist viel angenehmer als eine Depression, allerdings kostet es so viel Aufwand, sich immerzu vom ursprünglichen Schmerz abzulenken und ihn mit körpereigenen Drogen zu überschütten, dass man sich damit leicht erschöpfen kann. In der Erschöpfung ist dann einfach nicht mehr die

Kraft für diese aufwändige Strategie da. Darum kommt dann bei manchen wieder die Depression. Depression verträgt sich gut mit Erschöpfung; die beiden nähren und erzeugen sich gegenseitig.

Eine dritte Strategie ist, sich mit Alkohol oder Drogen zu betäuben. Einige Leute machen das, anstatt die Seele durch Manie oder Depression zu anästhesieren, andere zusätzlich.

Das medizinische Personal empfiehlt ihnen meistens diesen Weg. Sie geben ihnen Medikamente, die – wenn es klappt – ihren ursprünglichen Schmerz so betäubt halten, dass ihre Seele das nicht durch das Gefühl der Gefühllosigkeit in der Depression zu tun braucht und auch nicht durch körpereigene Drogen und Hyperaktivität in der Phase der Manie.

Ein weiterer Weg wäre, dass Sie aus diesen drei Arten der Betäubung herausfinden. Das könnte bedeuten, dass Sie der Trauer oder dem Anfangsleiden noch einmal begegnen. Andererseits kann es sein, dass Sie inzwischen über eine Menge Möglichkeiten verfügen, die Sie damals nicht hatten, vielleicht Freunde, die Ihnen helfen, vielleicht mehr Lebenserfahrung, vielleicht mehr Belastbarkeit, und vielleicht hilft auch der zeitliche Abstand zu dem, was damals war.

Sie können Ihre Seele auch bitten, dass sie ihnen eine andere, eher nebenwirkungsfreie Strategie gibt, das Leiden nach Bedarf zu betäuben oder es eben passend zu portionieren und besser damit umgehen zu können. Ihre Seele kann das, fragen Sie mal nach!

Manchmal zeichne ich den Patienten auf Papier folgendes Bild:

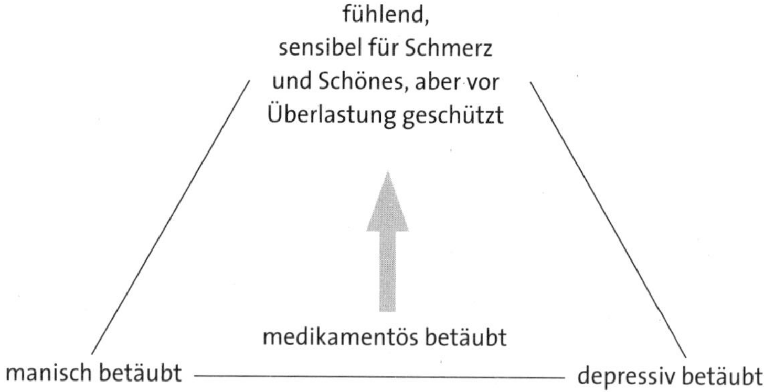

Ich sage dann vielleicht mit einem Augenzwinkern zu ihnen: Ich glaube, Sie sind nicht bipolar, sondern mindestens tripolar – wenn das langt! Sie können sich nicht nur zwischen manischer, depressiver und medikamentöser Betäubung hin und her bewegen, Sie können sich zwischen mehr und weniger Betäubung bewegen, zwischen weniger oder mehr Begegnung mit Ihren Gefühlen, einschließlich des Leidens.

Ich möchte Sie bitten, ab jetzt zu unterscheiden: Depression ist etwas ganz anderes als Trauer (oder der Schmerz von Enttäuschung und Entsetzen). Depression heißt, dass Ihre Gefühle erstarrt sind und sich kaum etwas bewegt. Trauer heißt, dass Ihre Gefühle mit Ihnen Achterbahn fahren. Das sieht zwar chaotisch aus, dient aber zum Umbau Ihrer Identität, damit Sie zu Ihrem neuen Leben passen. Trauer hat viel mit Liebe zu tun und hat deswegen eine große Würde. Sie können aber auch sagen: Ich entscheide mich, dass das Verlorene unsichtbar für immer bei mir sein wird, in meiner Seele lebt es fort!

Diagnosen werden üblicherweise mit Prognosen verbunden. »Die Arbeit mit Phobien dauert meistens drei bis fünf Stunden«, habe ich eine Zeit lang zu Klienten am Telefon gesagt. So verhielt es sich auch meistens, bis ich mich fragte, ob die Ankündigung von »drei bis fünf Stunden« wirklich nur die Auswertung therapeutischer Erfahrung sei oder ob eine solche Aussage unwillkürlich auch Therapien von dieser Dauer erzeugt. »Eine Freundin von mir war an Krebs erkrankt«, erzählte mir eine krebskranke Klientin. »Eines Tages haben die Ärzte zu ihr gesagt: ›Sie haben noch drei Monate zu leben.‹ Ab diesem Tag hat sie angefangen, ihre Angelegenheiten zu regeln, ihr Testament zu verfassen und Abschiedsbriefe zu schreiben. Nach genau drei Monaten war sie tot. Ich habe mich immer gefragt, ob sie vielleicht deswegen noch drei Monate gelebt hat, weil man es ihr gesagt hat.« Die Aussage, so und so lange dauere ein medizinischer oder therapeutischer Prozess, führt nach meiner Beobachtung häufig dazu, dass der Prozess tatsächlich so lange dauert wie angekündigt. Die Übereinstimmung des Ergebnisses mit der Ankündigung wird von Fachleuten vermutlich als Bestätigung ihrer Expertise gewertet, sodass die Prognosen mit umso größerer Bestimmtheit gegeben werden, je häufiger sie sich bestätigen. Schon die Entdeckung des Placeboeffektes verdanken wir dem Umstand, dass der Apotheker Émile Coué einigen Patienten aufmunternd erzählte, das gegebene Medikament würde schnell wirken. Anderen sagte er darüber nichts, und er bemerkte, dass die Patienten mit der positiven Erwartung schneller gesundeten. Als ihn ein Patient um ein Medikament ersuchte, das nicht frei erhältlich war, verabreichte er ihm stattdessen destilliertes Wasser mit dem Hinweis, es sei ein »sehr effektives« Mittel. Der Patient gesundete innerhalb weniger Tage[75].

Offenbar wird, dass der Heilungsfortschritt durch die Ankündigung baldiger Heilung beeinflusst wird. Auch gibt es Berichte, wie sich die Heilung beschleunigte, wenn Patienten den Prognosen widersprachen[76].

Ich erinnere mich an einen Patienten, der seinem Psychiater kurz nach Beginn der Einnahme eines Antidepressivums erzählte, das Mittel wirke bereits. Der Psychiater antwortete, das sei nicht möglich. Das Mittel könne erst nach drei Wochen wirken. Solche Botschaften scheinen mir riskant.

Wenn Ankündigungen der zu erwartenden Heilungsgeschwindigkeit Placeboeffekte hervorrufen, bedeutet das auch: Eine Kassenzusage für 40 Stunden, ein Therapievertrag oder ein Therapeut, der von Klienten erzählt, die Jahre in Behandlung waren, haben Einfluss auf die Geschwindigkeit des Therapiefortschritts. Womöglich dauert die Therapie kürzer, wenn wir keinen Vertrag machen und den Klienten sagen: »Sollen wir eine nächste Stunde ins Auge fassen? Sie dürfen mich gern vorher anrufen und sie absagen, wenn Sie den Eindruck haben, dass Sie sie gar nicht mehr brauchen.«

Die Erwartung eines schnellen Therapiefortschritts kann sogar schon vor die erste Stunde verlegt werden. Der Therapeut Manfred Prior empfiehlt, die Klienten beim telefonischen Vorgespräch darauf hinzuweisen, dass bei den meisten Klienten bereits zwischen dem telefonischen Vorgespräch zur Vereinbarung einer Therapie und dem ersten Therapiegespräch eine signifikante Verbesserung der Symptomatik erfolgt. Die Klienten können in diesem Zusammenhang darum gebeten werden zu beobachten, ob dies auch für sie gilt und in welcher Weise es sich äußert. Durch diese Beobachtungsaufgabe kann der genannte Effekt noch wesentlich verstärkt werden. Nach meiner Beobachtung wirkt diese Intervention bei den meisten Klienten, weitgehend unabhängig von der Symptomatik und auch bei klar somatisch gelagerten Anliegen[77].

---

75 Onnis 2007, S. 14 f.

76 Fallbeispiele Ericksons bei Rosen 1984, S. 61 f., 205 ff., 215 f.

77 Prior 2007, S. 82 ff, vgl. Hammel 2011, S. 144 ff.

Festzustellen ist auch, dass bei Therapien, in denen schon in der ersten Stunde Verbesserungen erreicht werden, die weitere Arbeit meist schneller verläuft als dort, wo erst nach einigen Stunden eine erste Verbesserung erzielt wird. Die Faktoren, die dies begründen, liegen nicht nur im Klienten, sondern auch im Gebrauch der ersten Stunde: Wenn die ganze erste Stunde für die Anamnese und andere Formen des Informationsaustauschs benötigt wird und noch keine Zeit ist für Interventionen, die die Situation des Klienten spürbar verbessern, entsteht beim Klienten die Haltung: Gut Ding will Weile haben. Und diese Weile braucht es dann anschließend auch.

Einschätzungen des medizinischen Personals werden oft auch dann als Auskunft mit Fachautorität verstanden, wenn sie nur die Befindlichkeit des Behandelnden ausdrücken sollten und nicht als wissenschaftliche Aussage gemeint waren. Der Arzt, der einer Morbus-Crohn-Patientin sagt, er sei »mit dem Latein am Ende«, entmutigt sie vielleicht auf eine Art, die sich ungünstig auf ihre Behandlungsmotivation (und auf ihr Immunsystem) auswirken könnte (»Das Ende des Lateins«, 11.5). Möglich wäre es auch zu sagen: »Ich weiß bei Ihnen **momentan** nicht weiter. Darf ich Sie einem Kollegen vorstellen, den ich sehr schätze?«

Ebenso können auch Patienten durch ihre Sprache versehentlich zur Chronifizierung von Erkrankungen und psychischen Problemen und zur Behinderung von Heilungsprozessen beitragen. Es sei an den Klienten erinnert, der auf die Frage, welche Probleme er *bisher* mit Allergien hatte, antwortete: »Es *ist* die Hölle!« Ich erwiderte: »Was ich bis jetzt von der Hölle verstanden habe, ist, dass sie nie aufhört und es keine Hoffnung gibt. Soll ich Sie so verstehen?« (Kapitel 7.7). Das wollte der Klient natürlich nicht. Die Hölle ist keine besonders hilfreiche Metapher wenn man ein Leiden beschreiben will, das verändert werden soll. Wenn man positive Dinge in der Therapie erreichen möchte, ist es gut, auch über positive Dinge zu sprechen und dafür Begriffe zu gebrauchen, die Hoffnung beinhalten.

Eine Krankenschwester bat mich im Rahmen eines hypnosystemischen Ausbildungsseminars darum, etwas für die Anästhesie und Beweglichkeit ihrer verschlissenen Kniescheibe zu tun. Als das Knie nach fünf Minuten schmerzfrei und voll beweglich war, rief sie mehrfach: »Das glaub' ich nicht!« Ich fand, die Botschaft sei nicht unbedingt geeignet, das Ergebnis zu stabilisieren, und schlug ihr vor, den Satz abzuändern, sollte sie bemerken, dass sie ihn noch öfter sagt …

14.3 Keine Angst vor Haifischzähnen! – Implikationen des Negativen

In der Hypnotherapie spricht man von einem »Yes-Set«, wenn eine Serie von unbestreitbaren oder plausiblen Aussagen dazu dient, beim Hörer eine Haltung von Zustimmung zu induzieren[78]. Eine danach präsentierte Idee wird dann wesentlich leichter angenommen. Ein Yes-Set könnte so aussehen:

- Es tut gut, anderen Menschen vertrauen zu können.
- Für die einen sind es die Eltern, für andere Geschwister oder der Partner, und wieder andere wählen Freunde als Vertrauenspersonen.
- Auch für die Therapie spielt Vertrauen eine zentrale Rolle.
- Bei der Hypnose ist es wichtig zu unterscheiden:
- Therapie ist etwas völlig anderes als das, was Sie in Fernsehshows sehen.
- Bei der Hypnotherapie geht es um Vertrauen.
- Je leichter es dem Klienten fällt, seinem Therapeuten zu vertrauen, desto besser wird er seine Ziele umsetzen können.
- Wenn wir einander unwillkürlich vertrauen können, werden wir Ihre Ziele leicht und gut erreichen.

Natürlich gibt es auch ein No-Set. Bei einer Rauchentwöhnung könnten wir etwa unserem Klienten mitteilen: »Wir wissen, dass wir uns manchmal durcheinandergebracht haben mit vernünftig klingenden Sätzen. Und auch das war in Ordnung. Nämlich, wenn deine Tochter aus irgendwelchen Gründen irgendwann zum Beispiel einmal ein starkes Bedürfnis hätte, Gift zu essen, dann würdest du sie das Gift sicher nicht essen lassen, oder? Auch wenn sie dir sehr gute Gründe sagen würde, würdest du es nicht zulassen. Nein, natürlich nicht. Vielleicht wärest du sogar erstaunt oder amüsiert, wie erfinderisch sie sich neue Gründe ausdenken würde und wie viele Gründe sie fände, warum das Gift eigentlich ganz gut für sie wäre, aber geben würdest du es ihr nie, oder? Nie und nimmermehr. Du darfst dich über deinen Erfindungsreichtum freuen, wie viele Gründe dir einfallen, warum das Gift einmal nicht so schlimm ist. Du kannst dich darüber amüsieren. Aber

78 Hammond 1990, S. 15 f.

du wirst solche Gedanken nicht ernst nehmen, niemals, oder? Nein, natürlich nicht.«[79]

Im Rahmen der Therapie mit depressiven Menschen erleben wir öfter, dass Klienten fast alle Fragen und Aussagen, die in eine positive Richtung zielen könnten, abweisen. Nach Therapiefortschritten zu fragen lohnt sich hier eher nicht, wenn wir etwas Positives hören wollen, was wir verstärken könnten. Depressive Menschen sind eher antithetisch strukturiert. Etwas ansatzweise Positives hören wir allenfalls, wenn wir ihnen etwas ausgeprägt Negatives mitteilen. Die Antwort auf die Frage, wie es ihnen gehe, ist vorhersehbar: Depressiven Menschen scheint es immer »ganz schlecht« zu gehen, gleich, was sich um sie herum verändert. Selbst wenn der Therapeut den Eindruck hat, dass sich ihre Stimmung aufgehellt hat, bleibt oft ihre Rückmeldung: »Nichts hat sich gebessert. Es ist wie immer. Diese Therapie bringt auch nichts. Wahrscheinlich kann mir keiner helfen.« Wer sich als Therapeut in Erinnerung hält, von welchen Themen in der vorigen Sitzung die Rede war, kann aber oft feststellen, dass diese Themen keine Rolle mehr zu spielen scheinen. Andere sind an ihre Stelle gerückt. Im Kapitel »Wer war schon in der Zukunft« (8.2) wurde für diese Situation die Metapher der Haifischzähne eingeführt: Wie das Gebiss eines Haifisches immer einige Zahnreihen in Reserve hat, die nachrücken, wenn die vordersten Zähne abgenutzt sind und ausfallen, so scheint es mit den Problemen depressiver Menschen zu sein. Wenn diejenigen aus der ersten Reihe entfallen, rücken die aus der zweiten Reihe nach. Im Allgemeinen sind aber die Probleme nach gefühlter Dringlichkeit geordnet. Zwar geht es vielen depressiven Menschen »immer schlecht«, doch wenn sie von ihren Problemen aus der zweiten Reihe (oder Therapiestunde) erzählen, wirken ihr Körperausdruck und ihre Stimme weniger angespannt, als es bei den Problemen aus der ersten Reihe (oder Therapiestunde) der Fall war. Und so setzt sich das in der dritten und allen weiteren Stunden fort.

Ich nutze die Erinnerung daran, dass die Probleme der vorangegangenen Stunde mir inhaltlich und dem emotionalen Ausdruck nach schwerer zu wiegen schienen als die, die aktuell geäußert werden, um mich zu freuen und für die weitere Therapie gut motiviert zu sein, während dies dem Klienten vielleicht noch nicht möglich ist. Dem Klienten

79 Nach Barber, 1990, S. 409.

werde ich vielleicht (im Stil einer Tranceinduktion durch Konfusion) sagen:

»Sehen Sie, ich muss nicht recht haben, und vielleicht erleben Sie es ganz anders, ich sehe auch, dass es Ihnen noch schlecht geht, aber wenn Sie erlauben, dass ich Ihnen meine Beobachtungen schildere, die mir gerade Mut machen (obwohl Sie es vielleicht noch nicht so empfinden), dann wäre das Folgendes …« Dann schildere ich dem Klienten alle Veränderungen der Körperhaltung, des Gesichtsausdrucks, der Stimme und Sprechweise, der vorgetragenen Themen und der Wortwahl, die mir im Vergleich zur letzten Stunde einfallen. Erfahrungsgemäß verstärkt sich das so Beschriebene.

Zu den Heinzes aus der oben erwähnten Paartherapie (8.2) sagte ich: *»Der Weg von der Hölle zum Himmel ist weit … Eine halbe Hölle ist immer noch sehr heiß und eine viertel oder achtel Hölle auch. Außerdem ist der Übergang von der Hölle zum Himmel nicht so, als ob man über eine Landesgrenze ginge, sondern eher so, wie die Tundra zur Taiga wird oder der Busch zur Savanne. Es sind allmähliche Übergänge.«* Das weniger Schlechte ist für einen depressiven Menschen leichter annehmbar als etwas Gutes. Und auch das weniger Schlechte in Aussicht zu stellen ist oft nur annehmbar, wenn ich anerkenne, wie schlecht selbst dies noch ist. Will ich Gutes (den »Himmel«) ankündigen, muss ich zuvor das Schlechte in seiner Bedeutung würdigen. Dafür braucht es nicht unbedingt viele, aber doch klare, ausdrucksvolle Worte.

Technisch orientierten Menschen zeichne ich ein Vektordiagramm: »Sehen Sie, in Ihrer Situation bedeutet eine positive Entwicklung nicht ›gut‹, sondern ›weniger negativ‹.

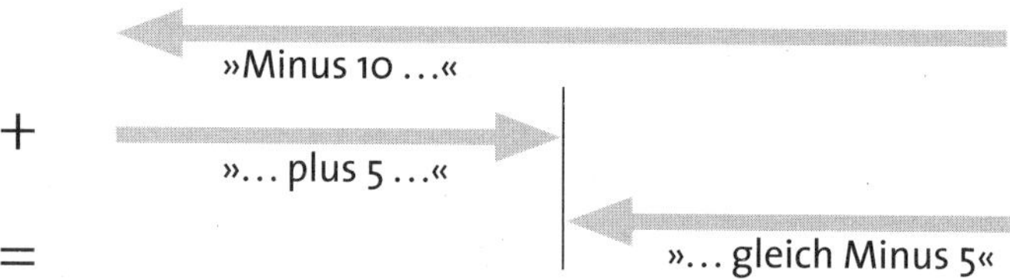

Es ist mir wichtig, beim negativen Erleben depressiver Klienten gut anzuknüpfen, also zunächst nicht in den Raum zu stellen, es gehe ihnen besser oder gut, sondern die Idee zu veranschaulichen, es gehe ihnen zwar »ganz schlecht«, aber weniger schlecht als beim noch schlechteren Ergehen von vorher. Je mehr diese Botschaft vom relativen Wohlergehen mit weiteren Negationen verknüpft wird, desto kräftiger kann das Gute – im Schlechten verpackt – werden, ohne dass die Klienten dem widersprechen.

Wenn wir hervorkehren, dass wir mit unserer Wahrnehmung von etwas relativ Positivem irren könnten, oder behaupten, der Klient werde dem wahrscheinlich widersprechen, wenn wir »gut« als »weniger schlecht« und »Glück« als »reduzierte Depressivität« umschreiben, wächst die Aussicht, dass unser Ausdruck von Hoffnung im Glaubenssystem des Klienten annehmbar ist und daher von ihm in seine Gedankenwelt integriert wird.

Milton Erickson hat darauf hingewiesen, dass Nein sagende Menschen oft mit Ja-Botschaften antworten, wenn der Therapeut eine Verneinung oder etwas Negatives in seine eigene Frage oder Botschaft integriert. Sie verneinen das Gehörte auch dann, wenn es bereits eine Verneinung integriert. In vielen Fällen genügt schon eine Floskel wie »Nicht wahr?«, um sie zu motivieren, eine nicht negative und daher positive Antithese zum Gehörten zu vertreten[80].

Depression kann man als die Abwahl aller Möglichkeiten verstehen. Wenn der Therapeut das, was er für den Klienten am ehesten für hilfreich erachtet, selbst mit Skepsis und Gegenargumenten verknüpft, mit Warnungen vor Risiken und Nebenwirkungen oder mit der Behauptung, es handle sich um einen Irrtum, etwas Unsicheres, Unwahrscheinliches oder Kontroverses, wachsen die Chancen, dass der Klient sich darauf einlässt. Wer gegen alles ist, muss schließlich auch dagegen sein, dagegen zu sein.

Gelegentlich ist die Meinung zu hören, das Unbewusste kenne keine Verneinung, und deswegen solle man bei suggestiven Formulierungen keine Negierungen wählen. Das kann so nicht stimmen. In der Hypnotherapie werden etwa »ideomotorische Befragungen« durchgeführt. Das sind Interviews mit dem Unbewussten unter Umgehung der bewussten Reaktionen, bei denen das Unbewusste gebeten wird, sich in

80 Erickson, Rossi 1981b, S. 56 ff., vgl. Prior 2004, S. 81 ff.

Hypnose über einen »Ja-Finger« und einen »Nein-Finger« zu äußern. Wenn das Unbewusste durch einen »Nein-Finger« sprechen kann, kennt es das »Nein«. Wie sollten wir auch imstande sein, Verneinungen zu verstehen, wenn das Reservoir unseres Gesamtwissens, das als »Unbewusstes« umschrieben wird, davon nichts wüsste? Das Bewusste ist kein festgeschriebener Gegenpol des Unbewussten, sondern der Teil des Unbewussten, der gerade mit besonderer Intensität wahrnehmbar ist, und dieser ist mit wechselnden, zu anderen Zeiten unbewussten Inhalten gefüllt. Verneinungen sind lediglich schwerer fassbar als wahrnehmbare oder emotional erlebbare Inhalte. Daher hinterlassen sie weniger deutliche Spuren. Wenn ich »Geh nicht ins Wasser« sage, erzeugt »Geh … ins Wasser« einen inneren Film, das Wort »nicht« aber nicht. Natürlich kann die Bedeutung des Wortes berücksichtigt werden, indem der innere Film vom Unbewussten so angepasst wird, dass man sieht, wie jemand auf das Wasser zugeht und dann stehen bleibt. Da das aber (anders als die Worte »geh … ins Wasser«) nicht mit Worten ausgedrückt wird, bleibt die bildhafte Umsetzung des Wortes »nicht« unklar. Die relativ geringe Resonanz des Wortes »nicht« im Erleben des Hörers kann aber ausgeglichen werden, indem der Sprecher diesen Begriff mehr als die anderen Worte im Satz mit seiner Stimme, Mimik oder Gestik hervorhebt oder Formen der Negierung wählt, die eine solche Betonung versprachlichen: Gar nicht, niemals, unter keinen Umständen, auf keinen Fall. Was hier für das Wort »nicht« gesagt wird, gilt im Übrigen ganz allgemein: Je abstrakter ein Begriff oder Satzteil ist, desto geringer ist seine Resonanz im Hörer. Je mehr beim Verstehen eines Begriffs Wahrnehmungen simuliert werden und Emotionen ausgelöst werden, desto stärker ist die Resonanz und desto besser wird er verarbeitet.

14.4 Momentan geht's gut – Implikationen von Einwänden gegen die Besserung

Wenn ich mit Klienten eine Reise in das Reich der Möglichkeiten ihres Unbewussten mache, sie erleben lasse, wer sie auch sein können, ohne so jemals zuvor gewesen zu sein, und mit ihnen diesen Zustand als ein Erleben der Gegenwart stabilisiere, dann frage ich öfter: »Wie geht es Ihnen damit?«

Manche Klienten antworten dann: »Im Moment gut.« Das impliziert wohl, dass ein Teil von ihnen meint, dass sich bald ein schlechterer Zustand (vermutlich der, weswegen sie in Therapie kamen) einstellen dürfte.

Einige antworten: »Eigentlich gut.« Das impliziert, dass ein Teil von ihnen meint, der Eindruck, dass es ihnen gut gehe, müsse täuschen.

Andere antworten: »Wenn das so bliebe, wäre es schön.« Das impliziert offenbar, dass es für sie nicht annehmbar ist, dem aktuellen Erleben die Möglichkeit zuzugestehen, von Dauer zu sein.

Wieder andere Klienten antworten »Besser«, und auch auf mehrere »Besser« folgt kein »Gut«. Das heißt möglicherweise, nur Vollkommenes könne als gut gelten, und Vollkommenes gebe es selten oder nie.

Wieder andere antworten, nachdem sie gebeten wurden, sich auf einen Stuhl zu setzen, der mit dem Erleben von Symptomfreiheit und künftigem Glück verknüpft wurde: »Hier geht's mir gut, weil ich hier aus dem Fenster schauen kann und die Lehne bequemer ist.« Dass die Klienten ihr plötzliches Wohlergehen mit der Lage und Beschaffenheit des Stuhls begründen statt durch einen therapeutischen Effekt, könnte implizieren, dass eine so schnelle und unmittelbare Wirkung von Interventionen nicht in ihre Deutungsmuster passt. Die Sicht, es handle sich bei der Veränderung ihres Befindens um eine therapeutische Wirkung, ist für sie daher möglicherweise nicht akzeptabel.

Einige wenige Klienten sagen auch »Gut!« und sehen dabei glücklich aus.

Nach meiner Beobachtung besteht ein direkter Zusammenhang zwischen dem Maß, zu dem der Klient am Stundenende Einwände gegen die Gültigkeit und Haltbarkeit des Erreichten behält, und dem, was letzten Endes in der Stunde erreicht wird. Das heißt, je weniger Einwände der Klient am Stundenende gegen die Wirksamkeit und Haltbarkeit des Erreichten hat oder je weniger er sich von den Einwänden beeindrucken lässt, desto stabiler ist das Ergebnis und desto zügiger geht es voran.

Ein Kollege fragte in diesem Zusammenhang: »Welchen Sinn hat es denn, sich vor Besserung zu schützen?« Wenn ich mit Klienten über die gute Intention solcher Einwände rede, sagen die Klienten öfter, dass Einwände die Funktion haben, sie vor Enttäuschung zu schützen. Dem Gedanken, dass der schützende Anteil vielleicht auf frühere Enttäuschungen reagiert, stimmen sie oft mit Nachdruck zu. Wenn wir einen solchen »enttäuschten« Anteil außerhalb des Klienten visualisieren und ihm eine bestärkende Person an die Seite stellen, reduzieren sich die Einwände oder verschwinden völlig.

Zuweilen kann die Seite des Klienten, die solche Einwände äußert, auch als »Wissenschaftler« dargestellt werden, der an der Herstellung eines verlässlichen Weltbildes interessiert ist. Zuweilen erkläre ich diesem »Wissenschaftler«, dass »Skepsis gegenüber der eigenen Skepsis« ein Grundprinzip guter Wissenschaft sei. Indem sich der Klient auf das Paradox einlässt, reduzieren sich die Bedenken ebenfalls. Weiter teile ich ihm mit, dass es eine Verfälschung seiner wissenschaftlichen Beobachtungen ist, wenn er der Klientin negative Erwartungen einflüstert, die dann eintreffen – nicht, weil die Realität von vornherein so ist, sondern weil er das erwartete Ergebnis vorzeitig mitgeteilt und das reale Ergebnis damit (im Sinne eines Placebo- oder Noceboeffektes) beeinflusst hat. Als guter Wissenschaftler möge er eine Zeit lang gar keine Skepsis äußern und dann feststellen, wie sich das Befinden der Klientin dank unterbliebener Beeinflussung verbessert. Das Ergebnis ist auch bei dieser Intervention im Allgemeinen, dass sich die Einwände gegen die Verbesserung der Symptomatik auflösen.

14.5 Bei mir ist das so – Implikationen von Erinnerung, Erfahrung und Erwartung

Wenn Klienten in der Therapie von ihrem Problem sprechen und dabei die Gegenwartsform verwenden, weise ich sie oft darauf hin, dass sie eigentlich nur wissen, dass sie das Problem bis jetzt hatten, und nicht, ob sie es jetzt noch haben – oder in der Zukunft noch haben werden. Um ihre Erinnerung von ihrer Erwartung zu dissoziieren und eine Diskontinuität zwischen ihren Vergangenheits- und Zukunftskonstrukten herzustellen, sage ich etwa:

»Wir unterscheiden oft nicht zwischen ›bisher‹ und ›ab jetzt‹, sondern sagen: ›So ist das bei mir‹, und manchmal sagen wir sogar: ›So ist das immer bei mir.‹ Wir reden in einer Art ewigem Präsens. Wenn wir so mit uns selbst und anderen reden, kann das Unbewusste nicht gut unterscheiden zwischen dem, was bisher war, und dem, was ab jetzt sein soll und hoffentlich auch sein wird. Dann ist es doch kein Wunder, wenn die Zukunft genauso wird wie die Gegenwart. Woher soll denn unser armes Unbewusstes wissen, ob wir nur die Vergangenheit auswerten wollen oder ob das eine Aussage über unser ganzes Leben sein soll, wenn wir ihm keine Orientierung darüber bieten, über welche Zeit wir gerade reden? Aber keiner von uns kennt die Zukunft. Ich möchte Sie daher bitten, statt von Ihren Problemen möglichst oft als Ihren ›bisherigen‹ oder ›früheren‹ Problemen zu reden und von der Gegenwart als der Zeit, wo Sie beginnen, etwas anderes zu erleben.«

Oder ich sage zu den Klienten: »Wissen Sie, Erfahrung ist das Geheimnis der Chronifizierung. Erfahrung besteht nämlich aus Erinnerungen, die zu Erwartungen gemacht werden. Wenn Sie Ihre negativen Erinnerungen zu Erwartungen machen, haben Sie natürlich das Risiko, genau das wiederzubekommen, was Sie schon mal hatten. So machen Sie aus schlechten Erinnerungen schlechte Erwartungen, die schlechten Erwartungen verwirklichen sich und werden zu mehr schlechten Erinnerungen, die Sie zu mehr schlechten Erwartungen machen können … Wenn Sie auf diese Art eine Anzahl schlechte Erinnerungen gesammelt haben, die ursprünglich aus lauter selbsterfüllenden schlechten Prophezeiungen bestanden haben, nennen Sie das Ihre Erfahrung, und Erfahrung klingt dann wie etwas, worauf man sich verlassen sollte. Aus Erfahrung sagen Sie dann ›So ist das mit mir‹ und bemerken womöglich gar nicht, dass Sie etwas anderes bekommen, wenn Sie etwas anderes erwarten. Ich möchte Sie daher darum bitten, dass wir uns einigen, dass Ihre Erinnerungen der Vergangenheit angehören und nichts mit Ihrer Zukunft zu tun haben.«

14.6 Die schöne Welt der Grüße – Implikationen in der Wahl der angesprochenen Person

»Sagen Sie Ihrem Gehirn einen schönen Gruß, es soll bitte …«, »Grüßen Sie bitte Ihre Seele …«, so spreche ich meine Klienten zuweilen an. Fast alle Klienten setzen die so erbetenen Dinge sofort, unwillkürlich, mit Leichtigkeit und großer Gründlichkeit um. Interessanterweise gilt das auch und gerade für Patienten in psychotischen Zuständen, wie es im Kapitel »Grüßen Sie Ihr Traum-Ich!« (8.3) illustriert wurde.

Die Wirkung solcher »Grüße« ist verblüffend. Der Klient selbst kann sein Erleben vor und nach dem Gruß vergleichen und feststellen, dass es sich verändert hat. Zuweilen besteht die Veränderung allerdings in Erlebnisinhalten, die jetzt »fehlen«, was der Klient vielleicht erst merkt, wenn er vom Therapeuten daraufhin befragt wird. Der Therapeut kann die sofortige Umsetzung überprüfen, indem er den Klienten bittet, »auf dieser Grundlage« nochmals an die vorherigen Symptome oder belastenden Erinnerungen zu denken – und dabei den Unterschied in Mimik, Gestik, Atem, Stimme und Sprechweise des Klienten beachtet. Nach meiner Wahrnehmung handelt es sich bei den »Grüßen« um eine voll wirksame Ultrakurz-Hypnose – die der Klient natürlich so nicht empfindet[81].

So kann man ganze Serien von Grüßen aneinanderreihen, die von den Klienten normalerweise alle umgesetzt werden. Gelegentlich habe ich ganze Therapiestunden überwiegend mit Grüßen gestaltet. Dieses Vorgehen ist äußerst schnell und effektiv, setzt aber eine Beziehung voraus, die eine augenzwinkernde Balance zwischen Humor und Ernsthaftigkeit erlaubt. Einige Grüße, die sich besonders bewährt haben (mit Nachsätzen zur Stabilisierung ihrer Inhalte), sind diese:

»Richten Sie Ihrem **Unbewussten** bitte aus: Wir gehen hier nur an Orte, wo Sie sich genügend sicher und wohlfühlen. Wir gehen *nicht* an Orte, wo etwa Angst oder Erstarrung wäre. Das wird hier nicht gebraucht! Können Sie Ihrem Unbewussten das sagen? Meinen Sie, es ist einverstanden?«

»Grüßen Sie Ihr **Gehirn**: Sie können *frei* von *jeder* Unannehmlichkeit an beliebige, *bisher* unangenehm *gewesene* Erinnerungen denken. Es ist, als ob das Gehirn sagt: ›Klar, das kann ich machen, hat mich nur noch keiner gefragt.‹ Auf *dieser* Grundlage erzählen Sie mir bitte noch einmal die vorhin so belastend gewesene Situation! So können wir sofort feststellen, dass Ihr Gehirn das kann und tut!«

»Grüßen Sie bitte den **Teil von Ihnen, der manchmal raucht**: Ich weiß, dass er nur Gutes für Sie will … vielleicht Sie belohnen, trösten

81 Das Vorgehen entspricht der von Milton Erickson entwickelten Bewusst-Unbewusst-Dissoziation bzw. Dissoziationen zwischen dem bewussten Erleiden und den unbewussten Instanzen, die das Symptom erzeugen. Erickson, Rossi 1981b, S. 69 ff., vgl. Trenkle 1998, S. 50 f. Meines Erachtens hilft die Unterscheidung handelnder und erleidender Instanzen, eine klare innere Kommunikation zu schaffen, bei der die beteiligten Instanzen nicht mehr identifiziert, sondern differenziert werden.

oder entspannen. Ich möchte, dass wir das Gute zusammen mit ihm noch besser umsetzen, ohne die bisherigen Nebenwirkungen. Ist ihm das recht? Ihnen auch?«

»Richten Sie bitte der **Trauer** aus: Die Größe der Liebe braucht *nicht* proportional zur Größe des Schmerzes zu sein. Sie können viel geliebt haben und all Ihre Werte würdigen, *ohne* entsprechend zu leiden. Ihr Inneres kann also die gute Intention der Trauer vom Schmerz unterscheiden. Wie ist das?«

»Sagen Sie Ihrer **Psyche**, dass sie ab sofort aus negativen Erinnerungen keine Erwartungen mehr macht, sondern das ganz auseinanderhält und positive Erwartungen produziert. Wenn Sie jetzt zunächst an die schlechten Prüfungen der letzten Jahre denken und dann an die gute Prüfung nächste Woche, wie ist das?«

»Sagen Sie Ihrem **Schlaf-Ich** einen schönen Gruß, es soll gucken, wovon Sie aufwachen, und immer bei den *Vorzeichen* des Aufwachens mit schönen Träumen *tiefer* schlafen … Danke!«

»Sagen Sie bitte Ihrem **Atem** einen schönen Gruß, er soll immer bei den *Vorzeichen* einer nächtlichen Atemstockung besonders tief atmen und umso angenehmer weiterschlafen.«

»Sagen Sie Ihrem **Kopfweh** einen Gruß, es kann gern noch ein bisschen bleiben, soll aber dazu bitte in die rechte große Zehe hinübergehen. Und sagen Sie ihm ›Danke!‹«

Was in der dritten Person angesprochen wird, ist eher das Unbewusste, was in der zweiten Person angesprochen wird, eher das Bewusste. Wenn ich also möchte, dass das Unbewusste eine Entwicklung im Sinne von Lernen oder Heilen vollzieht, spreche ich besser »Ihren Arm« oder »den Teil von Ihnen, der …« als »dich« oder »Sie« an.

Nur selten haben Klienten Einwände gegen solche Formulierungen; meist stimmen sie zu, als sei es selbstverständlich, so miteinander zu reden.

Wenn ich die Klienten frage: »Meinen Sie, dass Ihr Gehirn das für Sie tut?«, antworten sie meistens »Ja«. Ab und zu aber teilen sie mit, ihr Gehirn habe noch diesen oder jenen Einwand, oder sie sagen: »Ich kann mir das nicht vorstellen!« Im Rahmen von Verhandlungen können diese Bedenken dann üblicherweise ausgeräumt werden, etwa mit dem Hinweis: »Grüßen Sie bitte Ihr Gehirn, es hat völlig recht, dass es Sie schützt. Es soll Sie bitte anders, besser als bisher, schützen.« Auf nochmalige Nachfrage sagen die Klienten dann beispielsweise: »Jetzt ist mein Gehirn einverstanden!«, und die Therapiearbeit geht flüssig weiter[82].

Sehr effektiv ist es auch, in der dritten Person Plural mit dem Unbewussten des Klienten zu sprechen. Dieses Vorgehen wurde beispielsweise im Kapitel über »Die Ekelleute« (7.5) verwendet. Dabei wird das Unbewusste in eine Gruppe von »Personen« dissoziiert, die sich ausdifferenzieren und zusammenarbeiten und gleichzeitig unterschiedliche Strategien zum Wohl des Klienten vertreten können.

Der Gebrauch der ersten und dritten Person hat noch weitere, ganz andere Funktionen. Um ein Lösungserleben aufzubauen, an das der Klient möglicherweise selbst noch nicht glaubt, ohne Protest dafür zu ernten, spreche ich in diesem Lösungserleben in der dritten Person: »die Frau Wagner, der es gut geht …« So kann ich dieses Erleben weitgehend ohne zeitraubende Diskussionen um vermeintliche Realitäten aufbauen, anfangs meist unter Nutzung der irrealen Formen von »würde«, »wäre« und »hätte«, später im Indikativ: »wird«, »ist«, »hat«.

Vom Problemerleben, das der Klientin vertraut ist, rede ich anfangs noch in der ersten Person (»Sie« oder »du«). Wenn ich den Schwerpunkt zum Lösungserleben verlagere, bitte ich die Klientin, sich in die Situation zu versetzen, »wenn es Ihnen in der Zukunft (oder in einem Märchenreich) gut geht«. Von da an tausche ich die Rollen: Ab da steht die Wendung »Sie, Frau Wagner« für *die* Klientin, der es gut geht, und »die andere« für die bisherige Frau Wagner mit dem Problem.

Um einen Klienten mit dem Lösungserleben zu identifizieren (assoziieren) und von seinem Problemerleben zu differenzieren (dissoziieren), spreche ich früher oder später mit »Sie« von der Person, der es gut geht, und mit »die Frau Wagner von vorhin« (oder anderen Wendungen in der dritten Person) von der, der es nicht so gut geht.

Kommt daraufhin der Einwand, so einfach könne es doch nicht sein, kann »die, die noch Einwände hat«, mit einem Augenzwinkern ebenfalls in die dritte Person hineindissoziiert werden.

---

82 Zur Rückmeldung unbewusster Einwände an das Bewusste vgl. die Arbeit mit der Elfe, die nicht aus ihrer Burg kommen wollte, im Kapitel über »Die Ahnen aus der Steinzeit« (6.5).

15 Das ungesagt Gesagte im Ablauf der Therapie – Die Reihenfolge zählt!

»Sie können sich an Dinge erinnern, ohne die Gefühle dazu haben zu brauchen. Sagen Sie Ihrem Gehirn bitte, dass es das jetzt für Sie tut? Ihr Gehirn kann das. Danke … Denken Sie jetzt bitte an den Autounfall, bei dem Ihr Mann ums Leben kam, und achten Sie darauf, wie das jetzt für Sie ist … Sehr gut! Genau …«

Wenn wir so mit einer Klientin reden, wird normalerweise nichts Dramatisches passieren. Die Klientin wird die Vorfälle ruhig schildern. Ihr Atem wird wahrscheinlich ein wenig schneller gehen als vorher. Ihre Stimme wird vielleicht ein klein wenig gepresster klingen, der Sprachfluss etwas unregelmäßiger sein, aber das wird man nur bei sorgfältiger Beobachtung bemerken. Wie wäre es, die Sätze in umgekehrter Reihenfolge zu arrangieren:

»Denken Sie jetzt bitte an den Autounfall, bei dem Ihr Mann ums Leben kam, und achten Sie darauf, wie das jetzt für Sie ist … Sehr gut! Genau … Sie können sich an Dinge erinnern, ohne die Gefühle dazu haben zu müssen. Sagen Sie Ihrem Gehirn bitte, dass es das jetzt für Sie tut? Ihr Gehirn kann das. Danke …«

Nach dem ersten Satz wird die Klientin möglicherweise sehr flach und schnell atmen, mit erstarrtem Blick ins Leere schauen, zittern und kein Wort mehr sagen. Die Worte »Sehr gut! Genau …« könnte sie als zynischen Kommentar auf ihr Leid verstehen. Vielleicht würde sie sie aber gar nicht mehr hören, weil sie so im Wiedererleben des Verkehrsunfalls und der traumatischen Erstarrung verfangen wäre. Andernfalls würden die Worte eben diese Erstarrung vertiefen. Der Hinweis, sie könne sich an Dinge erinnern, ohne Gefühle dazu zu haben, würde sie wahrscheinlich nicht mehr erreichen. Der abschließende Dank, soweit sie ihn überhaupt noch registrieren würde, wäre eine reine Provokation ohne Bezug zu ihrem Erleben.

Vielleicht ist die Darstellung sehr pointiert. Ähnliches passiert aber – wohl etwas unauffälliger – regelmäßig in psychotherapeutischen

Gesprächen. Die Klienten werden gebeten, über Ereignisse zu sprechen, die sie belastet haben. Nachdem sie alles erzählt haben – oder eben so viel, wie der Therapeut meint, ihnen zumuten zu können – werden die Erlebnisse im Gespräch bearbeitet. Dabei wird ein Modell des Geschehenen gebildet, oft aber weniger mit Blick auf seine Lösungsmöglichkeiten, sondern auf seine Ursachen. Dazu gibt es Worte der Ermutigung. Am Ende steht der Hinweis, dass die Therapie so schwerer Erfahrungen erfahrungsgemäß längere Zeit dauert.

Unbenommen ist, dass wir beim leidvollen Erleben der Klienten anknüpfen müssen, um sie zu erreichen. Trotzdem: Eine therapeutische Dramaturgie, bei der nicht das Stärkende und die Dissoziation vom Schwächenden wieder und wieder den Rahmen der Problembearbeitung bildet, kann, soweit ich sehe, kein Leiden lindern. Wenn das Belastende und Schwächende den Rahmen der Problembearbeitung bilden (die »Konfrontation«, »Auseinandersetzung« oder »Aufarbeitung«), wird ein negatives Erleben aktiviert, gegen das alles anschließend eingestreute Positive nicht mehr ankommt. Hilfreicher wäre eine Dramaturgie, die den Klienten vom belastenden Ausgangszustand zu einem vergleichsweise kraftvollen Endzustand führt in Schritten, die der Klient als relevant und attraktiv erlebt und die er daher zu gehen bereit ist.

15.1 Merken Sie's schon? Gleich geht's los! – Implikationen der therapeutischen Dramaturgie

Eine gute Dramaturgie besteht natürlich nicht nur aus der Reihenfolge, sondern auch aus der Art und Intensität der erzeugten Wahrnehmungen. Paradox wirken Aussagen nach dem Muster: »Denk nicht ans Jucken, sonst juckt's womöglich gleich! Ich sagte doch, du sollst nicht daran denken, wo's dich juckt! Dann sag mir wenigstens, wo es dich im Moment nicht juckt!« Hier ist das »nicht« (die Dissoziation des Unangenehmen) zwar immer vorangestellt, aber das Unangenehme wird anschaulicher dargestellt als die Dissoziation, und dieser Effekt addiert sich durch die Wiederholung. Wenn ich das »nicht« gegenüber dem »Jucken« nonverbal stark hervorhebe, indem ich es schreie oder singe oder es mimisch und gestisch untermale, kann ich den Effekt reduzieren oder aufheben.

Was intensiv präsentiert wird, wird auch intensiv verarbeitet. Wenn eine Klientin sagt: »Ich möchte endlich mal die Nabelschnur zu meiner Mutter durchtrennen«, kann der Therapeut antworten: »Dann tun Sie das!« Antwortet er: »Stellen Sie sich einmal bildhaft vor, wie Sie die Nabelschnur abklemmen und durchschneiden«, wird die Wirkung wahrscheinlich stärker sein. Untermalt er das »Abklemmen und Durchschneiden« mit seinen Handbewegungen, verstärkt sich die Wirkung nochmals. Gibt er ihr einen Gummischlauch, zwei Wäscheklammern und eine Schere und fordert sie dazu auf, die Schnur zu durchtrennen, werden die Auswirkungen im Erleben der Frau und in der Beziehungsgestaltung zu ihrer Mutter nochmals wesentlich stärker sein.

Nicht nur die Reihenfolge, in der Inhalte präsentiert werden, sondern auch die sinnliche und emotionale Intensität der simulierten oder real erzeugten Wahrnehmung spielen eine Rolle dafür, wie die Inhalte verarbeitet werden. Die folgenden Abschnitte veranschaulichen verschiedene Aspekte der Dramaturgie in der Gestaltung therapeutischer Begegnungen.

Manchmal sage ich etwa zu einer Klientin: »Stellen Sie sich vor, auf dem Stuhl dort sitzt die Frau Wagner, der es richtig gut geht, die frei von den früheren Ängsten ihr Leben genießt, die frei atmet und sich frei bewegt: Schauen Sie einmal, wie sie aussieht …!«

Bevor ich die Klientin bitte, sich dahin zu setzen, wo die glückliche Frau Wagner sitzt, baue ich eine möglichst starke Erwartungshaltung auf:

»Der Frau Wagner da drüben geht es besser, als Sie sich das vorstellen können. Sie weiß, dass sie beneidenswert ist, und es stört sie noch nicht mal, dass Sie sich gar nicht vorstellen können, *wie* gut es ihr geht.«

Um sicherzustellen, dass es später keine Probleme mit der möglichen Skepsis von Frau Wagner gibt, sage ich:

»Ich stelle mir diese Frau Wagner vor als eine, die gefühlt schon seit Wochen in diesem guten Zustand ist. Die weiß, dass das so bleibt.«

Dann könnte ich fortfahren:

»Setzen Sie sich einmal dorthin und lassen Sie sich überraschen! Da wird etwas Schönes passieren, was Sie sich nicht hätten träumen lassen!«

Während die Frau damit beschäftigt ist, zum anderen Stuhl zu gehen, könnte ich (mit einer unterstützenden Handbewegung) sagen: »Die Frau Wagner vom Anfang der Stunde lassen Sie da drüben. Finden Sie mal heraus, wie es da ist, wo die Frau Wagner sitzt, der es gut geht!«

Wenn die Klientin auf dem neuen Stuhl sitzt, könnte ich erleichtert durchatmen und mit großen, erwartungsvollen Augen sagen:

»Und? Wie ist es hier? Sie sehen ganz anders aus! Was bemerken Sie alles, was hier anders ist als bei der Frau Wagner da drüben?«[83]

Die Frage der Dramaturgie verbindet sich mit Überlegungen, wie Such- und Lernhaltungen und positive Erwartungshaltungen aufgebaut sowie destruktive Selbstbilder und Glaubenssätze wirksam dekonstruiert werden. In welcher Reihenfolge ist es gut vorzugehen? Welche Erfahrungen sollten mit einer besonderen emotionalen, bildhaften, akustischen oder körperlichen Intensität ausgestaltet werden, sodass sie unvergesslich bleiben? Wie kann das Lernen in einem außergewöhnlich und daher hochgradig relevant erlebten Augenblick geschehen? So wie ein Mensch im Augenblick einer Traumatisierung oft etwas Undifferenziertes und Schädliches lernt, so kann man in einem emotional intensiven, vielleicht existenziell erlebten Augenblick auch hilfreiche neue Muster erlernen. Jedes Signal, das darauf hinweist, dass es sich bei der Lernsituation um etwas Besonderes handelt, um eine Art Ausnahmezustand des Lebens, ist dienlich, um neue Muster zu prägen. Der Vollständigkeit halber mag hinzugefügt werden, dass differenziertes Lernen eher in stressfreien als in emotional belastenden Situationen gelingt. Von daher sollte »Drama« in der Therapie nicht mit dem Erzeugen belastender Situationen verwechselt werden.

83 »Dramatische Inszenierungen können helfen, die Reaktionsbereitschaft auf Anweisungen zu steigern … Wenn man Ideen sät, bevor man sie direkt präsentiert, werden sie eher akzeptiert und umgesetzt … Das Timing ist von zentraler Wichtigkeit. Zum Therapieprozeß gehören Pacing, Musterunterbrechung und das Aufbauen von Mustern. Widerstand entsteht oft dann, wenn man auf diese Prozesse nicht genügend Sorgfalt verwendet.« (Zeig 1996, S. 62, vgl. Hammond 1990, S. 21 f.)

15.2 Das Gute zuerst! Oder besser am Schluss? – Implikationen der Satzkonstruktion

Meistens empfiehlt es sich, Begriffe, die Vorrang haben sollen, die also mit dem Ziel der Therapie in Verbindung stehen, an einem früheren Ort im Satz einzufügen als Begriffe, die für die Symptomatik und die Ausgangssituation stehen. Ressourcenbegriffe und Worte, die zur Dissoziation von Belastungen dienen, werden also den Problembegriffen vorangestellt.

Im Kapitel »Allergien zerlegen, Gesundheit zusammensetzen« (5.4) hieß es:

»Könnte es sein, dass dieses Schneeflocken-Erleben auch nützlich ist, wenn Sie Ihrem Chef am Arbeitsplatz begegnen ...?«

Vorangestellt wird die Ressourcen-Situation, die Problem-Situation folgt hinterher. Mit dem (ebenfalls vorangestellten) Wort *»nützlich«* wird sichergestellt, dass die Ressource als vorrangig gegenüber dem Problemerleben verstanden wird. Der Begriff *»auch«* dient als Referenz: Der Klient wird unterschwellig daran erinnert, dass das Schneeflocken-Erleben schon nützlich war, also Wirkungskraft hat.

»Wenn Sie sich vorstellen, dass dieses wohltuende Schneegestöber, das Ihnen schon körperlich so gut getan hat, Sie auch am Arbeitsplatz umgibt und Ihnen dieses angenehm freie, klare Gefühl gibt ...«

Hier erscheint vor und nach dem problemassoziierten Begriff jeweils eine ganze Wolke von Ressourcenbegriffen. Das Problemerleben wird also mit Lösungserleben umrahmt[84].

Ressourcenbegriffe stelle ich im Satz oft voran, ebenso Begriffe, die dazu dienen, den Klienten von seinem Problemerleben zu dissoziieren:

»Wenn wir vorhin auch nur von der sogenannten Allergie geredet hatten, dann waren Ihre bisherigen Symptome gleich da gewesen.«

Vorangestellt wird *»vorhin«* (zeitliche Dissoziation), *»auch nur«* (größtmögliche Kontrastierung des früheren Symptoms vom jetzigen Lösungszustand) und *»sogenannten«* (Dissoziation in den Bereich der Zitate und Meinungen). Erst dann wird von *»Allergie«* gesprochen. Ebenso im zweiten Halbsatz: Erst kommt *»waren«* und *»bisherigen«* (zeitliche Dissoziation), dann erst wird von den *»Symptomen«* geredet

---

84 Zum Verschachteln von Geschichten vgl. Trenkle 1998, S. 57 f., 105, James 2001, S. 131 ff., Revenstorf, Freund, Trenkle 2009, S. 248 ff.

(und diese werden mit der Wahl des Begriffs »Symptom« vorsichtshalber noch in die Abstraktion dissoziiert).

Um also gar nicht erst aufzubauen, was man abbauen möchte, sagt man eher: *»Sie brauchen nichts mehr von diesen Schmerzen«* als *»Sie brauchen diese Schmerzen nicht mehr«*.

Natürlich kann man das Erwünschte auch mit Emphase hintanstellen und so eine Entwicklung vom Problem zur Lösung zum Ausdruck bringen. In diesem Fall wird man – beispielsweise durch einen entsprechenden Gebrauch der Stimme – das vorangestellte Problem ein wenig schwächen und die hintangestellte Ressource entsprechend hervorheben.

»Was Sie vorher für Pollen gehalten haben, sind in Wirklichkeit Schneekristalle.«

Die Anordnung »vorher: Problem – nachher: Lösung« dient dazu, aus der Krankheitsgeschichte eine Heilungsgeschichte zu machen. Das Problem wird der Lösung vorangestellt, um dem Kino im Kopf des Klienten eine Dramaturgie der Heilung zu geben.

16 Wozu die Goldwaage? – Schlussgedanken

»Zwischen ›Therapie zwischen den Zeilen‹ und ›alles auf die Goldwaage legen‹ liegt nur eine schmale Grenze, die Sie für meinen Geschmack zu oft in Richtung ›Goldwaage‹ überschritten haben«, schrieb ein Manuskriptleser.

Das ist gewiss eine Frage des Geschmacks. Für meinen Teil kann ich sagen: Je länger und genauer ich die unwillkürlichen Reaktionen von Menschen beobachte – Reaktionen auf ihre eigenen Schilderungen und auf Worte des Gegenübers, etwa auf die Bitte, sich in eine bestimmte Zeit zu versetzen, Reaktionen auf die Stimme und Sprechweise des anderen, auf Mimik und Gestik, auf Metaphern und Satzstrukturen –, desto unausweichlicher scheint mir der Schluss, dass jedes kleinste Wort und jede noch so unscheinbare Geste zählt. Je länger ich Menschen beobachte, desto geringer wird für mich der Unterschied zwischen Psychotherapie und Medizin. Körper und Psyche sind nicht zwei Systeme, sondern eines. In dem Maß, in dem wir beschreiben können, welche Kommunikation die Psyche zu einer heilsamen Neuregulation führt, haben wir auch Mittel, durch die unsere Kommunikation den Körper heilen kann.

Die Goldwaage ist ein nützliches Instrument. Vielleicht ist es wichtig, die Äußerungen der Klienten als das Gold zu betrachten, das in der Therapie verarbeitet wird. Ich möchte lernen, die Klienten wie auch mein eigenes Verhalten mit feinen Sinnen und noch genauer als bisher zu beobachten, um in möglichst kurzer Zeit möglichst sicher, möglichst leidensarm und möglichst nachhaltig Veränderungen im Sinne der Klienten herbeizuführen und mit ihnen Räume für ein erfülltes Leben zu eröffnen.

Schnell, sicher, leidensarm und nachhaltig – ich halte es für nötig, dass die Therapie darauf abzielt, diesen Kriterien zu genügen, und dazu immer wieder die Rückmeldungen der Klienten erbittet und auswertet. Es gibt lange Wartelisten für Therapieplätze. Es gibt eine Not, dass Klienten lange Zeit in ambulanter Psychotherapie, in psychotherapeutischen und psychiatrischen Einrichtungen verbringen, ohne dass sich ihre Situation deutlich verbessert. Es ist dringlich, dass wir die Therapiezeiten und die Therapiewartezeiten verkürzen, indem wir um eine hohe Effizienz der Therapie ringen.

Wir gebrauchen unsere Zeit und die der Klienten achtsam, wenn wir ihre und unsere Worte potenziell als »Gold« betrachten, dem unerwünschte Schlacken oder andere Wertstoffe beigemengt sein können. Die Goldwaage misst nicht nur das Gewicht des wertvollen Stoffs, sondern gibt im Vergleich mit dessen Volumen auch Aufschluss über seine Reinheit beziehungsweise die Menge der Beimischungen. Meine Beobachtung ist: Je sorgfältiger unsere Sprache ist, desto genauer wird das Unbewusste des Klienten das Gesagte auswerten. Je ungenauer wir uns ausdrücken, desto weniger reagiert der Klient auf unsere Worte. Sein Unbewusstes merkt offenbar, dass vieles nicht so gemeint ist, wie es gesagt wurde, und wertet die Inhalte weniger genau aus. Ungünstige Formulierungen können in der Therapie schädlich wirken. Achtsame, bedachte Worte, ausdrucksvolle und liebevoll zugewandte Gesten erreichen dagegen mehr des Guten für die Klienten.

Einige der dargestellten Zusammenhänge werden manchem Leser vielleicht nicht schlüssig sein. Was bewirken ein Wort, eine Satzstruktur, eine Metapher, eine Geste, eine Veränderung der Stimme beim Klienten?

Belege dafür lassen sie sich nur im unmittelbaren Gespräch finden, also:

- wenn wir sorgfältig und stetig beobachten, welche Wirkungen unsere Worte und unser Körperverhalten im Wechsel mit den Worten und dem Körperverhalten der Klienten haben,
- wenn wir Modelle bilden, die diese Beobachtungen erklären, und
- wenn wir mit diesen Erklärungsmodellen spielerisch umgehen, sodass wir sie immerzu verändern und an die aktuelle Situation anpassen.

»Geht das denn auch bei Störungen, die die Klienten schon seit Jahrzehnten haben?« »Man kann aber doch ein Trauma nicht in ein, zwei Stunden auflösen?« »Bei einem klaren körperlichen Befund kann man doch nicht so arbeiten?« Seminarteilnehmer äußern manchmal Zweifel, ob eine Kommunikation »zwischen den Zeilen« tatsächlich in der dargestellten Weise zum schnellen, nachhaltigen Erreichen therapeutischer Ziele beitragen kann. Zuweilen antworte ich dann: »Ich kann Ihnen das hier auf der Stelle nicht beweisen. Es dürfte auch schwer sein zu belegen, dass es anders ist. Ich kann mich nur auf Beobachtungen berufen. Um diese zu untermauern (oder auch zu widerlegen), müssten wir einige Zeit miteinander verbringen, die wir jetzt nicht haben. Ich schlage Ihnen daher vor: Tun und beobachten Sie eine Zeit lang Dinge, die Sie hier gesehen haben! Beobachten Sie, was passiert! Und dann ziehen Sie Ihre Schlüsse!«

Anhang

17 Verzeichnisse

17.1 Stichwortverzeichnis

E

F

G

T

U

V

17.2 Literaturverzeichnis

Alman, B. und Lambrou, P. (1983): Selbsthypnose. Ein Handbuch zur Selbsttherapie. Heidelberg, Carl Auer

Bandler, R. (1987): Veränderung des subjektiven Erlebens. Fortgeschrittene Methoden des NLP. Paderborn, Junfermann

Bandler, R. und Grinder, J. (1998): Therapie in Trance. Neurolinguistisches Programmieren (NLP) und die Struktur hypnotischer Kommunikation. Stuttgart, Klett-Cotta

Barber, J. (1990): Smoking Suggestions, in: Hammond, D.C. (ed.): Handbook of Hypnotic Suggestions and Metaphors. New York, London, Norton, S. 409–411

Beebe, B., Jaffe, J., Lachmann, F., Feldstein, S., Crown, C., Jasnow, M. (2002): Koordination von Sprachrhythmus und Bindung. Systemtheoretische Modelle, in: Brisch, K.H., Grossmann, K.E., Grossmann, K., Köhler, L. (Hrsg.): Bindung und seelische Entwicklungswege. Stuttgart, Klett-Cotta, S. 47–87

Bindernagel, D., Krüger, E., Rentel, T., Winkler, P. (2012): Schlüsselworte. Idiolektische Gesprächsführung in Therapie, Beratung und Coaching. Heidelberg, Carl Auer

Die Bibel nach der Übersetzung Martin Luthers (1984). Stuttgart, Deutsche Bibelgesellschaft.

Cohn, R.C. (1975): Von der Psychoanalyse zur Themenzentrierten Interaktion. Von der Behandlung einzelner zu einer Pädagogik für alle. Stuttgart, Klett-Cotta

Erickson, M.H., Rossi, E.L. (1981 a): Hypnose erleben. Veränderte Bewusstseinszustände therapeutisch nutzen. Stuttgart, Klett-Cotta

Erickson, M.H., Rossi, E.L. (1981 b): Hypnotherapie. Aufbau, Beispiele, Forschungen. Stuttgart, Klett-Cotta

Erickson, M.H., Rossi, E.L., Rossi, S.L. (1978): S. Hypnose. Induktion – Psychotherapeutische Anwendung – Beispiele. Stuttgart, Klett-Cotta

Geißler, P. (2012): Die Unvermeidlichkeit der Suggestion. Hinführung, in: Geißler, P. (Hrsg.): Stimme und Suggestion. Die »musikalische Dimension« und ihre suggestive Kraft im psychotherapeutischen Geschehen. Gießen, Psychosozial-Verlag, S. 158 ff.

Gendlin, E.T. (2012): Focusing. Selbsthilfe bei der Lösung persönlicher Probleme. Reinbek, Rowohlt

Genet, J. (1993): Tagebuch eines Diebes. Reinbek, Rowohlt

Gordon, D., Meyers-Anderson, M. (1986): Phoenix. Therapeutische Strategien von Milton H. Erickson. Hamburg, iskopress

Haley, J. (1994): Ordeal-Therapie. Ungewöhnliche Wege der Verhaltensänderung. Salzhausen, iskopress

Haley, J. (1999): Die Psychotherapie Milton H. Ericksons. Stuttgart, Klett-Cotta

Hammel, S. (2006): Der Grashalm in der Wüste. 100 Geschichten aus Beratung, Therapie und Seelsorge. Nierstein, impress

Hammel, S. (2007): Ist mein Kind reif für die Schule? *KidsLife. Magazin für ein Leben mit Kindern 2/07*, S. 50 – 51

Hammel, S. (2008): Wenn Bettnässen zum Problem wird. Der Blasenwecker. *KidsLife. Magazin für ein Leben mit Kindern 2/08*, S. 44

Hammel, S. (2009 a): Handbuch des therapeutischen Erzählens. Geschichten und Metaphern in Psychotherapie, Kinder- und Familientherapie, Heilkunde, Coaching und Supervision. Stuttgart, Klett-Cotta

Hammel, S. (2009 b): Tinnitustherapie durch Hypnose. Der Heidelberger Pilotversuch. *Musica Sacra, Zeitschrift für katholische Kirchenmusik* 4/09, S. 223 – 226

Hammel, S. (2009 c): Meine Tochter kaut an den Nägeln und schafft es nicht aufzuhören … *KidsLife. Magazin für ein Leben mit Kindern 3/09*, S. 77

Hammel, S. (2010 a): Die Insel der Liebe. Paartherapeutisches Spiel. Köln, kikt-thema

Hammel, S. (2010 b): Von Möwenfelsen und Felsenbirnen. Aufbruchsgeschichten für Kinder und Jugendliche. *Familiendynamik. Systemische Praxis und Forschung 2/2010*, S. 136 – 143

Hammel, S. (2011): Handbuch der therapeutischen Utilisation. Vom Nutzen des Unnützen in Psychotherapie, Kinder- und Familientherapie, Heilkunde und Beratung. Stuttgart, Klett-Cotta

Hammel, S. (2012 a): Art. Metapher, in: Kleve, H., Wirth, J. (Hrsg.): Lexikon des systemischen Arbeitens. Grundbegriffe der Systemischen Praxis, Methodik und Theorie. Heidelberg, Carl Auer, S. 264 ff.

Hammel, S. (2012 b): Art. Utilisation, in: Kleve, H., Wirth, J. (Hrsg.): Lexikon des systemischen Arbeitens. Grundbegriffe der Systemischen Praxis, Methodik und Theorie. Heidelberg, Carl Auer, S. 441 ff.

Hammel, S. (2013): Loslassen und Neues ins Leben lassen. Wegweisende Geschichten. Freiburg, Kreuz

Hammel, S. (2013): Therapiegespräche zwischen den Zeilen. Vom ungesagt Gesagten in der Beratung. DVD/CD-Dokumentation eines Seminars beim Münchner Familienkolleg. Müllheim, Auditorium Netzwerk

Hammel, S. (2014): Breite deine Schwingen aus. Befreiendes für die Sehnsucht nach Leben im Sterben. DVD/CD-Dokumentation eines Workshops bei der MEG-Jahrestagung Bad Kissingen. Müllheim, Auditorium Netzwerk

Hammel, S. (2014): Das Sofa des Glücks. Therapeutisches Modellieren mit Paaren. Dokumentation eines Workshops beim METAFORUM-Kongress in Abano Terme. Müllheim, Auditorium Netzwerk

Hammond, D. C. (Hrsg.) (1990): Handbook of Hypnotic Suggestions and Metaphors. New York, London, Norton

Hellinger, B. (1994): Ordnungen der Liebe. Ein Kurs-Buch. Heidelberg, Carl Auer

Hesse, P. U. (2003): Teilearbeit. Konzepte von Multiplizität in ausgewählten Bereichen moderner Psychotherapie. Heidelberg, Carl Auer

Holtz, K.-L., Mrochen, S., Nemetschek, P., Trenkle, B. (Hrsg.) (2000): Neugierig aufs Großwerden. Praxis der Hypnotherapie mit Kindern und Jugendlichen. Heidelberg, Carl Auer

Imber-Black, E., Roberts, J., Whiting, R. A. (1998): Rituale. Rituale in Familien und Familientherapie. Heidelberg, Carl Auer

James, T. (2001): Kompaktkurs Hypnose. Wie man Phänomene tiefer Trance hervorruft. Paderborn, Junfermann

Leikert, S. (2012): Die stimm-körperliche Beziehung in der Psychotherapie. Die Rolle der kinästhetischen Semantik in der psychotherapeutischen Veränderungsarbeit, in: Geißler, P. (Hrsg.): Stimme und Suggestion. Die »musikalische Dimension« und ihre suggestive Kraft im psychotherapeutischen Geschehen. Gießen, Psychosozial-Verlag, S. 101 ff.

Loriedo, C., Vella, G. (1993): Das Paradox in Logik und Familientherapie. Mainz, Matthias Grünewald

Meibauer, J. (2001): Pragmatik. Eine Einführung (2. Aufl.). Tübingen, Stauffenburg

Mücke, K. (2001): Probleme sind Lösungen. Systemische Beratung und Psychotherapie – ein pragmatischer Ansatz. Potsdam, Klaus Mücke ÖkoSysteme

O'Hanlon, H. W., Hexum, A. L. (1994): Milton H. Ericksons gesammelte Fälle. Stuttgart, Klett-Cotta

Olness, K., Kohen, D. P. (2001): Lehrbuch der Kinderhypnose und -hypnotherapie. Heidelberg, Carl Auer

Onnis, A. (2007): L'Autosuggestion consciente selon Émile Coué. Méthode d'autothérapie suggestive. Aubagne, Édition Quintessence

Peter, B. (1987): *Milton H. Ericksons Weg der Hypnose. In: Experimentelle und klinische Hypnose III/2*, S. 133 – 140

Plassmann, R. (2012): Kann man Heilungsprozesse hören und fühlen? Die musikalischen Eigenschaften mentaler Transformationsprozesse, in: Geißler, P. (Hrsg.): Stimme und Suggestion. Die »musikalische Dimension« und ihre suggestive Kraft im psychotherapeutischen Geschehen. Gießen, Psychosozial-Verlag, S. 117 ff.

Poimann, H. (2008): Idiolektik: Richtig fragen. Würzburg, Huttenscher Verlag

Prior, M. (2004): MiniMax-Interventionen. 15 minimale Interventionen mit maximaler Wirkung. Heidelberg, Carl Auer

Prior, M. (2007): Beratung und Therapie optimal vorbereiten. Informationen und Interventionen vor dem ersten Gespräch. Heidelberg, Carl Auer

Revenstorf, D., Freund, U., Trenkle, B. (2009): Therapeutische Geschichten und Metaphern, in: Revenstorf, D., Peter, B. (Hrsg.): Hypnose in Psychotherapie, Psychosomatik und Medizin. Manual für die Praxis. Heidelberg, Springer

Rolf, E. (2013): Inferentielle Pragmatik. Zur Theorie der Sprecher-Bedeutung. Berlin, Erich-Schmidt-Verlag

Rosen, S. (2000): Die Lehrgeschichten von Milton H. Erickson. Salzhausen, iskopress

Rossi, E. L. (1995 ff.): Gesammelte Schriften von Milton H. Erickson, 6 Bde. Heidelberg, Carl Auer

Saint-Exupéry, A. de (2001): Der kleine Prinz. Düsseldorf (Rauch)

Schlippe, A. v., Schweitzer, J. (1999): Lehrbuch der systemischen Therapie und Beratung. Göttingen, Vandenhoeck & Ruprecht

Schmidt, G. (2004): Liebesaffären zwischen Problem und Lösung. Hypnosystemisches Arbeiten in schwierigen Kontexten. Heidelberg, Carl Auer

Schneider, P. (2009): Musik, von Engeln vorgesungen. Entstehung und Ursachen von Tinnitus und Geräuschempfindlichkeit bei Kirchenmusikern, Chorleitern, Bläsern und Sängern. *Musica Sacra, Zeitschrift für katholische Kirchenmusik* 4/09, S. 220 – 222

Schneider, P., Andermann, M., Wengenroth, M., Goebel, R., Flor, H., Rupp, A., Diesch, E. (2009): Reduced volume of Heschl's gyrus in tinnitus. *Neuroimage* 45, S. 927 – 939

Schütz, G., Freigang, H. (2013): Hypnolinguistik. Die Sprache der Hypnose verstehen und anwenden. Paderborn, Junfermann

Schulz von Thun, F. (1998): Miteinander reden 3. Das Innere Team und situationsgerechte Kommunikation. Reinbek, Rowohlt

Schulz von Thun, F., Stegemann, W. (Hrsg.) (2004): Das innere Team in Aktion. Praktische Arbeit mit dem Modell. Reinbek, Rowohlt

Schwartz, R. C. (2003): Systemische Therapie mit der inneren Familie. Stuttgart, Klett-Cotta.

Short, D., Weinspach, C. (2007): Hoffnung und Resilienz – therapeutische Strategien von Milton Erickson. Heidelberg, Carl Auer

Simon, F., Rech-Simon, C. (2000): Zirkuläres Fragen. Systemische Therapie in Fallbeispielen: Ein Lernbuch. Heidelberg, Carl Auer

Trenkle, B. (1998): Die Löwengeschichte. Hypnotisch-metaphorische Kommunikation und Selbsthypnosetraining. Heidelberg, Carl Auer

Walker, W. (1996): Abenteuer Kommunikation. Bateson, Perls, Satir, Erickson und die Anfänge des Neurolinguistischen Programmierens (NLP). Stuttgart, Klett-Cotta

Watkins, J. G., Watkins, H. H. (2003): Ego-States – Theorie und Therapie. Ein Handbuch. Heidelberg, Carl Auer

Watzlawick, P., Beavin, J. H., Jackson, D. D. (1971): Menschliche Kommunikation. Formen, Störungen, Paradoxien. Stuttgart, Wien, Hans Huber

Watzlawick, P. (1978): Wie wirklich ist die Wirklichkeit? Wahn, Täuschung, Verstehen. München, Zürich, Piper

Watzlawick, P. (1988): Münchhausens Zopf oder Psychotherapie und »Wirklichkeit«. München, Zürich, Piper

Watzlawick, P. (1988): Anleitung zum Unglücklichsein. München, Zürich, Piper

Watzlawick, P. (1998): Vom Schlechten des Guten oder Hekates Lösungen. München, Zürich, Piper

Weber, G. (Hrsg.) (1997): Zweierlei Glück. Die Systemische Psychotherapie Bert Hellingers. Heidelberg, Carl Auer

Weber, G., Schmidt, G., Simon, F.B. (2005): Aufstellungsarbeit revisited ... nach Hellinger? Heidelberg, Carl Auer

Wense, H.J. von der (2005): Von Aas bis Zylinder. Werke, hrsg. v. Reiner Niehoff und Valeska Bertoncini. Frankfurt am Main, Zweitausendeins

Wittgenstein, L. (1998): Logisch-philosophische Abhandlung, Tractatus logico-philosophicus. Kritische Edition. Frankfurt am Main, Suhrkamp

Zeig, J.K. (1995): Die Weisheit des Unbewussten. Hypnotherapeutische Lektionen bei Milton H. Erickson. Heidelberg, Carl Auer

Zeig, J.K. (1999): Meine Stimme begleitet Sie überallhin. Ein Lehrseminar mit Milton H. Erickson. Stuttgart, Klett-Cotta

Zelling, D.A. (1990): Snoring: A Disease of the Listener, in: Hammond, D.C.: Handbook of Hypnotic Suggestions and Metaphors. New York, London, Norton

www.klett-cotta.de/lebenlernen

Stefan Hammel

Handbuch des therapeutischen Erzählens

Geschichten und Metaphern in Psychotherapie, Kinder- und Familientherapie, Heilkunde, Coaching und Supervision

Leben Lernen 221. 368 Seiten, broschiert. ISBN 978-3-608-89081-5

»Stefan Hammel hat eine wunderbare Sammlung an Geschichten zusammengetragen. Egal ob selbst erlebt, erfunden, erinnert oder alles zusammen, sie sind ein Schatz für jeden Therapeuten und Berater ... So wie man als Kind Laufen gelernt hat, so kann man mit diesem Buch lernen Geschichten in der Therapie zu nutzen und irgendwann wird man sich nicht mehr daran erinnern können, wann und wie man es gelernt hat.«
Martin Uhl, Trauma & Gewalt

Stefan Hammel

Handbuch der therapeutischen Utilisation

Vom Nutzen des Unnützen in Psychotherapie, Kinder- und Familientherapie, Heilkunde und Beratung

Leben Lernen 239. 288 Seiten, broschiert. ISBN 978-3-608-89108-9

»Erfrischend praxisbezogen zeigt Stefan Hammel, welches Behandlungspotenzial im scheinbar Überflüssigen steckt.« Peter Stimpfle, Projekt Psychotherapie

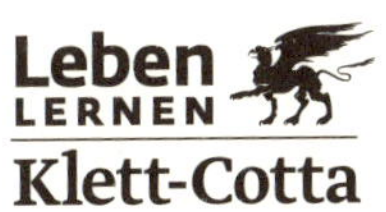